Série
Hospital do Coração-HCor
Terapia Nutricional – Aspectos de Qualidade e
Gerenciamento de Riscos

Cardiologia

Outros livros de interesse

AMIB (Ass. Med. Int. Bras.) – Série Clínicas de Medicina Intensiva Brasileira
  Vol. 1 Máttar – Atualização em Medicina Intensiva
  Vol. 2 Gomes do Amaral – Sedação, Analgesia e Bloqueio
Brandão Neto – Prescrição de Medicamentos em Enfermaria Cabrera e Lacoste – Cirurgia da Insuficiência Cardíaca Grave Cardoso – Enfermagem em Cardiologia
Dias Carneiro e Couto – Conduta Diagnóstica e Terapêutica em Cardiologia
Dias Carneiro e Couto – Semiologia e Propedêutica Cardiológica
Dias Carneiro e Couto – Tromboembolismo Pulmonar Doyle Maia – Faculdade Nacional de Medicina Drummond – Dor – O Que Todo Médico Deve Saber Drummond – Medicina Baseada em Evidências 2a ed. Elias Knobel – Memórias em Espanhol
Finamor – De Peito Aberto (Experiências e Conselhos de um Médico após sua Cirurgia Cardíaca)
Fortuna – O Pós-operatório Imediato em Cirurgia Cardíaca – Guia para Intensivistas, Anestesiologistas e Enfermagem Especializada
Giannini – Cardiologia Preventiva – Prevenção Primária e Secundária
Godoy Matos – Sindrome Metabólica Goldenberg – Coluna: Ponto e Vírgula 7a ed. Goldberger – Tratamento das Emergências Cardíacas
Guimarães – Propedêutica e Semiologia em Cardiologia
Isosaki e Ávila – Como Cuidar de seu Coração
Knobel – Condutas em Terapia Intensiva Cardiologica
Knobel – Condutas no Paciente Grave 3ª ed. (Vol. I com CD e Vol. II)
Knobel – Memórias Agudas e Crônicas de uma UTI
Knobel – Série Terapia Intensiva
  Vol. 1 Pneumologia e Fisioterapia Respiratória 2a ed.
  Vol. 2 Cardiologia
  Vol. 3 Hemodinâmica
Krieger – Bases Moleculares das Doenças Cardiovasculares
Lage e Ramires – Cardiologia no Internato – Bases Teórico-Práticas Levene e Davis – Dor Torácica: Seu Diagnóstico e o Diagnóstico Diferencial Lottenberg – A Saúde Brasileira Pode Dar Certo
Lopes Buffolo – Insuficiência Cardíaca
Lopes e Martinez – Série Clínica Médica – Dislipidemias Lopes e Tanaka – Emergências em Cardiopatia Pediátrica Lopes Guimarães – Parada Cardiorrespiratória
Lopes Palandri – Doença Coronária
Meneghelo e Ramos – Lesões das Valvas Cardíacas – Diagnóstico e Tratamento
Oliveira – Cirurgia Cardiovascular
Pena Guimarães – Ressuscitação Cardiopulmonar

Perez – Hipertensão Arterial – Conceitos Práticos e Terapêutica
Pró-cardíaco – Rotinas de Emergência
Pulz Socesp – Fisioterapia em Cardiologia – Aspectos Práticos Raimundo Furtado – Transradial Diagnóstico e Intervenção Ramires – Chefs do Coração
Ramires, Lage e Machado César – Série Doença Coronária e Aterosclerose – Clínica, Terapia Intensiva e Emergências Vols. 1/2
Ratton – Medicina Intensiva 3ª ed.
Rocha e Silva – Série Fisiopatologia Clínica (com CD-ROM)
  Vol. 1 Rocha e Silva – Fisiopatologia Cardiovascular
  Vol. 2 Zatz – Fisiopatologia Renal
  Vol. 3 Carvalho – Fisiopatologia Respiratória
  Vol. 4 Laudana – Fisiopatologia Digestiva
  Vol. 5 Yasuda – Fisiopatologia Neurológica
Sanvito – As lembranças que não se apagam
Schor – Série Clínica Médica – Medicina Celular e Molecular
  Vol. 4 Bases Moleculares da Cardiologia e Medicina de Urgência
Segre – A Questão Ética e a Saúde Humana
Sylvia Vargas – 1808-2008 – Faculdade de Medicina
Soc. Bras. Clínica Médica – Série Clínica Médica Ciência e Arte
Pachón – Arritmias Cardíacas
Lopes – Equilíbrio Ácido-base e Hidroeletrolítico 2ª ed. revista e atualizada
Lopes Palandri – Doença Coronária
Lopes Buffolo – Insuficiência Cardíaca
Soc. Bras. Card. (SBC) FUNCOR – Prevenção das Doenças do Coração – Fatores de Risco
SOCESP (Soc. Card. Est. SP) – Manual de Cardiologia da SOCESP solACi (Soc. Lat. Am. Card. Interv.) – Cardiologia Intervencionista solACi (Soc. Lat. Am. Card. Interv.) – Intervenciones Cardiovasculares solACi (Soc. Lat. Am. Card. Interv.) – Intervenções Cardiovasculares Sousa e Sousa – Stent Coronário – Aplicações Clínicas
Stolf e Jatene – Tratamento Cirúrgico da Insuficiência Coronária
Terzi e Araújo – Monitorização Hemodinâmica e Suporte Cardiocirculatório do Paciente Crítico
Timerman – ABC da RCP – Salvando Vidas
Timerman e Feitosa – Síndromes Coronárias Agudas
Tinoco – ICFEN – Insuficiência Cardíaca
Tinoco – Semiologia Cardiovascular
Thom Smanio – Medicina Nuclear em Cardiologia – Da Metodologia à Clínica
Troster, Kimura e Abellan – Aspectos Cardiológicos em Terapia Intensiva Neonatal e Pediátrica
Vincent – Internet – Guia para Profissionais da Saúde 2a ed.
Virginia Santana – Cardiopatias Congênitas no Recém-nascido 2ª ed. Revisada e Ampliada
Vivacqua – Ergometria
Vivacqua – Ergometria – segunda edição
Walter Tavares – Antibióticos e Quimioterápicos para o Clínico (Livro Texto e Livro Tabelas)
Wolosker – Acessos Vasculares para Quimioterapia e Hemodiálise
Xenon – Xenon 2008 – O Livro de Concursos Médicos (2 vols.) Zago
Covas – Células-tronco
Zarco – Exame Clínico do Coração 2ª ed.
Zugaib e Kahhale – Síndromes Hipertensivas na Gravidez

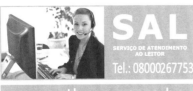
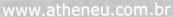

Série
Hospital do Coração-HCor

Terapia Nutricional – Aspectos de Qualidade e Gerenciamento de Riscos

Editores da Série

Hélio Penna Guimarães
Carlos Alberto Buchpiguel
Edson Renato Romano
Luiz Carlos Valente de Andrade
Otávio Berwanger

Editores do Volume

Claudia Satiko Takemura Matsuba
Lillian de Carla Sant'Anna Macedo
Daniel Magnoni
Celso Cukier

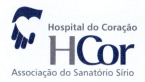 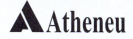

EDITORA ATHENEU

São Paulo — Rua Jesuíno Pascoal, 30
Tel.: (11) 2858-8750
Fax: (11) 2858-8766
E-mail: atheneu@atheneu.com.br

Rio de Janeiro — Rua Bambina, 74
Tel.: (21)3094-1295
Fax: (21)3094-1284
E-mail: atheneu@atheneu.com.br

Belo Horizonte — Rua Domingos Vieira, 319 — conj. 1.104

CAPA: Equipe Atheneu
PRODUÇÃO EDITORIAL: MWS Design

Dados Internacionais de Catalogação na Publicação (CIP)
(Câmara Brasileira do Livro, SP, Brasil)

Terapia nutricional : aspectos de qualidade e gerencialmento de riscos. -- São Paulo : Editora Atheneu, 2015. -- (Série Hospital do Coração-HCor)

Vários editores.
Bibliografia.
ISBN 978-85-388-0675-2

1. Administração de riscos 2. Gestão de qualidade 3. Nutrição 4. Pacientes - Cuidados 5. Terapia nutricional I. Série.

15-08031   CDD-615.854

Índices para catálogo sistemático:
1. Terapia nutricional   615.854

MATSUBA C.S.T.; MACEDO L.C.S.; MAGNONI D.; CUKIER C.
Série Hospital do Coração – HCor – Terapia Nutricional – Aspectos de Qualidade e Gerenciamento de Riscos

©Direitos reservados à Editora atheneu – São Paulo, Rio de Janeiro, Belo Horizonte, 2015.

Sobre os editores da série

Hélio Penna Guimarães
Médico Coordenador do Centro de Ensino, Treinamento e Simulação do Hospital do Coração-CETES-HCor.

Carlos Alberto Buchpiguel
Superintendente Médico do Hospital do Coração (HCor).

Edson Renato Romano
Diretor Clínico do Hospital do Coração (HCor).

Luiz Carlos Valente de Andrade
Diretor Técnico do Hospital do Coração (HCor).

Otávio Berwanger
Diretor do Instituto de Ensino e Pesquisa do Hospital do Coração (HCor).

Sobre os editores do volume

Claudia Satiko Takemura Matsuba
Enfermeira Coordenadora da Equipe Multiprofissional de Terapia Nutricional do Hospital do Coração – EMTN-HCor. Professora do Curso de Pós-graduação pelo Instituto de Metabolismo e Nutrição – IMEN. Consultora Técnica em Terapia Nutricional. Doutoranda pela Escola de Enfermagem da Universidade de São Paulo – EE-USP. Mestrado em Enfermagem pela Universidade Federal de São Paulo – Unifesp. MBA Executivo em Saúde pela Fundação Getúlio Vargas – FGV. Pós-graduação em Enfermagem em Unidade de Terapia Intensiva pela Unifesp. Especialista em Nutrição Parenteral e Enteral pela Sociedade Brasileira de Nutrição Parenteral e Enteral – SBNPE. Presidente do Comitê de Enfermagem da SBNPE.

Lillian de Carla Sant'Anna Macedo
Coordenadora de Nutrição Clínica do Hospital do Coração – HCor. Especialista em Nutrição Humana Aplicada à Prática Clínica pelo Instituto de Metabolismo e Nutrição – IMeN. Especialista em Terapia Nutricional pela Sociedade Brasileira de Nutrição Parental e Enteral – SBNPE.

Daniel Magnoni
Cardiologista e Nutrólogo. Médico pela Universidade Estadual de Campinas – Unicamp. Mestrado em Cardiologia pela Escola Paulista de Medicina da Universidade Federal de São Paulo – EPM-Unifesp. Especialista em Nutrição Parenteral e Enteral pelo Conselho Federal de Medicina / Associação Médica Brasileira – CFM/AMB. Especialista em Nutrologia pelo CFM/AMB. Diretor do Serviço de Nutrologia do Hospital do Coração – HCor. Diretor de Nutrição do Instituto Dante Pazzanese de Cardiologia. Presidente do Conselho Administrativo do Instituto de Metabolismo e Nutrição – IMEN. Ex-Presidente da Sociedade Brasileira de Nutrição Parenteral e Enteral – SBNPE.

Celso Cukier
Médico Nutrólogo. Assistente da Disciplina de Gastroenterologia Cirúrgica da Escola Paulista de Medicina da Universidade Federal de São Paulo – EPM-Unifesp. Diretor do Instituto de Metabolismo e Nutrição – IMEN.

Sobre os colaboradores

1) História da Qualidade

Ivana Carla Sena Pinto

Médica Nutróloga do Hospital do Coração – HCor. Endoscopista do Hospital do Coração – HCor e do CDG – Hospital das Clínicas. Pós-graduação em Nutrição Clínica pelo GANEP. Especialista em Gastroenterologia pela Federação Brasileira de Gastroenterologia – FBG. Especialista em Nutrição Enteral e Parenteral pela Sociedade Brasileira de Nutrição Parental e Enteral – SBNPE.

2) Desenvolvimento da Qualidade na Área da Saúde

Daniela França Gomes

Médica Nutróloga. Coordenadora Assistencial do Instituto de Metabolismo e Nutrição (IMeN) e Supervisora Nutróloga do Ambulatório de Suporte Nutricional da Disciplina de Nutrologia do Departamento de Pediatria da Escola Paulista de Medicina da Universidade Federal de São Paulo – EPM-Unifesp. Especialização em Nutrologia Pediátrica pela EPM-Unifesp, Especialista em Nutrologia pela Associação Brasileira de Nutrologia – ABRAN. Especialização em Nutrição Enteral e Parenteral pela Sociedade Brasileira de Nutrição Enteral e Parenteral – SBNPE. Mestre em Nutrição pela EPM-Unifesp.

3) O Processo da Acreditação e a Gestão da Qualidade

Cristiana Martins Prandini

Enfermeira. Especialista em Enfermagem em Pediatria e Puericultura pela Universidade Federal de São Paulo – Unifesp. Especialista em Aprimoramento em Pediatria de Alto Risco pelo Instituto do Coração do Hospital das Clínicas da Faculdade de Medicina da Universidade de São Paulo – InCor-HC-FMUSP. Enfermeira Assistencial e Supervisora em Unidades Hospitalares Neonatais e Pediátricas. Experiência na Coordenação da Qualidade e Segurança na Associação do Sanatório Sírio – Hospital do Coração. Enfermeira Pesquisadora Filantropia – LIGRESS-HCor.

Madalena Monterisi Nunes

Enfermeira. Coordenadora da Qualidade do Hospital do Coração – HCor. Educadora e *Trainee* de Avaliadora do Consórcio Brasileiro de Acreditação – CBA. Especialização em Controle de Infecção Hospitalar pela Faculdade São Camilo e Pós-graduação em Docência para Educação Profissional em Enfermagem Faculdade de Educação São Luís Núcleo de Apoio São Paulo – Intesp.

4) Ferramentas da Qualidade: Métodos para Simplificar a Melhoria Contínua

Paola Carbone

Analista da Qualidade Sênior no Hospital do Coração – HCor. Pós-graduação em Administradora Hospitalar graduada pelo Centro Universitário São Camilo e em Gestão da Qualidade em Saúde pela Pró Saúde.

Allan Egon Kern

Administração de Empresas, Consultor, Gestor e Avaliador do Sistema Brasileiro de Acreditação – ONA. Pós-graduado em Engenharia de Produção e Especialista em Qualidade e Produtividade, Sustentabilidade e Responsabilidade Social e Gestão para Excelência do Desempenho e Competitividade.

5) Legislações em Terapia Nutricional

Maysa Penteado Guimarães

Médica Clínica Geral, Coordenadora Clínica da Equipe Multiprofissional de Terapia Nutricional do Hospital do Coração – EMTN-HCor. Nutróloga do Hospital Samaritano. Nutróloga pela Associação Brasileira de Nutrologia – ABRAN. Especialista em Nutrição Enteral e Parenteral pela Sociedade Brasileira de Nutrição Enteral e Parenteral – SBNPE. Membro do Corpo Clínico do Instituto de Metabolismo e Nutrição – IMeN.

6) A Importância dos Protocolos no Gerenciamento de Riscos

Carolina Padrão Amorim

Enfermeira Especialista em Programas de Cuidados Clínicos do Hospital do Coração – HCor. Pós-graduação em Cuidados Intensivos a Criança e ao Adolescente pelo Instituto da Criança do Hospital das Clínicas da Faculdade de Medicina da Universidade de São Paulo – ICr-HC-FMUSP. Enfermagem em Terapia Intensiva. MBA Executivo em Saúde pela Fundação Getúlio Vargas – FGV.

Rosa Bosquetti

Enfermeira Assistente de Pesquisa do Instituto de Pesquisa do Hospital do Coração – HCor. Especialista em Gerenciamento dos Serviços de Enfermagem pela Fundação Getúlio Vargas – FGV. Membro da Diretoria do Departamento de Enfermagem da Sociedade de Cardiologia do Estado de São Paulo – Socesp.

7) A Cultura Organizacional de Segurança

Evandro Penteado Villar Felix

Médico da Disciplina de Neurologia da Escola Paulista de Medicina da Universidade Federal de São Paulo – EPM-Unifesp. Mestre em Medicina pela EPM-Unifesp. MBA em Administração em Saúde pela Fundação Getúlio Vargas – FGV. Doutorando em Administração de Empresas pela Escola de Administração de Empresas de São Paulo – EAESP-FGV. Gerente de Práticas Assistenciais do Hospital do Coração – HCor.

8) O Ambiente como Oportunidade para Riscos e Erros

Patrícia Mitsue Saruhashi Shimabukuro
Enfermeira do Serviço de Controle de Infecção Hospitalar do Hospital Sancta Maggiore – Itaim Bibi – Rede Prevent Senior, Docente do Curso de Pós-graduação MBA em Serviços de Saúde e Controle de Infecção pela Faculdade do Instituto Nacional de Ensino Superior e Pesquisa – INESP. MBA em Serviços de Saúde e Controle de Infecção pela Faculdade INESP.

Liliane Bauer Feldman
Enfermeira. Consultora e Assessora Hospitalar em Acreditação, Auditoria, Gestão de Riscos, Segurança, Qualidade em Saúde e Instrumentos de Avaliação. Docente do Centro Universitário São Camilo e da Universidade Aberta Brasil – UAB. Pós-graduação de Gerenciamento em Enfermagem da Universidade Federal de São Paulo – Unifesp. Doutora em Ciências pela Unifesp. Mestre em Ciências pela Universidade Guarulhos – UnG. Especialista em Administração Hospitalar pela CEDAS São Camilo.

9) A Atuação do Médico no Gerenciamento de Riscos

Telma Sígolo Roberto
Médica Nutróloga. Especialista pela Associação Brasileira de Nutrologia – ABRAN. Especialista pela Sociedade Brasileira de Nutrição Parental e Enteral – SBNPE. Membro do Corpo Clínico do Instituto de Metabolismo e Nutrição. Coordenadora da Equipe Multiprofissional de Terapia Nutricional EMTN do Hospital São Camilo Pompeia e do Hospital Assunção – Rede D'Or. Pós-graduada em gastronomia pela Universidade Anhembi Morumbi.

10) A Atuação do Nutricionista no Gerenciamento de Riscos

Rosana Perim Costa
Gerente Nutrição do Hospital do Coração – HCor. MBA Gestão em Saúde pela Fundação Getúlio Vargas – FGV. Mestrado em Ciências da Saúde da Universidade Federal de São Paulo – Unifesp. Especialista em Nutrição em Cardiologia pela Sociedade de Cardiologia do Estado de São Paulo – Socesp.

Maria Beatriz Ross Fernandes
Pesquisadora do Instituto de Pesquisa do Hospital do Coração – HCor. Mestre em Ciências pela Faculdade de Saúde Pública da Universidade de São Paulo – USP. Especialista em Nutrição Humana Aplicada pelo Instituto de Metabolismo e Nutrição – IMeN.

Camila Andrade Pereira
Nutricionista. Especialista em Nutrição Hospitalar pelo Instituto Central do Hospital das Clínicas da Faculdade de Medicina da Universidade de São Paulo – ICHC-FMUSP. Especialista em Nutrição em Cardiologia pela Sociedade de Cardiologia do Estado de São Paulo – Socesp.

11) A Atuação do Enfermeiro no Gerenciamento de Riscos

Claudia Satiko Takemura Matsuba

Enfermeira Coordenadora da Equipe Multiprofissional de Terapia Nutricional do Hospital do Coração – EMTN-HCor. Professora do Curso de Pós-graduação pelo Instituto de Metabolismo e Nutrição – IMEN. Consultora Técnica em Terapia Nutricional. Doutoranda pela Escola de Enfermagem da Universidade de São Paulo – EE-USP. Mestrado em Enfermagem pela Universidade Federal de São Paulo – Unifesp. MBA Executivo em Saúde pela Fundação Getúlio Vargas – FGV. Pós-graduação em Enfermagem em Unidade de Terapia Intensiva pela Unifesp. Especialista em Nutrição Parenteral e Enteral pela Sociedade Brasileira de Nutrição Parenteral e Enteral – SBNPE. Presidente do Comitê de Enfermagem da SBNPE.

Suely Itsuko Ciosak

Professora-associada 3 do Departamento de Enfermagem em Saúde Coletiva da Escola de Enfermagem da Universidade de São Paulo – EE-USP. Atuando no Ensino de Graduação, Pós-graduação e Extensão. Bolsista Produtividade em Pesquisa 2 do Conselho Nacional de Desenvolvimento Científico e Tecnológico – CNPq. Mestrado em Administração em Serviços de Enfermagem. Doutorado em Enfermagem e Livre-docência pela EE-USP. Membro do Conselho Editorial das Revistas Brasileira de Nutrição Clínica – SBNPE, *Actualizaciones en Enfermería* – Colômbia, Revista Brasileira de Enfermagem, Revista da Sociedade Brasileira de Controle de Contaminação e AD-HOC, Revista da EEUSP, Acta Paulista, Revista Ciência & Saúde Coletiva, Revista Latino Americana de Enfermagem. Presidente e Vice-Presidente do Comitê de Enfermagem da Sociedade Brasileira de Nutrição Parenteral e Enteral – SBNPE. Membro do Comitê Educacional da SBNPE.

12) A Atuação do Farmacêutico no Gerenciamento de Riscos

Valéria Cristina Rossi Fontes

Coordenadora de Farmácia Hospital do Coração – HCor; MBA Gestão em Saúde Fundação Getúlio Vargas – FGV. Especialista em Atenção Farmacêutica e Farmácia Clínica pela Racine. Especialista em Farmacologia Clínica pelo Instituto de Pesquisas Hospitalares – IPH.

Mariza Tobias da Silva

Coordenadora de Farmácia do Hospital Israelita Albert Einstein. Especialista em Farmácia Hospitalar pelo Hospital do Servidor Público Estadual. Especialista em Farmacologia Clínica pelo Instituto de Pesquisas Hospitalare e Pós-graduação em Qualidade e Produtividade pela Fundação Carlos Alberto Vanzolini.

Marcelo Fornitano Murad

Farmacêutico. Gerente de Materiais e Medicamentos do Hospital do Coração – HCor. MBA Executivo em Saúde pela Fundação Getúlio Vargas – FGV. Especialista em Atenção Farmacêutica pelo Instituto Racine. Especialista em Farmacologia Clínica pelo Instituto de Pesquisas Hospitalares – IPH.

13) Gerenciamento na Reabilitação

José Ribamar do Nascimento Junior
Diretor do Instituto de Gerenciamento em Deglutição – IGD. Mestre em Ciências área Oncologia pela Fundação Antonio Prudente – Hospital AC Camargo.

Fernanda Iotti Fernandes
Fisioterapeuta do Time de Neuro do Hospital do Coração – HCor. Especialista em Fisioterapia Neurológica pela Universidade de São Paulo – USP.

Luzia Noriko Takahashi Taniguchi
Coordenadora das Unidades de Emergência – UTI, UCO, PS do Hospital do Coração – HCor. Especialista em Fisioterapia Respiratória pela Universidade Cidade de São Paulo – Unicid. Especialista Fisiologia do Exercício Universidade Federal de São Paulo – Unifesp.

14) Lactário e Processos de Segurança

Lillian de Carla Sant'Anna Macedo
Coordenadora de Nutrição Clínica do Hospital do Coração – HCor. Especialista em Nutrição Humana Aplicada à Prática Clínica pelo Instituto de Metabolismo e Nutrição – IMeN. Especialista em Terapia Nutricional pela Sociedade Brasileira de Nutrição Parental e Enteral – SBNPE.

Daniella dos Santos Galego
Nutricionista Clínica do Setor de Dietas Enterais e Lactário do Hospital Sírio-Libanês. Especialista em Nutrição Clínica pela Associação Brasileira de Nutrição – ASBRAN.

Carollyna Miquelin Martinkoski
Nutricionista da Equipe Multiprofissional de Terapia Nutricional do Hospital do Coração – EMTN-HCor. Pós-graduada em Nutrição pelo Instituto Central do Hospital das Clínicas – IC-HC-FMUSP.

15) Terapia Nutricional Domiciliar e o Gerenciamento da Qualidade e Segurança

Denise Philomene Joseph van Aanholt
Nutricionista Clínica. Especialista em Terapia Nutricional pela Sociedade Brasileira de Nutrição Parental e Enteral – SBNPE. Especialista em *Home Care* pela Escola de Enfermagem da Universidade de São Paulo – EE-USP. Especialista em Administração Hospitalar pela USC. Membro da Comissão Técnica de Nutrição Clínica no CRN3. Presidente da Comissão de Nutrição da Federación Latinoamericana de Nutrición Parenteral y Enteral – Felanpe. Consultora Técnica da Oraculum, Auditora em Terapia Nutricional.

Juliana Strauch Frischler Rey
Nutricionista do Espaço Binah. Pós-graduada em Nutrição Clínica pelo GANEP. Pós-graduada em Gastropediatria pela Universidade Federal de São Paulo – Unifesp. Pós-graduada em Nutrição Funcional pela VP.

16) Erro: Um Evento Prevenível ou Previsível?

Rita de Cássia Pires Coli

Enfermeira. Gerente Executiva de Enfermagem do Hospital do Coração – HCor. Especialização na Área de Gerenciamento de Enfermagem pela Faculdade de Enfermagem do Hospital Israelita Albert Einstein – HIAE. Mestrado em Bioética pelo Centro Universitário São Camilo. Experiência nas Áreas de Gerenciamento e Ensino. Possui Cursos nas Áreas de Planejamento Estratégico e Gerenciamento de Recursos Humanos, Materiais, Financeiros e Projetos pela Fundação Getúlio Vargas. Foi Membro da Diretoria da Sociedade Brasileira de Educação Continuada (1998-2000). Membro da Sociedade Brasileira de Bioética (2009-2010). Membro da Diretoria da Sociedade Brasileira de Gerenciamento em Enfermagem – SOBRAGEn desde 2012.

17) Como a Avaliação de Produtos Pode Interferir na Segurança Hospitalar

Maria Keiko Asakura

Enfermeira do Comitê de Compras e Comissão de Padronização de Materiais do Hospital do Coração – HCor. Pós-graduação em Enfermagem em Unidade de Terapia Intensiva. Pós-graduação em Pediatria. Pós-graduação em Controle de Infecção Hospitalar e Especialista em Enfermagem em Dermatologia.

André Santos Alves Araújo

Enfermeiro da Equipe Multiprofissional de Terapia Nutricional do Hospital do Coração – HCor. Professor Convidado do Curso de Pós-graduação em Nutrição Humana pelo Instituto de Metabolismo e Nutrição – IMeN. Pós-graduação em Nutrição Humana Aplicada e Terapia Nutricional – IMeN. Especialista em Nutrição Parenteral e Enteral pela Sociedade Brasileira de Nutrição Parenteral – SBNPE. Pós-graduação em Enfermagem em Cardiologia pela Universidade Federal de São Paulo – Unifesp.

18) Educação Continuada: Um Processo Contínuo de Melhorias

Siomara Tavares Fernandes Yamaguti

Enfermeira Coordenadora do Serviço de Educação Permanente do Hospital do Coração – HCor – Associação do Sanatório Sírio. Pós-graduação em Enfermagem em Cuidados Intensivos pela Escola de Enfermagem da Universidade de São Paulo – EE-USP. Pós-graduação em Enfermagem em Cardiologia pela Escola Paulista de Enfermagem da Universidade Federal de São Paulo – EPE-Unifesp. Pós-graduação em Formação de Docentes para o Ensino Profissional em Enfermagem da Faculdade de Educação São Luis. Mestranda pela EE-USP.

Norma Takei Mendes

Enfermeira Coordenadora do Centro de Ensino, Treinamento e Simulação do Hospital do Coração – CETES-HCor. Instrutora e *Faculty* dos Cursos de BLS e ACLS da *American Heart Association-AHA*. Especialista em Enfermagem em Nefrologia – Modalidade Residência pela Universidade Federal de São Paulo – Unifesp. Mestre em Ciências pela Unifesp. Pós-graduada Master em Serviços de Saúde pela Fundação Getúlio Vargas – FGV.

19) A Utilização de Indicadores em Terapia Nutricional

Cristiana Martins Prandini

Enfermeira. Especialista em Enfermagem em Pediatria e Puericultura pela Universidade Federal de São Paulo – Unifesp. Especialista em Aprimoramento em Pediatria de Alto Risco pelo Instituto do Coração do Hospital das Clínicas da Faculdade de Medicina da Universidade de São Paulo – InCor-HC-FMUSP. Enfermeira Assistencial e Supervisora em Unidades Hospitalares Neonatais e Pediátricas. Experiência na Coordenação da Qualidade e Segurança na Associação do Sanatório Sírio – Hospital do Coração. Enfermeira Pesquisadora Filantropia – LIGRESS-HCor.

20) Melhorando a Segurança do Paciente por Meio de Medidas de Prevenção de Infecção

Adriana Maria da Silva Felix

Enfermeira Coordenadora de Projetos do Laboratório de Inovação em Planejamento, Gestão, Avaliação e Regulação de Políticas, Sistemas, Redes e Serviços de Saúde do Hospital do Coração – LIGRESS-HCor. Doutora em Ciências pela Escola de Enfermagem de Ribeirão Preto da Universidade de São Paulo – EERP-USP. Especialista em Prevenção e Controle de Infecção pela Universidade Federal de São Paulo – Unifesp. Especialista em Educação Continuada e Permanente em Saúde pelo Instituto Israelita de Ensino e Pesquisa Albert Einstein.

21) Informática no Gerenciamento de Riscos em Terapia Nutricional

Carolina Rodrigues

Nutricionista do Hospital Estadual da Vila Alpina. Especializanda em Nutrição Clínica Avançada, Bioquímica e Metabolismo pela Universidade Municipal de São Caetano do Sul – USCS.

Marcia Keiko Honma

Coordenadora da Divisão de Serviços de Gestão em Terapia Nutricional AGEIS *Nutrition*. Nutricionista Especialista em Nutrição Clinica.

Prefácio

A vanguarda dos organizadores desta obra encontra-se na associação da Terapia Nutricional com qualidade, segurança e boas práticas. A organização da EMTN-HCor surge concomitante ao incremento e expansão de modelos de Acreditação que trazem na sua essência os fundamentos para o cuidado integrado como filosofia assistencial e foco nas necessidades do paciente.

A acreditação e certificação nos serviços de saúde são atributos cada vez mais exigidos em nosso meio, compreendendo iniciativas que dão visibilidade ao ambiente externo, ao mercado de trabalho e aos pacientes (usuários dos serviços).

Os diferentes métodos assistenciais convergem na sua essência e por suas peculiaridades recebem selos de excelência a partir de um sistema de avaliação que monitora continuamente padrões e processos.

A implementação de modelos de acreditação e certificação permite que gestores, líderes e profissionais da área de saúde atuem estrategicamente determinando a eficiência da gestão clínica, que perpassa a premissa de melhores formas de trabalho, na busca de segurança, procurando evitar erros e retrabalhos, além do uso racional de recursos.

A gestão por processos, idealizada por Donabedian, evidencia a importância do trabalho multiprofissional, demonstrando o grande benefício no cuidado e prática segura.

A incorporação de protocolos, padrões e procedimentos baseados em evidência científica leva ao empoderamento dos profissionais e permite um exercício crítico permanente da sua prática para a obtenção de resultados almejados.

Graças à utilização da terapia nutricional parenteral, na década de 1960 e elaboração de fórmulas enterais na década seguinte, percebe-se uma redução significativa no risco clínico cirúrgico, impulsionando novas pesquisas que evidenciaram uma prática capaz de mudar desfechos na evolução de paciente graves e impacto na morbimortalidade.

A complexidade dessas terapias levou ao reconhecimento da importância de todas as etapas de manejo como a definição das necessidades proteico-calóricas, da prescrição até o monitoramento da resposta clínica, facilitando sua estruturação *status* regulatória, científico e de gestão como atividade multidisciplinar obrigatória.

Este livro traz em seus 21 capítulos uma abordagem relacionada à importância da cultura da segurança e dos processos assistenciais, direcionando as boas práticas no gerenciamento da qualidade e riscos em terapia nutricional.

O gerenciamento de riscos em pacientes vulneráveis exige uma qualificação constante da equipe multiprofissional, atualmente facilitada pela estratégia da educação permanente, que pela problematização procura tratar os eventos adversos e erros de medicação como insumos de capacitação permanente da equipe.

Graças ao cuidado integrado, filosofia adotada no Hospital do Coração, as múltiplas atividades e disciplinas engajadas no curso da Terapia Nutricional têm assegurado eficiência na recuperação de pacientes críticos por meio de protocolos clínicos e diretrizes.

As ferramentas de apoio como a tecnologia da informação promoveram maior segurança e facilidades no trabalho das EMTNs, permitindo uso de *softwares* avançados e integrando sistemas como na coleta, cálculos e análises de dados.

O trabalho em equipe favorece a evolução do conhecimento e tem capacidade de potencializar resultados da prática assistencial, na medida que ações compartilhadas por várias disciplinas interdependentes têm complementariedade na obtenção dos objetivos e estratégias, gerando confiança e segurança na tomada de decisões.

A qualidade e o gerenciamento de riscos pressupõem que uma equipe tenha desempenho eficaz como núcleo interdependente e visão única, respeitando o saber individual e contribuindo para o desenvolvimento do coletivo, em uma atuação polivalente que se caracteriza pelo exercício da liderança horizontal e do saber, fortalecidos pela comunicação multidirecional.

Qualidade e segurança em terapia nutricional exigem maturidade profissional e adoção de normas claras e coesas.

A cultura da segurança, liderança e trabalho de equipe podem mitigar o risco e qualificar a prática assistencial, pela evidência de impacto clínico com custo-efetividade assegurados.

Na era do engajamento do paciente e da família no cuidado, este livro contribui com experiências direcionadas aos profissionais de saúde na otimização de suas boas práticas alcançando resultados de alta *performance*.

Bernardete Weber
Qualidade e Responsabilidade Social Superintendente –
Hospital do Coração – HCor

Apresentação da obra

Atualmente, a Terapia Nutricional faz parte do atendimento ao paciente em risco de desnutrição ou àqueles já desnutridos e percorre vários caminhos, desde a avaliação do estado nutricional do paciente, prescrição, preparação, dispensação, instalação, monitoramento e finalização.

Ao revisarmos a história da Terapia Nutricional, encontramos diversas fases marcadas pelos avanços em formulações e práticas de apoio.

Nos dias atuais, as atividades relacionadas à interação multidisciplinar contundente e a gestão de recursos e despesas encontra um substrato muito impactante nas pesquisas clínicas e nos processos de gerenciamento. Como fazer, por que fazer e como gerir são as palavras-chave no alcance dos objetivos institucionais.

Essa terapia é uma prática bastante complexa pela diversidade de fórmulas, dispositivos e equipamentos disponíveis, e que frequentemente, exige atenção e conhecimento, além do comprometimento e a capacitação de todos os membros envolvidos na Equipe Multiprofissional de Terapia Nutricional (EMTN), procurando garantir a qualidade, efetividade e segurança.

Apesar dos efeitos clínicos, sua efetividade poderá ser comprometida por inúmeros fatores que impeçam a continuidade ou quando não houver cumprimento das normas estabelecidas seja por desconhecimento ou falta de adesão às boas práticas, tornando-se um grande problema gerencial nas instituições.

Estudos demonstram que profissionais da área da saúde têm subestimado falhas e acidentes durante os cuidados à beira leito por temor ou por tentar preservar a imagem de que não se erra e esses erros têm superado os óbitos por acidentes de tráfego em até quatro vezes.

Na prática clínica, acredita-se que eventos adversos na TN podem ser frequentes e distribuídos de forma heterogênea, por envolver várias etapas e diferentes profissionais desde a prescrição médica até a administração final da terapia, tendo consequências leves até fatais.

Diante do impacto negativo na assistência, acredita-se na importância da adoção de ações preventivas, como uso de barreiras/obstáculos pelos profissionais da área da saúde e, também, na revisão e definição de estratégias claramente definidas diante de erros para todos os profissionais envolvidos, tornando membros participantes do gerenciamento de risco.

Com esse olhar, somado a convivência entre profissionais da EMTN, surgiu a inquietação de desenvolver uma obra procurando apresentar desde aspectos essenciais como a história da qualidade, o processo de acreditação, as ferramentas da qualidade, as legislações e os riscos até a cultura da organização.

Os autores esperam com este livro despertar o interesse dos profissionais de saúde que buscam a melhoria contínua da Terapia Nutricional, fornecendo soluções práticas para as ações da clínica e um tratamento nutricional seguro ao paciente.

__Organizadores/Editores__
Claudia Satiko Takemura Matsuba
Lillian de Carla Sant'Anna Macedo
Celso Cukier
Daniel Magnoni

Agradecimentos

Aos nossos amigos e familiares, pelo apoio e compreensão.

À instituição, Hospital do Coração - Associação do Sanatório Sírio/HCor, pela oportunidade de desenvolver esse grande projeto.

À Dra. Bernardete Weber, por acreditar e apoiar na concretização dessa obra.

Ao Dr. Hélio Penna Guimarães, pela disponibilidade e confiança depositados neste livro.

Aos colaboradores, pela valiosa contribuição, proporcionando ricas experiências do seu dia a dia.

Aos profissionais da área de saúde, por nos motivarem a estudar e transmitir o conhecimento para melhor servir aos nossos pacientes.

Claudia Satiko Takemura Matsuba
Lillian de Carla Sant'Anna Macedo
Celso Cukier
Daniel Magnoni

Sumário

Capítulo 1	História da Qualidade	1
	Ivana Carla Sena Pinto	
Capítulo 2	Desenvolvimento da Qualidade na Área de Saúde	13
	Daniela França Gomes	
Capítulo 3	O Processo da Acreditação e a Gestão da Qualidade	19
	Cristiana Martins Prandini • Madalena Monterisi Nunes	
Capítulo 4	Ferramentas da Qualidade: Métodos para Simplificar a Melhoria Contínua	27
	Paola Carbone • Allan Egon Kern	
Capítulo 5	Legislações em Terapia Nutricional	39
	Maysa Penteado Guimaraes	
Capítulo 6	A Importância dos Protocolos Assistenciais no Gerenciamento de Riscos	45
	Carolina Padrão Amorim • Rosa Bosquetti	
Capítulo 7	A Cultura Organizacional de Segurança	53
	Evandro Penteado Villar Felix	
Capítulo 8	O Ambiente como Oportunidade para Riscos e Erros	59
	Patrícia Mitsue Saruhashi Shimabukuro • Liliane Bauer Feldman	
Capítulo 9	A Atuação do Médico no Gerenciamento de Riscos	69
	Telma Sígolo Roberto	
Capítulo 10	A Atuação do Nutricionista no Gerenciamento de Riscos	75
	Rosana Perim Costa • Maria Beatriz Ross Fernandes • Camila Andrade Pereira	
Capítulo 11	A Atuação do Enfermeiro no Gerenciamento de Riscos	85
	Claudia Satiko Takemura Matsuba • Suely Itsuko Ciosak	
Capítulo 12	A Atuação do Farmacêutico no Gerenciamento de Riscos	99
	Valéria Cristina Rossi Fontes • Mariza Tobias da Silva • Marcelo Fornitano Murad	
Capítulo 13	Gerenciamento na Reabilitação	109
	José Ribamar do Nascimento Junior • Fernanda Iotti Fernandes • Luzia Noriko Takahashi Taniguchi	

Capítulo 14	Lactário e Processos de Segurança 129
	Lillian de Carla Sant'Anna Macedo • Daniella dos Santos Galego • Carollyna Miquelin Martinkoski
Capítulo 15	Terapia Nutricional Domiciliar e o Gerenciamento de Qualidade e Segurança 141
	Denise Philomene Joseph van Aanholt • Juliana Strauch Frischler Rey
Capítulo 16	Erro: Um Evento Prevenível ou Previsível?.. 149
	Rita de Cássia Pires Coli
Capítulo 17	Como a Avaliação de Produtos Pode Interferir na Segurança Hospitalar.... 157
	Maria Keiko Asakura • André Santos Alves Araújo
Capítulo 18	Educação Continuada: Um Processo Contínuo de Melhorias 163
	Siomara Tavares Fernandes Yamaguti • Norma Takei Mendes
Capítulo 19	A Utilização de Indicadores em Terapia Nutricional 171
	Cristiana Martins Prandini
Capítulo 20	Melhorando a Segurança do Paciente por Meio de Medidas de Prevenção de Infecção 177
	Adriana Maria da Silva Felix
Capítulo 21	A Informática no Gerenciamento de Riscos em Terapia Nutricional........... 185
	Carolina Rodrigues • Marcia Keiko Honma
	Índice Remissivo 193

CAPÍTULO 1

História da Qualidade

Ivana Carla Sena Pinto

"Qualidade" há muito, usada como sinônimo de excelência e aprimoramento constante, exerce seu papel fundamental no atual mundo competitivo.

Este capítulo descreverá como foi a história e a evolução da qualidade nos tempos modernos.

Por definição, o termo qualidade possui múltiplos conceitos e também é subjetivo, onde cada pessoa ou setor terá sua própria definição.

Em relação a produtos e serviços, a qualidade pode ter duas vertentes:
- As características de um produto ou serviço que conseguem satisfazer as necessidades explícitas ou implícitas;
- O produto ou serviço livre de deficiências.

De acordo com Joseph Juran, qualidade significa "adequação ao uso, onde esta é definida pelo consumidor". Qualidade, também é atender ao que foi solicitado e ainda pode ser aplicável a determinados contextos – incluindo os da ISO e os de Gerenciamento de Projetos. Normalmente, é utilizada como um instrumento que caracteriza padrões em áreas diversas, como por exemplo, educação, governo, saúde, manufatura e prestação de serviços.

A *Sociedade Americana de Qualidade (ASQ)* que é uma entidade internacional de especialistas e autoridades em qualidade em todas as áreas, organizações e indústrias, define: "Qualidade é o grau, até o qual um conjunto de características inerentes satisfaz as necessidades", assim, um elemento essencial do gerenciamento da qualidade no contexto do projeto, passa a ser "transformar as necessidades, desejos e expectativas das partes interessadas em requisitos importantes, através da análise das partes interessadas, realizada durante o gerenciamento do objetivo do projeto"[1]. A discussão atual seria se a qualidade de um produto poderia agradar tanto ao fabricante quanto ao consumidor.

Ao longo dos anos, antes que os conceitos e ideias de gestão total de qualidade fossem estabelecidos, diversos estudos foram realizados para chegar nessa atual fase. Logo após a revolução industrial, os produtos, durante os seus primeiros dias de fabricados, eram inspecionados por um agente, que possuía a decisão de aceitá-lo ou rejeitá-lo. Com o passar dos anos, as fábricas cresceram e esse trabalho de inspeção se tornou permanente e contínuo. A criação desses agentes gerou outros impasses: surgiram mais problemas técnicos, exigindo assim, mais habilidades especializadas, estas, ausentes em trabalhadores de produção e esses agentes não tinham formação e os mais qualificados eram promovidos para outros cargos, deixando os trabalhadores menos qualificados nos trabalhos operacionais. Essas mudanças resultaram na criação do chamado departamento de inspeção, com um "inspetor chefe", levando ao surgimento de os outros novos termos, como padrões, treinamento, registro de dados e manutenção de equipamentos. Tornou-se claro que as responsabilidades do "inspetor-chefe" não foram apenas a aceitação do produto, indo além da prevenção de defeitos, inspeção e de engenharia de controle de qualidade, passando assim, a ser chamado de "gerente de controle de qualidade".

Na década de 1920, a teoria estatística começou a ser aplicada de forma eficaz no controle de qualidade, o que alguns anos depois, originou a *Teoria do Controle Estatístico do Processo*. Houve pouco avanço no controle de qualidade até o final da década de 1940, porém no início de 1950, as práticas de gestão de qualidade desenvolveram-se rapidamente nas fábricas japonesas, como um tema importante na filosofia de gestão japonesa, de tal forma que, controle e gestão de qualidade se tornaram preocupação nacional.

Em 1969, ocorreu a primeira conferência internacional sobre controle de qualidade patrocinada pelo Japão, América e Europa, nela se originou os termos "qualidade total", referenciando as questões como responsabilidade, planejamento, organização e gestão. Ishikawa descreveu como todos os empregados de uma indústria, da alta direção até os trabalhadores, deveriam estudar e participar do controle de qualidade. No início dos anos 1980, as empresas do ocidente, começaram a introduzir os seus próprios programas de qualidade e iniciativas para combater o sucesso japonês[2].

Criou-se a *British Standard* (BS) 5750, em 1979, para sistemas de qualidade; e em 1983, surgiu a Campanha Nacional de Qualidade, usando BS5750 como base, cujo objetivo era chamar atenção das indústrias para a importância da qualidade para a competitividade e sobrevivência no mercado mundial. Desde então, a Organização Internacional de Normatização (ISO) 9000, tornou-se internacionalmente o padrão reconhecido para sistemas de gestão de qualidade. É composto por uma série de normas que especificam quais requisitos para documentação, implementação e manutenção de um sistema de qualidade. Gestão de Qualidade Total é agora parte de um conceito muito mais amplo que aborda o desempenho global da organização e reconhece a importância dos processos, à medida que avançamos na tecnologia e globalização, o objetivo é alcançar um desempenho excelente, principalmente no resultado para o cliente e para o negócio[3].

Para entender melhor o tema, vamos descrever alguns importantes autores de conceitos e métodos relevantes sobre qualidade. Os chamados apóstolos da qualidade: Joseph Moses Juran e William Edwards Deming, ambos são considerados hoje os grandes disseminadores e incentivadores do movimento da qualidade, que acabaram encontrando um público interessado apenas quando foram ao Japão, pós Segunda Guerra Mundial. Relembrando que a semente da qualidade demorou a germinar, e o trabalho que Juran desenvolveu no Japão dos anos 1950, deu frutos apenas nos anos 1970, e culminou com a crise da invasão dos produtos japoneses – com qualidade superior – no mercado dos EUA na década de 1980.

Joseph Moses Juran, romeno, nascido em 1904, via a qualidade em dois contextos diferentes, ambos vantajosos para a organização: o relacionado à satisfação do cliente (gerando mais lucros), e o relacionado à ausência de defeitos (gerando menores custos). Juran colocava a qualidade no topo das prioridades do gestor, e pregava o fim da separação planejamento/execução, para ele, uma herança dos tempos dos precursores da administração científica. Já acreditava na autogestão de equipes de trabalho como instrumento de qualidade.

Nos conceitos mais próximos do original de Juran ("adequação ao uso"), a qualidade não tem um significado sólido e objetivo enquanto não estiver associada a uma função ou uso específico – ela se torna, assim, condicional, e com algum grau de subjetividade[4].

William Edwards Deming, americano, nascido em 1900, durante a Segunda Guerra Mundial, fez parte do grupo responsável pelos padrões aplicados à produção industrial com ênfase no esforço de guerra, empregando métodos estatísticos de controle de qualidade – os quais caíram em desuso nos EUA logo após o fim da guerra.

Deming definia a qualidade como função das exigências e necessidades do consumidor. Como estas variam com o tempo, sua conclusão é que as especificações de qualidade também deviam ser flexíveis e variáveis. Além disso, para ele, era preciso utilizar os instrumentos de controle estatístico de qualidade, em vez da mera inspeção tradicional por amostragem de produtos, que não melhora nem garante a qualidade, e até deixa passar alguns defeitos. Ele acreditava na remoção de obstáculos que impedem a realização de um bom trabalho. Frequentemente se referia ao efeito, e não ao conceito da qualidade. Acreditava que os custos caem e a produtividade sobe, conforme a melhoria da qualidade é alcançada por meio de melhor gestão de *design*, engenharia e testes, e por melhorias nos processos. A melhor qualidade a um preço mais baixo tem chance de capturar mercado. Cortar custos sem melhorar a qualidade é fútil[5]. Uma de suas frases-conceito é que "o executivo deve fazer os outros trabalhar melhor, e não apenas trabalhar mais".

O Ciclo de Deming (ou ciclo de Shewhart): é um processo repetitivo para determinar a próxima ação, que descreve um método da melhoria contínua, simples para testar a informação antes de tomar uma decisão importante. As quatro etapas do Ciclo de Deming são: *Plan-Do-Check-Act (PDCA)*, também conhecida como *Plan-Do-Study-Act* chamada de ciclo de Shewhart, depois de Walter A. Shewhart. O ciclo pode ser usado de várias maneiras, tais como executar um experimento: CRIAR (*design*) o experimento; FAZER o experimento, executando as etapas; CHECAR os resultados, testando informação e AGIR sobre as decisões com base nesses resultados, dessa forma caracterizando como as mudanças devem ocorrer em uma organização de qualidade – incluindo não apenas os passos do planejamento e implementação de uma mudança, mas também a verificação posterior se as alterações produziram a melhoria esperada.

Exemplos de obstáculos para se alcançar a qualidade definidos por Deming:
- Esperar por mudanças instantâneas;
- Supor que a automação ou novas máquinas resolvam os problemas;
- Procurar "receitas mágicas";
- Iludir-se por uma suposta singularidade dos problemas;
- Transferir responsabilidade para o departamento ou grupo de controle de qualidade;
- Satisfazer apenas as especificações.

Deming instituiu quatorze princípios fundamentais aos gestores para transformar a eficácia do negócio:
- Criar uma visão consistente para a melhoria de um produto ou serviço, com o objetivo de tornar-se competitiva, permanecer no negócio e gerar empregos.
- Adotar a nova filosofia e assumir a sua liderança na empresa. Uma gestão de uma empresa, deve despertar para o desafio, aprender suas responsabilidades e assumir a liderança para a mudança.
- Acabar com a dependência da inspeção para atingir a qualidade. Eliminar a necessidade de inspecção maciça através da criação de produtos de qualidade em primeiro lugar.
- Minimizar custos totais, adotando um fornecedor preferencial. Acabar com a prática de concessão de negócios com base em preços, dando preferência a um único fornecedor em um relacionamento de longo prazo de lealdade e de confiança.
- Melhorar de forma constante e contínua o sistema de produção e serviço, para melhorar a qualidade e produtividade, e assim, diminuir os custos.

- Promover a aprendizagem no posto (treinamento *on the job*). Instituir formação sobre o trabalho.
- Encarar a liderança como algo que pode ser aprendido por todos. O objetivo da supervisão deve ser ajudar as pessoas e máquinas a fazerem um trabalho melhor. Supervisão da gestão está na necessidade de revisão, bem como a supervisão dos trabalhadores da produção.
- Não liderar com base no medo, nem com estilo autoritário, para que todos possam trabalhar efetivamente para a empresa.
- Destruir barreiras entre departamentos. Pessoas de diversos setores como, pesquisa, *design*, vendas e produção devem trabalhar como uma equipe, a fim de prever problemas de produção.
- Eliminar campanhas e *slogans* com base em imposição de metas. Tais exortações apenas criam relações adversas, resultando em baixa qualidade e produtividade.
- Abandonar a administração por objetivos com base em indicadores quantitativos, eliminando o gerenciamento por números e metas numéricas. Em vez disso, substituir com a liderança.
- Não classificar os trabalhadores em rankings de produção ou desempenho.
- Criar um programa de formação para todos os colaboradores. Instituir um vigoroso programa de educação e autoaperfeiçoamento.
- Fazer com que a mudança seja tarefa de todos. Colocar todos na empresa trabalhando para a mudança.

E finalmente adicionou também as chamadas "sete doenças mortais da qualidade". São elas: ausência de objetivos e a falta de constância de propósitos; ênfase no lucro a curto prazo; avaliação individual por desempenho, classificação por mérito ou revisão anual do desempenho; mobilidade das chefias e de gestão; gestão com base nos aspectos quantitativos; gastos excessivos em assistência médica aos colaboradores e gastos excessivos em ações judiciais.

Deming defendeu que todos os gestores precisam ter o que chamou de um Sistema de Conhecimento Profundo, que consiste em quatro partes: conhecimento de todo o sistema envolvido: a compreensão dos processos globais que envolvem fornecedores, produtores e clientes (ou beneficiários) de bens e serviços; conhecimento de variação: o intervalo e as causas da variação na qualidade, e uso de amostragem estatística nas medições; teoria do conhecimento: os conceitos que explicam o conhecimento e os limites do que pode ser conhecido; conhecimento da psicologia: conceitos de natureza humana[6].

Deming é considerado no Japão como o pai do milagre industrial. Em sua homenagem, a *JUSE (União Japonesa de Cientistas e Engenheiros)* instituiu o Prêmio Deming, conferido anualmente às melhores empresas no campo da qualidade. Apesar de ser considerado uma espécie de herói no Japão, ele apenas começou a ganhar reconhecimento nos EUA após a sua morte[7].

Outros exemplos de estudiosos de qualidade:

Philip Crosby, americano nascido em 1926, criou a ideia de "Zero Defeito" (1961) e de "fazer certo da primeira vez", sua ideia de qualidade era conformidade com as especificações, e estas adequadas para cada organização. No seu método – a meta real é exatamente "zero defeito", no qual envolve atitudes, pressupondo ações, comportamentos e resultados. O movimento em busca do "zero defeito" começa com a observação dos erros cometidos; e a seguir, questiona-se por que eles foram cometidos e passa-se a acompanhar a evolução das causas de erros para garantir que elas não serão cometidas. Com isso, os erros são evitados. Para ele, os responsáveis pela qualidade são os gestores, e não os colaboradores – e as iniciativas de qualidade devem vir do alto da pirâmide organizacional, inspirando inclusive pelo exemplo. Defende a criação de um grupo de qualidade no nível estratégico da organização, e o treinamento técnico dos colaboradores. Considera a prevenção (e não a inspeção) como principal fonte da qualidade[8].

Os quatro mandamentos de Crosby:
- Qualidade significa conformidade com as exigências do cliente.
- Desempenho padrão é o do "zero defeito".
- Qualidade vem da prevenção.
- Qualidade é medida pelo custo da não conformidade.

Para ele qualidade tinha três ingredientes: determinação, formação e liderança.

As cinco ilusões da qualidade segundo Crosby

Ilusão 1: "A qualidade significa luxo ou notoriedade". Na verdade, "encantar o cliente" é algo a se considerar na fase de projeto ou *design* do produto ou serviço. A partir daí, o esforço deve ser no sentido da conformidade, ou seja, garantir que o cliente receba aquilo que esperava, e que foi projetado. Tudo isso sem prejuízo da sua visão, e as especificações do produto deveriam ser frequentemente atualizadas pelas empresas, conforme detectarem a mudança nas expectativas dos clientes.

Ilusão 2: "A qualidade é algo intangível e não mensurável". É mensurável sim, e é possível estimar, projetar e acompanhar os custos da não conformidade. Ao se colocar a questão em valores monetários, ela poderá ser acompanhada e comparada mais facilmente por todos os níveis administrativos.

Ilusão 3: "É impossível fazer bem na primeira vez". O senso comum diz que é impossível ou caro demais acertar na primeira vez, mas o conceito de "zero defeito" vem funcionando bem desde 1961, baseando-se na premissa oposta. Os custos de fazer certo desde da primeira vez são superados pelos resultados, tanto em lucro quanto em ampliação da fatia de mercado.

Ilusão 4: "Os problemas de qualidade partem dos trabalhadores". Acreditava que a qualidade é responsabilidade dos gestores de todos os níveis, e exemplificava que não bastaria trocar todos os operários de uma fábrica dos EUA por operários japoneses experientes em qualidade, mas se o gestor fosse trocado por um gestor japonês experiente em qualidade, a história seria outra. Medidas simples, como a documentação formal e treinamento para a execução de tarefas, podem ser suficientes para obter grande ganho de qualidade no nível operacional.

Ilusão 5: "A qualidade é criada pelos departamentos de qualidade". Ela é responsabilidade de todos, e nasce das ações concretas. Nenhum departamento, comissão, assessoria, norma, programa ou grupo de trabalho pode criá-la por si só[9].

Kaoru Ishikawa, japonês, nascido em 1915, é considerado o mais representativo entre os autores japoneses relacionados à qualidade, e é associado aos Círculos de Controle de Qualidade (grupos de pessoas da mesma área de trabalho, que se reúnem voluntariamente e periodicamente para analisar e solucionar os problemas concretos dessa área). Participante da *JUSE* (no qual Deming ministrou seus primeiros treinamentos no Japão), aprendeu sobre controle de qualidade com os norte-americanos, e com base nisso desenvolveu uma estratégia de qualidade para uso no Japão. Sistematizou o conjunto conhecido como os sete instrumentos do controle de qualidade, e com os quais acreditava poder resolver 95% dos problemas de qualidade.

Ele traduziu, integrou e ampliou os conceitos de gestão de W. Edwards Deming e Joseph M. Juran no sistema japonês. Ishikawa introduziu o conceito de círculos de qualidade (1962) em conjunto com a *JUSE*. Os círculos de qualidade logo se tornariam muito popular e formariam um elo importante no sistema total de uma empresa de Gestão da Qualidade. Para promover a qualidade aconteceu a Conferência Anual de Controle de Qualidade (1963). E em 1982, surgiu o diagrama de Ishikawa[10].

As 7 ferramentas de Ishikawa para a qualidade:
- Diagrama de Pareto: também conhecido como diagrama ABC, 80-20, 70-30. Parte do princípio de Pareto, economista italiano que observou que de modo geral, 80% dos efeitos são causados por 20% das causas – ou seja: 80% das compras são feitas por

20% dos clientes, 80% dos problemas ocorrem com 20% dos clientes, 80% das movimentações do estoque ocorrem com 20% dos modelos estocados, e assim por diante (Figura 1.1).
- Diagrama de espinha de peixe: também conhecido como causa-efeito ou Diagrama Ishikawa. Permite estruturar hierarquicamente as causas de determinado problema ou oportunidade de melhoria, bem como seus efeitos sobre a qualidade. Permite também estruturar qualquer sistema que necessite de resposta de forma gráfica e sintética (Figura 1.2).

Este diagrama é alternativamente conhecido de formas variadas, dependendo da área de aplicação, por classificar os problemas em tipos básicos conhecidos:

Diagrama 6M, nas indústrias de transformação: Método, Matéria-prima, mão de obra, Máquinas, Medição, Meio ambiente.

Diagrama 8P, na administração e indústrias de serviços: Preço, Promoção, Pessoas, Processos, Planta, Políticas, Procedimentos e Produto.

Diagrama 4S, na indústria de serviços: Arredores (*surroundings*), Fornecedores (*suppliers*), Sistemas *(systems)*, Habilidades (*skills*).

Diagrama de níveis neurológicos: identidade, crenças e valores, capacidade, comportamento e ambiente.

Na prática o diagrama Ishikawa inclui, à direita, a descrição do efeito ou objetivo a ser examinado, e uma linha horizontal levando a este efeito, da qual partem as "espinhas", cada uma delas representando uma causa principal (ou conjunto de causas) identificada ou suspeita. Cada espinha pode ser desdobrada em espinhas menores (mais específicas, causas secundárias ou contribuintes), e às vezes em mais um nível (razões, justificativas, detalhamento). As espinhas mais preenchidas podem identificar fatores mais influentes ou mais conhecidos.
- Histograma: é uma ferramenta básica e comum da análise estatística, mais conhecida de gráfico de barras. Mostra, no eixo horizontal, as categorias ordenadas, e no eixo vertical as frequências. Permite identificar a natureza da distribuição, correlacionar duas variáveis (com histogramas justapostos) Figura 1.3.
- Formulários de verificação: São tabelas ou planilhas planejadas e estruturadas para cada caso específico, usadas para padronizar e facilitar a coleta e análise de dados.

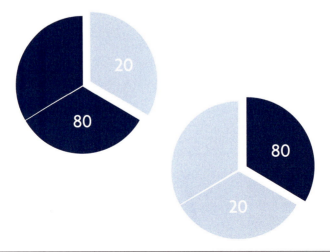

Figura 1.1. Exemplo de diagrama de Pareto.

História da Qualidade   7

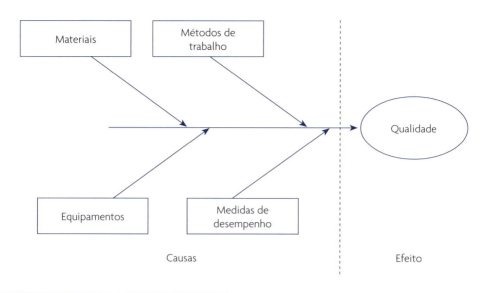

Figura 1.2: Exemplo de diagrama Ishikawa ou espinha de peixe.
Fonte: http://www.ebah.com.br/content/ABAAABPnQAB/controle-qualidade-no-setor-florestal

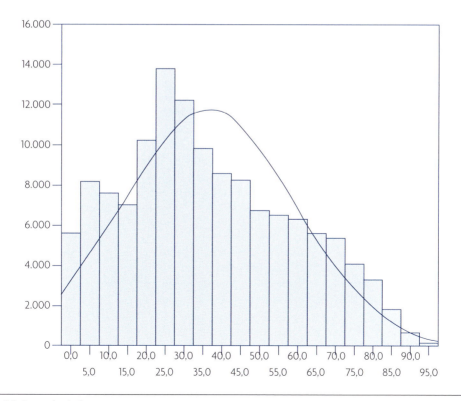

Figura 1.3: Exemplo de histograma.
Fonte: http://tecnologiaegestao.wordpress.com/tag/histograma/

É uma ferramenta genérica, mas ao planejar a coleta, criar o formulário adequado, testá-lo em campo e ensinar os coletores a preenchê-los corretamente, evita-se comprometer a análise posteriormente. Idealmente o formulário é criado especificamente para cada evento a ser observado, já contendo espaços adequados para o período a considerar.
- Diagramas de dispersão: gráfico com duas variáveis, uma em cada eixo, para analisar a presença de correlação causa-efeito.
- Fluxogramas: são diagramas que representam processos, incluindo a sequência de seus passos, eventuais tomadas de decisões, alternativas e repetições. Documenta visualmente os processos.
- Gráfico de controle: são gráficos que acompanham um processo ao longo do tempo, representado no eixo horizontal. Os dados sobre o processo são colocados no eixo vertical, e assim pode-se facilmente perceber variações, padrões e tendências. Um gráfico de controle tem 3 linhas horizontais adicionais, para facilitar a comparação e acompanhamento: uma central, para a média ou a mediana, uma superior, para o limite máximo de controle, e uma inferior, para o limite mínimo de controle[11].

Noriaki Kano, japonês, nascido em 1940, foi um escritor e consultor na área de gestão da qualidade. Ele é o criador de um modelo de satisfação do cliente, agora conhecido como o Modelo Kano. Um de seus livros mais conhecidos é o Guia para TQM (*Total Quality Management*) nas indústrias de serviços.

O mundo corporativo teve conhecimento do chamado "Modelo Kano" ou ainda, "Análise de Kano" ou "Diagrama de Kano" (Figura 1.4).

O modelo é fundamentado nos conceitos de qualidade do cliente e fornece um esquema de classificação simples, que faz a distinção entre atributos essenciais e diferenciadores, buscando a melhoria dos produtos baseada na caracterização das necessidades do cliente, sejam elas verbalizadas ou não. É uma poderosa forma de visualizar as características do produto e estimular o debate dentro da equipe de *design*. Kano também produziu uma metodologia rigorosa para o mapeamento das respostas dos consumidores para o modelo.

Segundo Kano, as características do produto podem ser classificados como:
- Atributos básicos (obrigatórios): atributos que devem estar presentes para o produto ser bem-sucedido, pode ser visto como um "preço de entrada". No entanto, o cliente vai manter-se neutro em relação ao produto, mesmo com a execução de melhoria desses aspectos ou seja, constituem a característica básica do que está sendo oferecido, porém, se esses atributos não estiverem sendo satisfeitos podem se transformar em uma grande insatisfação por parte do cliente;
- Atributos unidimensionais (performance/linear): atributos que estão diretamente correlacionados com a satisfação do cliente. Maior funcionalidade e qualidade de execução irão resultar em maior satisfação dos clientes. São os requisitos explícitos, aqueles que o cliente manifesta, diz o que quer no produto. Preço do produto é muitas vezes relacionado com esses atributos.
- Atributos atraentes: os clientes obtêm grande satisfação de um recurso – e estão dispostos a pagar um preço alto. No entanto, a satisfação não diminuirá se o produto não tiver as características. São requisitos inesperados, aqueles que o cliente não espera, algo que pode surpreendê-lo e elas podem ser difíceis de serem estabelecidas perante as necessidades primordiais. Às vezes chamados de necessidades desconhecidas ou latentes[12].

Metaforicamente, os requisitos obrigatórios são comparáveis aos "fatores higiênicos" de Herzberg, ou à base da "pirâmide de necessidades" de Maslow. São os requisitos que o consumidor não pede que sejam atendidos e que se atendidos não aumentam muito o grau de satisfação do mesmo, porém, se não forem devidamente atendidos podem causar descontentamento. A "satisfação linear" ocorre quando aqueles requisitos que o cliente manifesta querer ou espera são atendidos. E o "encantamento" ocorre quando a empresa faz algo que

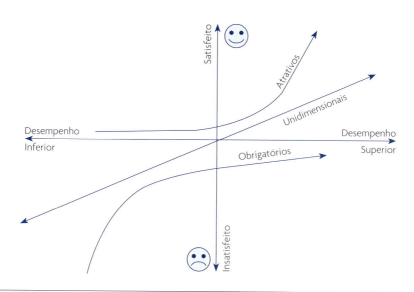

Figura 1.4: Modelo de Kano de qualidade atrativa e obrigatória.
Fonte: Adaptado de Matzler et al., 1996.

surpreende o cliente. Quando o atendimento das necessidades deste vai além do que ele esperava. Podemos comparar estes requisitos ao topo da "pirâmide de Maslow" ou aos "fatores motivacionais" de Herzberg. Ao atender estes requisitos a empresa certamente estará aumentando a satisfação do cliente, mas se eles não forem atendidos, não implicarão em queda de satisfação uma vez que são algo que o cliente não espera[13].

Genichi Taguchi, japonês, nascido em 1924. Da década de 1950 em diante, desenvolveu uma metodologia que utilizava a aplicação de métodos estatísticos objetivando melhorar a qualidade dos produtos manufaturados. Após a guerra, em 1948, Taguchi tornou-se popular no Japão sob a influência de W. Edwards Deming. Nesta altura, começou a dar consultoria a toda indústria japonesa, sendo inclusive o sistema Toyota influenciado por suas ideias. Foi o criador do movimento Robust Design, ganhou quatro vezes o Prêmio Deming, do Japão. O *QFD (quality function deployment* ou desdobramento da função qualidade) nasceu como uma evolução natural dos sistemas de qualidade no Japão. Ele popularizou o conceito da função perda, focalizando o impacto da variação da qualidade, retratando a ideia de que a variação do alvo desejado acarreta perdas para a sociedade.

Os chamados "Métodos Taguchi", seriam abordagens de engenharia para controle de qualidade.

Definia a "ausência de qualidade" em termos das perdas geradas para a sociedade ao longo do seu ciclo de vida desde a expedição do produto acabado até o final da sua vida útil. Acreditava que a qualidade e o custo do produto são definidos, em grande parte, pelo seu *design* e processo de fabricação.

Ao longo dos anos, os estudos sobre qualidade avançaram muito, assim como sistema de certificações de qualidade também foram criados. Nesse contexto, surgiu o gerenciamento de qualidade. *Project Management Body of Knowledge,* também conhecido como *PMBOK,* que é um conjunto de práticas, publicado pelo *Project Management Institute (PMI),* chamado com Guia PMBOK também fornece e promove um vocabulário comum para se discutir, escrever e aplicar o gerenciamento de projetos possibilitando o intercâmbio eficiente de informações entre os profissionais de gerência de projetos[14]. Também não é possível falar de qualidade sem mencionar a ISO 9000, conjunto de normas e padrões para controles de gestão da qualidade. A certificação de uma empresa na série ISO 9000 não representa nenhum tipo de garantia de que a empresa entrega ao consumidor produtos de qualidade superior, ou mesmo com um grau de qualidade decente. Esta certificação confirma apenas que os processos (e a documentação associada) definidos nas normas estão sendo seguidos. Algumas empresas, erroneamente, buscam apenas incluir a certificação em seu material de divulgação. Exemplos de certificação ao longo dos anos desde da sua criação: ISO 9000:2000: fundamentos e vocabulário; ISO 9001:2000: define requisitos para sistemas de gestão da qualidade, aos quais uma organização precisa atender para alcançar a satisfação do consumidor através de produtos e serviços que atendem às expectativas e normas aplicáveis. A partir da versão de 2000, a ISO 9001 incorpora também as normas anteriores ISO 9002 e 900; ISO 9004:2000: trata da melhoria contínua de sistemas de gestão de qualidade[15].

Hoje, toda empresa que busca padrão de qualidade, lhe dedica uma atenção especial, procurando reduzir as não conformidades, que na maioria das vezes geram elevação nos custos de produção, mas também busca a satisfação do cliente. Tanto o Gerenciamento de Projetos, quanto as disciplinas da qualidade reconhecem o conjunto de premissas em comum, incluindo: a importância da satisfação do cliente, tanto no que se refere a atender os requisitos quanto à adequação do uso; prevenir é mais econômico do que inspecionar e corrigir; responsabilidade da gerência em fornecer os recursos necessários para o sucesso e melhoria contínua.

A qualidade tem custo, mas a ausência da qualidade tem custo maior. Os impactos da não qualidade em uma empresa incluem redução da produtividade, aumento do risco e incerteza, aumento da necessidade de monitoração, redução da motivação e aumento do custo final do projeto devido às não conformidades que geram conflitos[16].

Como era de se esperar toda essa teoria sobre qualidade, além de caracterizar produtos e serviços também se estendeu aos âmbitos da saúde. Ao definir a qualidade nos cuidados de saúde, devemos saber o quanto as pessoas se beneficiam desses serviços, benefícios estes, que são medidos através de resultados de diagnósticos específicos e procedimentos terapêuticos, da satisfação do paciente e da sociedade. Porque é difícil manter qualidade enquanto diminui os custos, particularmente isso gera uma grande discussão nos cuidados de gestão e sistemas integrados de saúde. O desafio será conter os custos e, simultaneamente, melhorar a qualidade sem a imposição de controles externos.

Historicamente, a qualidade dos cuidados na saúde mundial tem uma participação importante dos Estados Unidos. Atualmente existem programas profissionais e governamentais que regulam a qualidade, e garantem a qualificação dos médicos, inspecionando processos de erros médicos e as demandas de companhias de seguros; e mudanças na organização e prestação de cuidados nos serviços de saúde.

No início do século 19, a medicina norte-americana era desorganizada e de má qualidade, com o controle basicamente nas mãos de instituições privadas e com fins lucrativos. Assim fundou-se em 1847, como uma confederação das sociedades locais e estaduais, a Associação Médica Americana, a *American Medical Association (AMA)*, que documentou o estado deplorável das escolas médicas do país e de grandes hospitais, que anos após, contribuíram para que o Colégio Americano de Cirurgiões, a *American College of Surgeons* instituisse o Programa de Padronização Hospitalar em 1917.

Os cinco primeiros padrões, focados quase exclusivamente no atendimento dentro dos hospitais, foram chamados de "normas mínimas": organizar equipes médicas dos hospitais; exigir médicos e cirurgiões competentes e licenciados; instituir regras e regulamentos avaliadas por reuniões e análise clínica; manter registros médicos que incluíram a história, exame físico e resultados laboratoriais e por fim supervisionar os setores de diagnóstico e tratamento como laboratórios de análises clínicas e departamentos de radiologia.

Com a adoção das normas mínimas, os representantes do Colégio Americano de Cirurgiões começaram um levantamento das organizações de saúde para determinar o seu credenciamento. Foram adicionadas novas normas, objetivando assim, as partes físicas das plantas dos hospitais, assim como equipamentos e estrutura administrativa, ampliando as equipes de pesquisa. Por volta de 1952, o Colégio Americano de Medicina, a Associação Americana Hospitalar, a Associação Médica Americana e a Associação Médica Canadense se juntaram ao Colégio Americano de Cirurgiões para formar a Comissão Conjunta de Acreditação dos Hospitais. Surgiu então uma ampla definição de qualidade e recomendou-se a sua atuação em três áreas: Estrutura e as características físicas do hospital; características da equipe de enfermagem e os resultados do atendimento aos doentes.

Na década de 1970, houve o aprimoramento na revisão de prontuários para avaliar a qualidade, e também a padronização dessas auditorias. Em 1979, instituíram-se amplos programas de garantia de qualidade hospitalar, utilizando uma variedade de novos métodos e para ampliar o foco na "avaliação e melhoria da qualidade" (anteriormente chamada de "garantia de qualidade"), criaram-se diretrizes para a prática médica no tratamento dos pacientes, desenvolvidas principalmente pelas sociedades médicas, que utilizavam resultados de consensos para recomendar normas, que deveriam ser atualizadas com frequência para serem eficazes.

Adaptada da técnica chamada melhoria contínua da qualidade, desenvolvida principalmente para a indústria, como foi visto anteriormente, defendeu-se também uma abordagem multidisciplinar. Este método tenta melhorar o desempenho de todo um grupo ao invés de identificar casos isolados de mau desempenho.

Todos os trabalhadores – administradores, médicos, enfermeiros, porteiros, funcionários, em um departamento de emergência, por exemplo, pode formar uma força-tarefa que analisam continuamente as estatísticas e melhoram os cuidados ao paciente. Ao longo dos anos essa visão propagou-se tanto no hospital geral de cuidados agudos, como na saúde comunitária, na saúde mental, cuidados ambulatoriais e asilos. Em 1987, surgiu a Comissão Mista de Acreditação de Organizações de Saúde que destacou o interesse do governo em melhorar o resultado do tratamento médico, apoiando estudos na saúde e a prática de *guidelines*[17].

No Brasil, o processo de qualidade foi um pouco mais lento. A história da qualidade e acreditação começou no final dos anos 1980, sob a coordenação do médico Humberto de Moraes Novaes, quando a Organização Pan-americana da Saúde (OPAS) estabelece uma série de padrões para os serviços hospitalares da América Latina que, se alcançados, dariam ao hospital a condição de "acreditado". O objetivo era criar mecanismos de melhoria dos serviços hospitalares e ter parâmetros para promover esse aperfeiçoamento. Anos depois, em 1997, o Ministério da Saúde decide instalar uma comissão nacional de especialistas para desenvolver o modelo brasileiro de acreditação. No ano seguinte, é publicada a primeira edição do "Manual Brasileiro de Acreditação Hospitalar". Em 1999, surge a Organização Nacional de Acreditação (ONA), uma entidade não governamental e sem fins lucrativos que tem a atribuição de coordenar o sistema. Hoje, são seis, as Instituições Acreditadoras (IACs) credenciadas, que têm a responsabilidade de avaliar e certificar os hospitais com base em padrões e normas técnicas definidas pela ONA[18].

Finalmente os desafios atuais da qualidade serão aumentar a satisfação do cliente, concomitantemente a produtividade, satisfação que por sua vez, depende da experiência do cliente em relação ao produto e suas crenças pessoais. Na saúde, hoje, há uma diminuição da autonomia médica e um aumento da concorrência das instituições de saúde, comparando-se os custos e formas de prestação desses serviços. A medicina está se aproximando rapidamente de um dilema, no qual os médicos devem escolher aceitar estas novas abordagens e submeter-se ainda mais ao controle externo. Estudos atuais mostram maior preocupação com os custos do que pela qualidade, isso pode levar a resultados indesejáveis. No futuro, cada vez mais, a qualidade hospitalar será norteada com base nos resultados clínicos e na satisfação do paciente, que provavelmente será, o elemento mais importante no que diz respeito a qualidade. Assim, a qualidade e o custo na saúde devem ser continuamente avaliados e melhorados, buscando também a satisfação das equipes médicas e de apoio e também da sociedade.

- **Referências bibliográficas**

1. ASQ - a Global Leader in Quality Improvement & Standards [internet] http://asq.org/index.aspx
2. Department for Business, Innovation & Skills - GOV.UK [internet] www.dti.gov.uk/quality/evolution
3. [Internet] adaptado http:www.efetividade.net/2008/05/27/o-que-e-qualidade
4. A Sociedade Norte-Americana da Qualidade (ASQ) [internet] http://asq.org/index.aspx
5. [Internet] adaptado http:www.efetividade.net/2008/05/27/o-que-e-qualidade/
6. Delavigne, KT. and Robertson, J D. Deming's Profound Changes: When Will the Sleeping Giant Awaken? (PTR Prentice Hall, 1994), ISBN 0-13-292690-3
7. Crosby, P. Quality is Still Free. McGraw-Hill; 1996).
8. Kondo, Y. Kaoru Ishikawa: O que ele pensou e conseguiu, uma base para novas pesquisas. Jornal de Gestão da Qualidade 1 (4): 86-91. ISSN 1068-6967. 1994
9. [Internet] adaptado www.efetividade.net/2008/05/28/os-papas-da-qualidade
10. Watson, G. The Legacy Of Ishikawa. Quality Progress 37 (4): 54–57. ISSN 0033-524X. 2004.
11. [Internet] adaptado http://www.efetividade.net/2008/05/29/qualidade-hoje-desafios-iso-ferramentas-essenciais
12. [Internet] adaptado http://ci.nii.ac.jp
13. Kano N; Seraku N; Takahashi F; Tsuji S Attractive quality and must-be quality. Journal of the Japanese
14. Quality management - Guidelines to quality in project management [Internet] http://www.iso.org, 1997
15. [Internet] adaptadohttp://www.efetividade.net/2008/05/29/qualidade-hoje-desafios-iso-ferramentas-essenciais/
16. http://www.efetividade.net/2008/05/30/gerenciamento-da-qualidade-em-projetos/
17. Luce JM, Bindman AB, Lee PR: A brief history of health care quality assessment and improvement in the United States. West J Med.160:263-268 1994.
18. Anvisa - Agência Nacional de Vigilância Sanitária. [Internet} adaptado Acreditação: a busca pela qualidade nos serviços de saúde. Rev Saude Publica; 38 (2);335-6 2004.

CAPÍTULO 2

Desenvolvimento da Qualidade na Área de Saúde

Daniela França Gomes

Toda a Organização Prestadora de Serviços de Saúde, dada a sua missão essencial a favor do ser humano, deve preocupar-se com a permanente melhoria, de tal forma que consiga uma integração harmônica das áreas médica, tecnológica, administrativa, econômica, assistencial e, se for o caso, das áreas docentes e de pesquisa"[1].

Ao longo da história da medicina o foco da assistência sempre foi o doente e a doença. A preocupação com estrutura e processo ficavam no plano secundário. O hospital embora seja olhado como instituição humanitária, encontra os mesmos problemas econômicos das empresas. A grande diferença do hospital em relação a outras empresas que prestam serviços é que ele recebe um ser humano enfermo, frágil, debilitado e muitas vezes incapaz de suportar tomadas de decisão por parte da equipe. O ser humano é a razão da existência das Organizações de Saúde. Por outro lado, os profissionais também são seres humanos e, como tal, estão sujeitos à inevitabilidade do erro[2].

Segundo Quinto Neto (2000) a primeira legislação sobre a qualidade da assistência em saúde surgiu há cerca de 200 anos a.C., foi grafada pelo imperador da Babilônia, o Código de Hammurabi, que em sua particularidade recomendava "não causar mal a alguém". Adotando o mesmo ponto de vista, encontra-se o juramento de Hipócrates, datado de 400 anos a.C, que refere *"primum non noscere"* (primeiro não causar dano).

A Avaliação da Qualidade na saúde iniciou-se no século passado, quando foi formado o Colégio Americano de Cirurgiões (CAC) que estabeleceu, em meados de 1924, o Programa de Padronização Hospitalar – PPH, um conjunto de padrões para garantir a qualidade da assistência aos pacientes[4].

A relação entre o médico e o paciente pode ser considerada a primeira etapa dos estudos sobre a qualidade dos serviços públicos. Talcott Parsons (1965), foi um dos primeiros sociólogos que analisou atentamente a relação médico-paciente, preocupado pela não adesão dos pacientes (*compliance*) aos tratamentos médicos[5]. Com o crescimento da economia e dos serviços de saúde privado, os hospitais passaram a ser ampliados e reformados, mas a clientela cada vez mais exigente, no mercado competitivo, começou a buscar também qualidade.

No campo relacionado com a assistência à saúde, Donabedian[6] foi o primeiro autor que se dedicou a estudar e publicar sobre qualidade em saúde e definiu qualidade como "a obtenção dos maiores benefícios com os menores riscos ao paciente e ao menor custo", focando na tríade de gestão de estrutura, processo e resultado[7]. Segundo Donabedian[8], os sete atributos mais importantes da qualidade em saúde são: eficácia, efetividade, eficiência, otimização, aceitabilidade, legitimidade e equidade. Com o passar do tempo, o novo contexto e os novos paradigmas organizacionais baseados na gestão estratégica dos processos de saúde, surge um modelo mais amplo para análise e uma busca por melhores resultados. Assim, o modelo proposto por Donabedian cede lugar a um modelo integrado que tem na visão estratégica e na eficácia dos processos seus sustentáculos[9]. A partir destes estudos que a *Quality Assurance* (Garantia de Qualidade) se desenvolve conceitual e metodologicamente e se difunde, graças ao apoio da Organização Mundial da Saúde (OMS), em muitos países do mundo, difundindo e melhorando a prática da qualidade. Sucessivamente, foram desenhados outros métodos para monitorar e avaliar a qualidade técnica da atenção à saúde[5].

Em 1991, a Associação Paulista de Medicina lançou o Programa de Controle de Qualidade Hospitalar (CQH) com meta de monitoramento de indicadores, análise da opinião dos usuários, análise de indicadores de recursos humanos, autoavaliação, visita ao hospital e concessão do selo de conformidade[10].

A qualidade em saúde deve ser analisada do ponto de vista populacional; e seguir o princípio básico da constituição, de que todo cidadão tem direito a saúde, e do ponto de vista individual. O modelo de saúde no Brasil se divide em dois sistemas: governamental, o Sistema Único de Saúde (SUS) e o privado, denominado de Sistema Supletivo de Assistência Médica (SSAM). O SUS constitui como princípios, a universalidade no acesso, igualdade no tratamento e a equidade na distribuição dos recursos. As diretrizes do SUS são compostas pela descentralização, atendimento integral e pela participação da comunidade[11]. Já o SSAM é regulamentado pela Agência Nacional de Saúde Suplementar (ANS) vinculada ao Ministério da Saúde com objetivo de regular as operadoras de saúde para proteger os consumidores. O modelo de gestão é bastante diversificado segundo o tipo de modalidade (medicina de grupo ou seguro saúde), porte da operadora e a abrangência territorial. Contrariamente ao SUS, o objetivo do SSAM é o lucro e a estruturação de toda a rede de serviços (credenciada ou própria)[12].

A variabilidade do sistema operacional de atendimento à saúde gera um grande desafio na definição operacional apropriada e compartilhada do conceito de qualidade em saúde devido o acesso desigual aos serviços de saúde, inadequada segurança dos sistemas, ineficiência, custos excessivos de algumas tecnologias, insatisfação dos clientes e desperdício advindo da escassa eficácia[5].

Surge então a necessidade de implantação de programas de qualidade e, consequentemente, certificação ou acreditação para a normatização de todas as áreas da instituição, melhorando assistência, diminuindo custos e morbimortalidade.

A OMS, em 1993, definiu qualidade da assistência à saúde como o conjunto de elementos que incluem: alto grau de competência profissional, eficiência na utilização dos recursos, mínimo de riscos e um alto grau de satisfação dos pacientes e um efeito favorável na saúde[13]. Neste contexto os hospitais passaram a buscar acreditadoras como modelo de avaliação externa da qualidade e segurança do atendimento aos pacientes, entre elas temos a Organização Nacional de Acreditação (ONA), a *Joint Commission International* (JCI), a *Accreditation Canada*, entre outras.

A "acreditação" é o procedimento de avaliação dos recursos institucionais; voluntário, periódico e reservado, que tende a garantir a qualidade da assistência através de padrões previamente aceitos. Tem como características avaliações fortemente baseadas nos documentos elaborados, como regulamentos, regimentos, rotinas, atas, bem como nos resultados operacionais. Os procedimentos clínicos são rigidamente baseados em protocolos. O trabalho é baseado no que é controlável. Os programas de acreditação têm por objetivo alcançar maior qualidade da assistência, aumento da confiança do cliente interno/externo, aprendizado contínuo da organização, estratégia e plano de trabalho para garantir o envolvimento de todos, além da obtenção dos resultados esperados e necessários para se obter o crédito[4].

O modelo de acreditação dá para os serviços hospitalares um direcionamento na busca da qualidade, porém desloca a atenção dos profissionais envolvidos no processo da assistência ao paciente para os processos relacionados ao atendimento o que pode gerar falhas na assistência.

A Organização Nacional de Acreditação (ONA) é uma organização privada, sem fins lucrativos e de interesse coletivo. Reconhecida pelo Ministério da Saúde como instituição com capacidade para operacionalizar o desenvolvimento da acreditação hospitalar no Brasil[4]. Segunda a lógica estabelecida, à ONA cabe o desenvolvimento dos padrões a serem aplicados, enquanto a realização da acreditação nos hospitais fica a cargo das instituições acreditadoras credenciadas[9].

A *Joint Commission International* (JCI) segue os macroprocessos do hospital com foco no paciente e na gestão da organização, faz avaliação *in loco* e define os padrões e sua forma de avaliação. Utiliza o mesmo manual no mundo todo, permitindo formação de um banco de dados a partir do qual é possível executar ações de *benchmarking* sobre melhores práticas assistenciais e gerenciais. Diferentemente da avaliação pela metodologia da ONA, a JCI não trabalha com níveis de complexidade. Assim, só existem dois resultados possíveis: acreditado ou não acreditado[9].

A metodologia do *Accreditation Canada* mescla aspectos estruturais característicos da ONA e a lógica processual presente no instrumento da JCI. Porém, diferentemente desta última, o *Accreditation Canada International* não adota um único manual para avaliação dos padrões nos diversos países. Isto porque esta organização crê que o programa de acreditação deve ser customizado, indo ao encontro das necessidades dos seus clientes[9].

Em meio a tantos padrões e frente à complexidade da qualidade em saúde cabe aos serviços hospitalares buscarem seus processos de melhoria. A variedade de setores envolvidos nos sistemas de saúde e a diversidade dos pontos de vista: pacientes, cidadãos, profissões de diferentes categorias; gerentes, dirigentes e administradores dos serviços; indústrias farmacêuticas; produtores de tecnologias sanitárias; faculdades de medicina e outras; associações de consumidores e de defesa dos direitos dos pacientes, gestores e planeadores de políticas de saúde tornam o processo muito complexo. Cada um deles expressa pontos diversos da qualidade a partir da própria posição, ideais e interesses particulares[5].

Processo é um conjunto de ações estruturadas e sequenciais com um objetivo definido, realizadas por um conjunto de meios e procedimentos (metodologia de processamento) que tem por fim transformar os recursos de entrada em recursos de saída com agregação de valores para a sociedade, clientes ou usuários[9].

Os processos efetivos de gestão passam por diversas etapas e fases. Estas se iniciam pela implantação, passando pelo amadurecimento, aperfeiçoamento e, no caso de sucesso, manutenção[9]. Um dos primeiros passos para a qualidade, portanto, é o mapeamento dos processos com objetivo de entender o funcionamento, identificar pontos fortes e pontos críticos.

O Gerenciamento de processos tem como objetivo tornar o sistema eficaz para produzir os resultados desejados e eficientes, minimizando o uso de recursos e atendendo as necessidades dos clientes. Para a melhoria dos processos utiliza-se um roteiro com um fluxo lógico e apoiado por ferramentas da qualidade e técnicas estatísticas[9].

O ponto de partida é o conhecimento do processo, o seu contexto, seus clientes, fornecedores, sua importância diante dos objetivos da organização e seu indicador de desempenho. Na sequência, é preciso descrever as ações reais do processo, utilizando-se uma ferramenta chamada fluxograma[9].

O fluxograma tem como objetivo apresentar todas as etapas de um processo, de forma sequencial e planejada. Para auxiliar a análise pode-se utilizar ferramentas de qualidade como o Ciclo PDCA, que é composto de quatro fases que são resumidas a seguir. O objetivo do ciclo é facilitar a avaliação, gestão e controle de um processo com foco em melhores resultados[15].

O termo P, do ciclo, significa planejamento (inglês: *plan*) e consiste em estabelecer metas sobre os itens de controle e a maneira para atingi-las. Para o processo de planejamento, é necessário, primeiramente, identificar o problema (características, local, tipo, indivíduo) e então, verificar sua frequência e modo de ocorrência. Analisar as causas fundamentais por meio de um brainstorming e diagrama de causa e efeito. Na sequência verificar as perdas atuais e os ganhos viáveis, seguida da análise de Pareto para priorizar temas e estabelecer as responsabilidades, propondo uma data limite para ter o problema solucionado. Então, deve-se elaborar um cronograma, estimar um orçamento (quando necessário) e definir uma meta a ser atingida. O plano de ação deve ser elaborado como estratégia para bloquear as causas fundamentais. A análise de Pareto no ciclo do PDCA proporciona a identificação das principais causas dos problemas enfrentados pela mesma, e com que frequência ocorrem, visto ser uma abordagem estatística de controle da qualidade representada graficamente pela regra 80/20, ou seja, 20% das causas explicam 80% dos problemas. Assim podemos elencar os três maiores problemas na unidade de saúde que estavam prejudicando o atendimento aos pacientes/clientes no mesmo[15].

O termo D, do ciclo, significa execução (inglês: *do*) e consiste em realizar a capacitação dos funcionários e executar as tarefas exatamente como prescritas no plano e coletar dados para verificação do processo. O processo de execução é realizado pela verificação das ações que necessitam da ativa cooperação de todos, com ampla divulgação em reuniões participativas. Todas as ações e resultados devem ser registrados com a data que foram tomadas e devem seguir rigorosamente o cronograma[15].

O termo C, do ciclo, significa verificação (inglês: *check*) e é a comparação dos resultados coletados antes e após a ação para verificar a efetividade da ação e o grau de redução dos resultados indesejáveis. Os efeitos secundários devem ser listados, pois toda a alteração do sistema pode provocar efeito secundário positivo e negativo[15].

O termo A, do ciclo, significa atuação corretiva (inglês: *act*), esta é a etapa onde se detectou o desvio e atuará no sentido de fazer correções definitivas, de tal modo que o problema não volte a ocorrer[15].

Para a elaboração ou alteração do padrão, estabelecer um novo procedimento operacional ou rever o antigo, pode-se utilizar a ferramenta do 5W2H, que são questionamentos que têm por objetivo nortear a organização para a utilização do ciclo PDCA na busca de solução pela causa raiz [os Ws – *what* (o quê); *who* (quem); *when* (quando); *where* (onde); *why* (por quê); os Hs – *how* (como); *how much* (quanto custa)]. O 5W2H é basicamente um *checklist* de determinadas atividades que precisam ser desenvolvidas com o máximo de clareza possível por parte dos colaboradores da empresa[15].

A medição dos processos de qualidade pode ser feita pela análise de indicadores. Os indicadores podem ser conceituados como unidade de medida de atividade ou processo, e são fundamentais para o direcionamento de políticas de ação e planejamento dos programas de saúde. Os indicadores têm a função de verificar a qualidade sob a percepção do usuário quanto ao serviço que lhe é prestado podendo medir as falhas dos processos institucionais a medida que avaliam tanto aspectos quantitativos quanto qualitativos, relativos aos serviços de saúde[15].

Falhas na assistência à saúde devem ser mínimas e monitoradas. Dados do Instituto de Medicina/EUA indicam que erros associados à assistência à saúde causam entre 44.000 e 98.000 disfunções a cada ano nos hospitais dos Estados Unidos[16]. Na Europa, os estudos realizados sobre a Qualidade da Atenção Hospitalar mostraram que um a cada dez pacientes nos hospitais europeus sofre danos evitáveis e eventos adversos ocasionados durante a assistência recebida. Segundo Gallotti, 50% a 60% dos eventos são evitáveis[17].

Atualmente, o movimento para a segurança do paciente substitui "a culpa e a vergonha" por uma nova abordagem, a de "repensar os processos assistenciais", com o intuito de antecipar a ocorrência dos erros antes que causem danos aos pacientes em serviços de saúde. Assim, já que o erro é uma condição humana, deve-se tirar o maior proveito desta condição, sempre conhecendo, aprendendo e prevenindo erros nos serviços de saúde[18].

As metas internacionais da OMS também ajudam na melhoria, em especial, nos serviços sem projetos de qualidade ou acreditação. Em 2005, foi lançado o primeiro Desafio Global para a Segurança do Paciente com o tema "Uma Assistência Limpa é uma Assistência mais Segura". Em 2007, o segundo Desafio Global de Saúde do Paciente teve foco na segurança cirúrgica, com o tema "Cirurgias Seguras salvam Vidas"[6].

Assim, a qualidade em saúde envolve três dimensões: qualidade avaliada pelos usuários, pelo profissional e gerencial. A qualidade avaliada pelo usuário reflete sua satisfação ao atendimento e pode ser medida por meio de questionários e reclamações. A avaliação por meio de questionários é uma ferramenta que deve ser efetuada, mas é importante que seus resultados sejam realmente analisados visto que os usuários nem sempre sabem de tudo que precisam e, então, entra a qualidade profissional, que é habilitada para definir a melhor linha de tratamento, garantindo efetividade e consequentemente, qualidade. No entanto, apesar de efetivo, esta linha poderia ser ineficiente na medida que desperdiça recursos que poderiam ser destinados a outros pacientes, papel desenhado por gerentes e administradores[5].

De forma resumida, a implementação de qualquer sistema de gestão de qualidade exige uma ordenação temporal do desenvolvimento das várias etapas. A primeira etapa consiste no levantamento da situação atual, ou seja, procura-se conhecer o estado atual da organização em matéria da qualidade. A definição dos objetivos estratégicos é ponto essencial para um programa de busca de melhoria e isso ocorre no nível estratégico da organização por meio da análise dos diversos ambientes, da construção dos cenários e da identificação dos pontos fortes e fracos diante do estado desejado definido pela organização[19]. Conhecer e aplicar as ferramentas da qualidade ajudam os gestores a diagnosticar e encontrar soluções para os problemas que afligem suas atividades diárias.

Gestores são líderes e líderes comprometidos são insubstituíveis. Gestores fazem com que as pessoas acreditem que é possível, entendam como é possível e se engajem nos processos. Assim, fica reforçada a ideia de que o comprometimento dos gestores seja talvez o maior desafio para a adoção, implantação e sucesso de um processo de acreditação de serviços de saúde[9].

Por mais que se busquem consultorias, assessorias e o concurso de especialistas variados, todos os processos devem ser acumulados pelo corpo vivo da organização, sem o que serão apenas projetos experimentais, que provavelmente desaparecerão com o fim da colaboração externa[9].

Existem dois lemas em qualidade que nunca podem ser esquecidos. O primeiro é: "só se pode resolver um problema, após se admitir a existência do mesmo". E o segundo diz que "só se pode melhorar aquilo que se pode medir"[9].

• Referências bibliográficas

1. Organização Nacional de Acreditação (ONA). Manual das Organizações Prestadoras de Serviços Hospitalares Versão 2001. Coleção Manual Brasileiro de Acreditação ONA. Volume 1. Pelotas: Educat, 2001.
2. Damázio MM. Saúde e cidadania: reflexões sobre a prática profissional na unidade de neurotraumatologia do Hospital Governador Celso Ramos - Florianópolis-SC: uma experiência em cena [monografia]. Florianópolis: Universidade Federal De Santa Catarina; 1998.

3. Quinto Neto A. Processo de Acreditação: A busca da qualidade nas organizações de saúde. Porto Alegre (RS): Dacasa; 2000.
4. Feldman LB, Gatto MAF, Cunha ICKO. História da evolução da qualidade hospitalar: dos padrões a acreditação. Acta Paul Enferm. 2005 abr-jun;18(2):213-9.
5. Serapioni M. Avaliação da qualidade em saúde. Reflexões teórico-metodológicas para uma abordagem multidimensional. Rev. Críticas de Ciências Sociais. 2009 jun; 85(1):65-82.
6. Donabedian A. The quality of medical care. Science. 1978 may;200(4344):856-64.
7. Donabedian A. La investigación sobre la calidad de la atención médica. Salud Pública Mex. 1986 may-jun;28:324-7
8. Donabedian A. Revista de Calidad Asistencial. Monografico sobre la obra del Profesor Avedis Donabedian. Selección de sus principales artículos publicados. Barcelona: Órgano de la Sociedad Española de Calidad Asistencial. 2001; 16(Suppl.1):S5-S144.
9. Rodrigues MV, Carâp LJ, El-warrack LO, Rezende TB. Qualidade e acreditação em saúde. Rio de Janeiro; Editora FGV; 2011.
10. Kotaka F, Pacheco MLR, Higaki Y. Avaliação pelos usuários dos hospitais participantes do programa de qualidade hospitalar no Estado de São Paulo, Brasil. Rev. Saúde Pública. 1997 abr; 31(2):171-7.
11. Brasil. Constituição da Republica Federativa do Brasil: texto constitucional promulgado em 5 de outubro de 1988, com as alterações adotadas pelas Emendas Constitucionais n° 1/92 a 44/2004 e pelas Emendas Constitucionais de Revisão n° 1 a 6/4. Brasília: Senado Federal, Subsecretaria de Edições Técnicas, 2004.
12. Brasil. Ministério da Saúde. Agência Nacional de Saúde Suplementar: Regulação & Saúde: estrutura, evolução e perspectivas da assistência médica suplementar. Rio de Janeiro: ANS, 2002.
13. D'Innocenzo M, Adami NP. O movimento pela qualidade nos serviços de saúde e enfermagem. Rev Bras Enferm. 2006 jan-fev; 59(1):84-8.
14. Campos VF. TQC: controle de qualidade total no estilo Japonês. 3.ed. Belo Horizonte: Fundação Christiano Ottoni, Escola de engenharia da UFMG; 1992.
15. Cardoso AT, Quadros ILO, Moura JM, Paulo MR, Silva NPO. O ciclo PDCA para a melhoria da qualidade dos serviços de consulta em uma unidade de saúde de Belém do Pará [artigo publicado nos anais do Simpósio de Gestão e Tecnologia SEGET]; 2010.
16. Kohn L, Corrigan J, Donaldson M. To err is human: building a safer health system. Washington, DC: Committee on Quality of Health Care in America, Institute of Medicine: National Academy Press, 2000.
17. Gallotti RMDG. Eventos Adversos – o que são? Rev Assoc Med Bras. 2004 jan-abr; 50(2):109-26.
18. Agência Nacional de Vigilância Sanitária (ANVISA). Boletim Informativo sobre a Segurança do Paciente e Qualidade Assistencial em Serviços de Saúde. Brasília: GGTES. 2011 jan-jul. 1(1):2-12.
19. Porter ME, Teisberg EO. Repensando a saúde: estratégias para melhorar a qualidade e reduzir os custos. Tradução: Cristina Bazan. Porto Alegre: Bookman, 2007.

CAPÍTULO 3

O Processo da Acreditação e a Gestão da Qualidade

Cristiana Martins Prandini • Madalena Monterisi Nunes

A preocupação pela qualidade na prestação de serviços em saúde é antiga. A primeira legislação sobre a qualidade da assistência em saúde surgiu há cerca de 200 anos a.C., foi escrita pelo imperador da Babilônia, o Código de Hammurabi, que em sua essência preconizava "*não causar mal a alguém*". Seguindo a mesma perspectiva, encontra-se o famoso juramento de Hipócrates, datado de 400 anos a.C, que refere "*primum non noscere*" (primeiro não causar dano). Por muito tempo, manteve-se o conceito de que somente o médico era responsável pela assistência com qualidade. Essa percepção mudou a partir da atuação da enfermeira inglesa, Florence Nightingale, interessada em assuntos de gerência, que atuou na Guerra da Criméia, em 1854, quando introduziu algumas medidas inovadoras, tais como ventilação e uso de desinfetantes, melhorando o ambiente de cuidados aos pacientes, nos campos de batalha, diminuindo as taxas de mortalidade de 42,7% para 2,2%, com os rígidos padrões sanitários e de cuidados de enfermagem por ela estabelecidos[1].

Depois de Florence, por volta de 1910, Ernest Amory Codman, médico-cirurgião, publicou os primeiros trabalhos sobre a necessidade e importância de garantir a qualidade dos resultados das intervenções e procedimentos médicos desenvolvendo um sistema de padronização hospitalar. Codman foi demitido do *Massachustts General Hospital* quando decidiu criar os critérios de segurança assistencial. Acolhido e um dos fundadores, em 1913, do Colégio Americano de Cirurgiões – CAC desenvolveu notável trabalho que hoje serve de base aos processos de acreditação hospitalar. Estabeleceu o Programa de Padronização Hospitalar (PPH) definindo um conjunto de cinco padrões mais apropriados para garantir a qualidade da assistência aos pacientes.

O programa destaca que os hospitais devem ter um corpo médico, ou seja, médicos trabalhando em grupo, que devem se reunir pelo menos uma vez por mês com o objetivo de revisar os registros e analisar os serviços médicos prestados. Os médicos e cirurgiões devem ainda ter certificados e licenças reconhecidas, além de caráter e ética profissional, e devem também registrar, com detalhes, os casos de todos os pacientes. Já a instituição deve disponibilizar instalações terapêuticas e de diagnóstico, incluindo patologia, radiologia e serviços de laboratório[2].

Em 1919, após avaliação pelo CAC de hospitais, apenas 82 foram aprovados no Programa (PPH); porém em 1950, chegou a 3.290 aprovações hospitalares[2]. A partir da década de 1950, após a Segunda Guerra Mundial, o Japão destruído, precisava se reerguer. Deming foi convidado pelos japoneses a proferir uma palestra sobre conceitos de controle estatístico da qualidade. Deming mudou o discurso e focou a atenção de empresários e industriais em aspectos filosóficos e culturais, que mais tarde se tornaram os 14 pontos de Deming. Os conceitos de qualidade se disseminaram, primeiro para os EUA e depois para o mundo todo. A indústria de serviços saúde começou a se mobilizar diante desses conceitos a partir da década de 1960.

Na área da saúde, foi Donabedian, pediatra armênio radicado nos EUA, quem primeiro se dedicou de maneira sistemática a estudar e publicar sobre qualidade nos serviços de saúde. Donabedian absorveu da teoria de sistemas a noção de indicadores de estrutura, processo e resultado do atendimento hospitalar que se tornou um clássico nos estudos de qualidade em saúde.

• ISQua - *The International Society for Quality*

A ISQua - *The International Society for Quality in HealthCare* é uma associação independente, sem fins lucrativos, gerenciada por um corpo de diretores eleitos a cada dois anos. Seu objetivo é a melhoria continuada da qualidade e da segurança do cuidado de saúde em todo o mundo, por meio de educação, pesquisa, colaboração e disseminação do conhecimento baseado em evidências.

Criada em meados dos anos 1980, a ISQua surge a partir do debate empreendido por um grupo de profissionais da saúde preocupados com a garantia da qualidade na medicina. A principal referência do grupo é o pesquisador Avedis Donabedian, autor de inúmeros trabalhos sobre avaliação da qualidade dos serviços de saúde, considerado precursor na área de qualidade do cuidado. Donabedian se tornou mentor da ISQua e seu membro vitalício.

Na mesma época da fundação da ISQua começou a ganhar corpo a ideia dos métodos formais de qualidade na análise da gestão da saúde. O tema da qualidade já permeava os serviços de saúde, porém ainda se situava mais na área acadêmica. Posteriormente, o debate foi se tornando cada vez mais intenso, tendo seu auge a partir dos anos 1990, quando houve uma espécie de movimento geral no campo da economia, com as noções de "qualidade total", "gestão pela qualidade". Finalmente, a qualidade toma a área de saúde[4].

Fazem parte da ISQua médicos, enfermeiros, administradores, economistas, de diversas partes do mundo, alguns deles provenientes de instituições acadêmicas e outros de organizações que atuam com programas de certificação de qualidade, acreditação de serviços de saúde, organizações não governamentais. E, mais recentemente, algumas agências governamentais.

"A proposta da associação é que ela organize, estimule o intercâmbio entre essas pessoas, estes cientistas e pesquisadores, dirigentes políticos, organizações internacionais para a promoção da qualidade nos cuidados de saúde. Nesse sentido, são realizadas conferências anuais, sempre com um tema central, girando em torno destes grandes domínios do exame da qualidade do cuidado na saúde"[4].

A Sociedade Internacional de Qualidade em Saúde (ISQua) lançou o seu Programa Internacional de Acreditação (IAP) em 1999. Este é o único programa internacional que "credencia os acreditadores". A acreditação é concedida por quatro anos. A ISQua oferece três produtos para avaliação de saúde são eles:
- Credenciamento da organização;
- Credenciamento das normas;
- Acreditação do programa de treinamento de avaliadores.

• Acreditadoras

Organização Nacional de Acreditação – ONA

Há uma mobilização em torno da aplicação de programas de qualidade nas organizações hospitalares, com o objetivo de incrementar seu gerenciamento e melhorar a eficiência destes serviços. Dentro deste contexto, desenvolve-se no Brasil, já há alguns anos, instrumentos oficiais de avaliação de desenvolvimento das organizações hospitalares do Sistema Único de Saúde, utilizando-se um conjunto de critérios que os hospitais devem preencher, a partir de padrões preestabelecidos, tendo por base a aplicação de conceitos e técnicas da qualidade total. Fenômeno semelhante pode ser observado nos hospitais da rede privada suplementar, que fazem uso de certificações proferidas por organizações avaliadoras de reconhecimento internacional como diferencial de mercado, demonstrando uma crescente preocupação com a qualidade[3].

O Ministério da Saúde tem desenvolvido grandes esforços para incentivar o aprimoramento da assistência hospitalar à população e a melhoria na gestão das instituições hospitalares. Com esse objetivo, tem implementado vários programas como por exemplo o de Acreditação Hospitalar.

O Programa de Acreditação Hospitalar é parte importante do esforço do Ministério da Saúde para melhorar a qualidade da assistência prestada pelos hospitais brasileiros.

Define-se **Acreditação** como um sistema de avaliação e certificação da qualidade de serviços de saúde, voluntário, periódico e reservado.

Nas experiências, brasileira e internacional, é uma ação coordenada por uma organização ou agência não governamental encarregada do desenvolvimento e implantação da sua metodologia.

Em seus princípios, tem um caráter eminentemente educativo, voltado para a melhoria contínua, sem finalidade de fiscalização ou controle oficial.

O Ministério da Saúde e a Organização Nacional de Acreditação (ONA), reconhecida formalmente como entidade competente para o desenvolvimento do processo de acreditação hospitalar, tiveram suas relações reguladas por convênio, definindo-se suas obrigações e direitos. O Ministério da Saúde e a ONA tornaram-se, assim, parceiros em todas as fases do processo, desde a habilitação de empresas acreditadoras até a certificação dos hospitais.

A **Organização Nacional de Acreditação – ONA** é uma organização não governamental caracterizada como pessoa jurídica de direito privado sem fins econômicos, de direito coletivo, com abrangência de atuação nacional. Em abril/maio de 1999 foi constituída juridicamente, iniciando-se a partir daí a implantação das normas técnicas do Sistema Brasileiro de Acreditação[3].

A ONA tem por objetivo geral promover a implantação de um processo permanente de avaliação e de certificação da qualidade dos serviços de saúde, permitindo o aprimoramento contínuo da atenção, de forma a melhorar a qualidade da assistência, em todas as organizações prestadoras de serviços de saúde do País.

Para avaliar a qualidade assistencial das Organizações Prestadoras de Serviços de Saúde, são utilizados instrumentos de avaliação (Manual Brasileiro de Acreditação – ONA) específicos, definidos em Norma do Processo de Avaliação específica, segundo a especialidade e a atividade afim, desenvolvida pela organização de saúde.

Os instrumentos de avaliação são compostos de seções e subseções, onde para cada subseção existem padrões interdependentes que devem ser integralmente atendidos.

Os padrões são definidos em três níveis de complexidade crescente e com princípios orientadores específicos. O princípio orientador do Nível 1 é a segurança, do Nível 2 segurança e organização e do Nível 3 segurança, organização e práticas de gestão e qualidade. Para cada nível, são definidos itens de orientação que norteiam o processo de visita e a preparação da Organização Prestadora de Serviços de Saúde para a avaliação.

Canadian Commission on Hospital Accreditation – Acreditação Canadense

O Canadá se destaca pela qualidade dos serviços de saúde. Sua busca por excelência resultou, há mais de 50 anos, na criação da *Accreditation Canada* (AC), um programa de certificação desenvolvido pelo *Canadian Council on Health Services Accreditation* (CCHSA) que é líder mundial em Acreditação e já acreditou mais de 920 organizações em vários países.

A entidade é também membro fundador da *International Society for Quality in Healthcare* (ISQUA), órgão internacional responsável pela validação das metodologias de Acreditação nos serviços de saúde[5].

A *Canadian Medical Association*, desliga-se da JCAH, no ano de 1959, e em associação com a *Canadian Hospital Association* (atualmente *the Canadian Health Care Association*), o *Royal College of Physicians and Surgeons*, e a *Association des Médecins de Langue Française du Canadá*, estabelecem a *Canadian Commission on Hospital Accreditation* que em 1988, em homenagem aos 30 anos de atividades, passou a se chamar *Canadian Council on Health Facilities Accreditation*, e em 1995, devido ao perfil das organizações acreditadas e clientes, o Conselho de Acreditação do Canadá passou a ter o seu nome atual, *Canadian Council on Health Services Accreditation* (CCHSA)[5].

A acreditação no território canadense é um sistema nacional de avaliação da qualidade que tem caráter voluntário, e foi construído coletivamente entre as instituições já citadas com o apoio do governo canadense.

O CCHSA é uma organização não governamental, sem fins lucrativos, nacional e independente que tem por objetivo ajudar instituições que prestam serviços de saúde, no território canadense e no mundo, avaliando-as e ajudando-as a melhorar a qualidade dos serviços oferecidos e da atenção/assistência prestada.

A missão do CCHSA é promover a excelência da atenção à saúde e o uso eficaz dos recursos em organizações de serviços da saúde, a fim de melhorar a prestação de serviços de saúde. Para atingir essa missão, a CCHSA fornece às organizações de serviços da saúde um programa de acreditação baseado em padrões e na troca nacional de conhecimento, utilizando-se das práticas de benchmarking, assegurando serviços de saúde com qualidade que refletem na melhoria da saúde das populações.

A quantidade de hospitais acreditados no Canadá reflete o sucesso do programa de acreditação no país. Em 1960, foram aproximadamente, 350 hospitais acreditados. Em 1988, houve um crescimento de 66% no número de hospitais acreditados, passando de 850 hospitais (final do ano de 1980) para 1.300 hospitais com o certificado de acreditação em 1990.

Em 2002, a CCHSA submete-se à avaliação da ISQua, passando a ser reconhecida pela entidade que acredita organizações acreditadoras.

No Brasil, o Instituto Qualisa de Gestão (IQG), é uma instituição que desde 2003 mantém parceria com a entidade canadense e a representa em toda a América Latina[5].

A Acreditação canadense tem grande receptividade e atua no Brasil desde o ano de 2000. Ela abre caminho para instituições brasileiras que desejam um posicionamento conceitual com outros países.

O Processo de Acreditação é rigoroso e exige autoavaliações, vistoria no local e ações de acompanhamento das melhorias. Essa prática envolve a verificação constante das atividades e dos serviços prestados pelas instituições, com base em padrões preestabelecidos, utilizando princípios de qualidade alinhados à segurança do paciente. Caso seja elegível, a instituição desenvolverá um trabalho preparatório de Acreditação, com duração prevista para de um a três anos. A validade da Acreditação Canadense é de três anos[5].

Joint Commission International (JCI)

A *Joint Commission on Accreditation of Healthcare Organizations* (JCAHO) é uma organização americana que implementou há mais de meio século uma metodologia de avaliação de qualidade nos serviços de saúde. Dela, foi criada como subsidiária em 1998, a A *Joint Commission International* (JCI) que desenvolve o processo fora dos Estados Unidos[6].

O processo de acreditação é voluntário e tem como objetivo estimular a demonstração de melhoria contínua e sustentada nas instituições de saúde por meio do emprego de padrões, Metas Internacionais de Segurança do Paciente e de assistência ao monitoramento com indicadores.

No Brasil o Consórcio Brasileiro de Acreditação (CBA) trabalha em parceria com a JCI, segundo os mesmos manuais para avaliar as instituições de saúde.

Em 1951, criada a *Joint Commission on Accreditation of Hospitals* (JCAH) entidade independente, não governamental e sem fins lucrativos. A missão dessa nova entidade era a provisão de Acreditação, em caráter voluntário.

Em 1953, publicado o primeiro Manual de Padrões para Acreditação Hospitalar e inicia a oferta de programa de Acreditação nos Estados Unidos.

Em 1970, os padrões são redefinidos e passam a estabelecer requerimentos de excelência da qualidade. Essa mudança propicia também o fortalecimento da cultura da melhoria contínua, uma vez que as instituições passam a estabelecer novos parâmetros de referência da excelência para os processos de cuidado desenvolvidos em seus serviços[6].

Em 1987, a JCAH muda de nome para *Joint Commission on Accreditation of Health care Organizations* – JCAHO. O novo nome reflete a expansão dos programas para diversos segmentos de serviços de saúde, incluindo também, ambulatórios, laboratórios, saúde mental, rede de serviços, *home care*, entre outros. Introduz também conceitos de indicadores de desempenho para avaliação dos processos de cuidado.

Na década de 1990, o Brasil passa a conhecer algumas iniciativas regionais relacionadas com a acreditação hospitalar.

Em 1997, a Fundação Cesgranrio promoveu oficina de trabalho "A Acreditação Hospitalar no Contexto da Qualidade em Saúde", com representantes da *Joint Commission on Accreditation of Healthcare Organizations* – JCAHO, para discutir e propor metodologias de avaliação de hospitais com base na experiência internacional de acreditação[6].

Em 1998, foi constituído o Consórcio Brasileiro de Acreditação de Sistemas e Serviços de Saúde.

Em 1999, é acreditado o primeiro hospital no Brasil e primeiro também fora dos Estados Unidos.

Em 2005, tendo em vista a promulgação do novo Código Civil e o crescimento da demanda pelos trabalhos do CBA, os constituintes resolveram criar uma instituição sem fins lucrativos, com os mesmos objetivos desde a criação do CBA, denominada de Associação Brasileira de Acreditação de Sistemas e Serviços de Saúde – ABA. Para preservar sua história e assegurar a credibilidade de seu trabalho, foi mantido o nome fantasia de Consórcio Brasileiro de Acreditação – CBA.

• Critérios de acreditação

Os critérios para acreditação envolvem os seguintes aspectos:
- Infraestrutura do ambiente assistencial;
- Direitos do paciente;
- Tratamento do paciente;
- Manutenção dos equipamentos;
- Treinamento dos recursos humanos;
- Gerenciamento de catástrofes;
- Controle de infecção hospitalar.

Objetiva-se benefícios tais como:
- Diretrizes para melhoria da assistência ao paciente;
- Compromisso com a segurança ambiental e qualidade;
- Suporte educacional ao paciente durante todo o processo assistencial.

• Manual

O Manual de Padrões de Acreditação da *Joint Commission International* para Hospitais está estruturado para melhorar a qualidade e segurança do cuidado do paciente em todo o mundo, com o objetivo de estimular a melhoria contínua e sustentada nas instituições de saúde, através de padrões de consenso internacional, de metas internacionais de segurança e monitoramento através de indicadores de desempenho[6].

O manual está organizado em duas seções divididas em 13 capítulos e mais seis metas internacionais de segurança do paciente e subdivididos em padrões, em elementos de mensuração que são requisitos dos padrões e seus propósitos, que são revisados e publicados atualmente a cada três anos.

As funções estão relacionadas à prestação de cuidados ao paciente e à criação de uma instituição segura, eficaz e bem administrada.

Os padrões estão agrupados de acordo com estas e se aplicam a cada departamento, unidade ou serviço existente[6].

Os elementos de mensuração de um padrão são os requisitos deste padrão e seu propósito. O manual está dividido em duas seções:
- Padrões com foco no paciente e:
  - ACC - Acesso ao Cuidado e Continuidade do Cuidado;
  - PFR - Direito dos Pacientes e Familiares;
  - AOP - Avaliação dos Pacientes;
  - COP - Cuidado aos Pacientes;
  - ASC - Anestesia e Cirurgia;
  - MMU - Gerenciamento e Uso de Medicamentos;
  - PFE - Educação de Pacientes e Familiares.
- Padrões de administração de instituições e saúde:
  - QPS - Melhoria da Qualidade e Segurança do Paciente;
  - PCI - Prevenção e Controle das Infecções;
  - GLD - Governo, Liderança e Direção;
  - FMS - Gerenciamento e Segurança das Instalações;
  - SQE - Educação e Qualificação dos Profissionais;
  - MCI - Gerenciamento da Comunicação e da Informação.

Seis metas internacionais:
- **Meta 1** – identificar os pacientes corretamente;
- **Meta 2** – melhorar a comunicação efetiva;
- **Meta 3** – melhorar a segurança de medicamentos de alta vigilância;
- **Meta 4** – assegurar a cirurgias com local de intervenção correto, procedimento correto e paciente correto;
- **Meta 5** – reduzir o risco de infecções associadas aos cuidados de saúde;
- **Meta 6** – reduzir o risco de lesões ao paciente, decorrentes de quedas.

O capítulo do manual que se refere diretamente a Terapia Nutricional do paciente é o COP (Cuidados aos Pacientes). Nele cada profissional tem um papel importante e claramente definido no processo de cuidado ao paciente.

• O processo de avaliação

A acreditação da JCI possibilita opções voluntárias de visitas antes da certificação:
- Visita diagnóstica – onde a instituição recebe um diagnóstico de sua situação atual em relação aos padrões;
- Visita educativa – a instituição recebe orientações sobre como obter conformidade com os padrões;

- Visita simulada – visita agendada e organizada nos moldes da visita oficial.

A ferramenta utilizada na avaliação é o Manual de Padrões de Acreditação da *Joint Commission Internacional* para Hospitais em vigor na data da visita.

A duração da visita é baseada no porte e complexidade da instituição a ser acreditada e durante a avaliação o avaliador busca a evidência da conformidade em relação a estruturas, processos e resultados.

A metodologia de avaliação tem como base o cuidado do paciente, denominada *tracer* (rastreador em inglês) e tem seu foco na avaliação do trajeto do paciente durante sua permanência na instituição de saúde avaliando todos os serviços e cuidados prestados ao paciente e seus familiares.

Este método proporciona maior interação entre todos os membros da equipe multiprofissional responsável pelo cuidado e segurança do paciente e humanização em todos os processos.

A certificação tem prazo de validade de três anos, portanto a cada triênio a instituição passa por um novo ciclo de avaliação para manter a acreditação.

O Consórcio Brasileiro de Acreditação (CBA) possibilitou no Brasil, a implantação de uma metodologia já consistente e reconhecida mundialmente. Na atualidade 34 instituições de saúde já alcançaram essa distinção e reconhecimento de excelência da qualidade, integrando agora um seleto grupo internacional de instituições acreditadas pela metodologia CBA/JCI. Essas instituições são identificadas como importantes e reconhecidas em seus respectivos segmentos de serviços, o que passa a ter maior destaque em função do alcance da certificação de acreditação[7].

Na lógica do processo de acreditação não se avalia um serviço ou departamento isoladamente, uma vez que as estruturas e os procedimentos das Instituições de Saúde são totalmente interligados, e por isso o funcionamento de um componente interfere em todo o conjunto e no resultado final. A acreditação é vista como elemento de importância estratégica para desencadear e apoiar outras abordagens destinadas a incrementar a qualidade dos serviços de saúde. A busca pela acreditação nas instituições de saúde é o resultado de um processo de qualidade bem desenhado.

• Referências bibliográficas

1. Balsanelli AP, Jericó MC, Os reflexos da gestão pela qualidade total em instituições hospitalares brasileiras. Acta Paul Enferm. 2005;18(4):397-402.
2. D'Innocenzo M, Feldman LB, Reis NR, Helito RAB, Ruthes RM. Indicadores, Auditorias, Certificações. Ferramentas da qualidade para gestão em saúde. São Paulo. Martinari, 2006
3. Brasil. Ministério da Saúde. Secretaria de Assistência à Saúde. Manual Brasileiro de Acreditação Hospitalar / Secretaria de Assistência à Saúde. – 3. ed. rev. e atual. – Brasília: Ministério da Saúde, 2002.
4. The International Society for Quality in HealthCare. Disponível em: http://www.isqua.org. Acessado em: 01 de maio de 2012.
5. Accreditation Canada. Disponível em: http://www.accreditation.ca Acessado em: 01 de maio de 2012.
6. Padrões de Acreditação da Joint Commission International para Hospitais- [Editado por] Consorcio Brasileiro de Sistema e Serviços de Saúde – Rio de Janeiro: CBA: 2010.
7. Consorcio Brasileiro de Acreditação. Disponível em: http://www.cbacred.org.br/site/historico. Acessado em: 01 de maio de 2012.
8. Carbone P. Gerenciamento de Risco: Segurança do Paciente. São Paulo. Trabalho de Conclusão de Curso – Centro Universitário São Camilo, 2009.

CAPÍTULO 4

Ferramentas da Qualidade: Métodos para Simplificar a Melhoria Contínua

Paola Carbone • Allan Egon Kern

As indústrias, há muito tempo, descrevem seus processos, definem procedimentos, criam metas, monitoram seus indicadores, gerenciam e conhecem seus custos para atingir níveis de qualidade que as mantenham competitivas no mercado.

A exigência do mercado e o aumento da seletividade do usuário estimularam as instituições de saúde a iniciarem uma busca pela melhoria contínua dentro de padrões considerados ótimos. Isso fez com que estas instituições utilizassem ferramentas já utilizadas na indústria para melhorarem seus processos e com isso satisfazer e ultrapassar as expectativas de seus clientes, proporcionando produtos e serviços de qualidade, garantindo a competitividade e melhorando o controle de seus custos.

A maioria dos erros médicos é resultado de sistemas e processos defeituosos, não de indivíduos[1].

Como os erros são causados por falhas no sistema ou no desenho de processo, é importante a adoção de várias técnicas de melhoria de processo para identificar erros evitáveis, ineficiências e promover mudanças associadas aos sistemas. Cada uma dessas técnicas envolve a avaliação do desempenho dos processos e usa os resultados para promover as mudanças.

Em uma instituição, as decisões devem ser tomadas com base na análise de fatos e dados, que é um dos oito princípios da qualidade e que são indispensáveis para qualquer empresa que deseja iniciar uma gestão voltada para a excelência. A ABNT NBR ISO 9001, que é uma norma internacional, estabelece um sistema de gestão da qualidade baseado nestes princípios que são resumidamente:

- *Foco no cliente:* as organizações devem ouvir e compreender as necessidades e expectativas atuais e futuras do seu cliente;
- *Liderança:* os líderes devem coordenar, facilitar e estimular as pessoas estabelecendo visão, direção, valores comuns e metas e objetivos implementando estratégias para alcançá-los;
- *Envolvimento das pessoas:* reconhecer e utilizar o conhecimento das pessoas, envolve-las e treiná-las para que participem das decisões operacionais e melhorias dos processos;

- *Abordagem de processo:* gerenciar atividades e recursos por processos facilita alcançar resultados estabelecidos;
- *Abordagem sistêmica para a gestão:* a identificação, compreensão e gestão de um sistema de processos inter-relacionados para um determinado objetivo otimiza a eficiência e eficácia das organizações;
- *Melhoria contínua:* a melhoria contínua deve ser um objetivo constante da organização;
- *Abordagem factual para a tomada de decisão:* analisar dados e informações torna as decisões mais eficientes;
- *Benefícios mútuos nas relações com os fornecedores:* compreender a relação de interdependência entre as organizações e seus fornecedores cria uma relação de benefício mútuo que agrega valor[2].

Para nos ajudar nessa gestão de excelência, contamos com algumas técnicas como, por exemplo, as ferramentas da qualidade utilizadas com a finalidade de definir, mensurar analisar e propor soluções para os problemas – resultados indesejáveis de um processo – que interferem no bom desempenho dos processos de trabalho ou para incrementar os já estabelecidos e com bons resultados[3].

Com este propósito, vamos apresentar algumas das ferramentas mais utilizadas pelos gestores para a melhoria contínua e planejamento eficaz:
- Tempestade de Ideias (*Brainstorming*);
- Folha (ou lista) de verificação (*check-list*);
- Diagrama de causa e efeito (ou "diagrama de ishikawa ou espinha de peixe);
- Gráfico de Pareto;
- 5W2H;
- Fluxograma;
- Ciclo PDCA.

• Tempestade de ideias (*Brainstorming*)

Por que usar?[4-6]

- É uma técnica de estimulação da criatividade de um grupo de pessoas, para gerar e esclarecer uma série de ideias de forma livre e espontânea, em um curto período de tempo, e sem críticas sobre a resolução de um problema ou assunto que necessite de solução.

Quando usar?[3-6]

- Para solucionar problemas ou "gargalos" nos processos;
- Para desenvolver novos produtos ou serviços;
- Para incentivar as discussões criativas para planejamento de melhorias;
- Para organizar reuniões – direcionar as pautas a serem discutidas.
- Para ajudar a equipe a fazer contribuições.

Como usar?[3-6]

- Identificar um líder ou mediador para coordenar o grupo;
- Estabelecer claramente as regras e tema a ser trabalhado na sessão. Se possível, divulgue-os previamente aos participantes. Certifique-se que todos compreenderam o assunto ou problema, antes de iniciar a sessão;
- A sessão deve ter de 5 a 12 pessoas e é recomendável que a participação seja voluntária. Contudo, todos devem colaborar com suas ideias;

- Utilizar um local (quadro ou *flip chart*) para anotar as ideias verbalizadas e disponibiliza-las onde todos os participantes possam vê-las. Uma ideia puxa a outra e, quando possível, o grupo trabalha sobre as ideias de outros membros. Evite interpretar ou abreviar as ideias;
- O prazo deve ser determinado entre 30 e 40 minutos, dependendo da complexidade do assunto ou até que não haja mais a geração de ideias;
- Não discutir ou criticar as ideias incomuns, para não bloquear o processo criativo ou tolher os participantes;
- Principais etapas:
    - *Fase de geração:* o mediador estabelece as regras e os membros passam a gerar uma lista de ideias;
    - *Fase de classificação:* a equipe repassa toda a lista para ter certeza de que todos entenderam todas as ideias;
    - *Fase de avaliação:* a equipe revê a lista para eliminar as duplicidades ou irrelevâncias;
    - *Fase final:* selecionam-se as ideias mais apropriadas ao caso em questão.

Folha (ou lista) de verificação (*check-list*)

Por que usar?[3-5,7]

- Para permitir que a equipe tabule sistematicamente dados de uma observação, por meio de um formulário físico ou virtual, identificando a frequência dos eventos previamente selecionados em um período determinado;
- O objetivo é coletar dados, que deverão ser processados e analisados, com vistas a obter informações para monitorar as decisões gerenciais;
- Em função da finalidade, poder ser um instrumento de controle, composto por um conjunto de condutas, nomes, itens, tarefas ou algo que esteja planejando ou executando, que devem ser lembradas e/ou seguidas;
- Em processos complexos, esta é uma forma de "controle de erros".

Quando usar?[3-5,8]

- Para reunir dados de um processo, para posterior processamento e análise;
- Para construir, a partir de cada cenário, uma visão mais clara dos fatos;
- Para dispor os dados de uma forma mais organizada e aplica-los em outras ferramentas: Diagrama de Pareto, Diagrama de Dispersão, Diagrama de Controle, Histograma etc.;
- Para organizar algo a ser feito ou evitar esquecimentos, falhas e faltas.

Como usar?[3-5,7,8]

- Determinar exatamente o que deve ser observado. Os dados podem vir de uma amostra ou de uma população inteira;
- Estabelecer o período de observação e coleta. Isso pode levar várias horas ou meses. Colete os dados por um período suficiente para ter certeza de que eles representam os resultados "típicos" durante um ciclo "típico" do seu negócio;
- Definir o formulário a ser utilizado. Planeje um instrumento claro, completo e fácil de usar;
- Definir quem vai coletar os dados, considerando o projeto e recursos disponíveis. Certifique-se de que os coletores de dados têm tempo e conhecimento necessários para coletar informações precisas;

- Verificar como os dados serão processados e analisados. Certifique-se de que todas as entradas estão lançadas corretamente;
- Verificar como e onde as informações serão usadas.

Exemplo de folha de verificação (Tabela 4.1)

Importante: Não há um padrão preestabelecido de Folha (ou Lista) de Verificação (*checklist*), mas uma necessidade de controle onde a mesma é aplicada[10]. Utilize sua criatividade na elaboração do formulário e teste-o antes de colocá-lo em prática. Assegure a rastreabilidade da informação.

Tabela 4.1: Exemplo de folha de verificação

Ocorrências	Quantidade						
	Seg	Ter	Qua	Qui	Sex	Sab	Dom
Jejum não programado	1	3	2	1	0	2	1
Flebite	2	0	1	0	1	1	0
Administração errada de dieta	0	0	3	0	1	3	1
Erro de conexão	1	1	0	1	1	0	0
Perda de sonda enteral	2	1	4	2	1	0	3
Infecção de cateter	0	0	0	1	0	0	0

Elaborado por: Enf. João Sé Data de Elaboração: 05.01.2012
Local: Un.de Internação 25º A Período de coleta: 01/12/11 a 01/01/2012

- ## Diagrama de causa e efeito (Figura 4.1)

Por que usar?[3-5,7]

- É uma ferramenta que permite identificar, explorar e expor graficamente, em detalhes, todas as possíveis causas relacionadas a um problema ou condição de um processo;
- Também conhecido como "Diagrama de Ishikawa" ou "Espinha de Peixe".

Quando usar?[3-5]

- Para mostrar a relação entre um conjunto de causas que provoca um ou mais efeitos;
- Para enfocar o conteúdo do problema ou oportunidade de melhoria, não o histórico do problema ou interesses pessoais divergentes dos membros da equipe;
- Para criar uma visão instantânea do conhecimento de uma equipe sobre o problema ou oportunidade de melhoria. Isso dá apoio às soluções resultantes.
- Para voltar os esforços às causas, não aos sintomas ou efeitos.

Como usar?[3-5]

- Discutir o assunto a ser analisado pelo grupo, contemplando o processo, áreas envolvidas e escopo;
- Levantar as possíveis causas. Escolha um método: Tempestade de Ideias (*Brainstorming*) sem preparação anterior ou com base em dados coletados. Inclua informações sobre "o que", "porquê", "quem", "como", "onde", "quando" e "quanto" do problema ou oportunidade de melhoria, se possível;

- Desenhar o diagrama;
- Descrever o efeito ou problema no lado direito do diagrama;
- Desenhar as principais categorias das causas e conecta-las à coluna central. Na sua estrutura clássica, os problemas são classificados em seis tipos diferentes:
  - *Mão de obra:* treinamentos, pessoas, motivação, o elemento humano etc.;
  - *Materiais:* utensílios, medicamentos, componentes, matérias-primas, insumos etc.;
  - *Máquinas:* equipamentos, manutenção etc.;
  - *Meio Ambiente:* temperatura, luminosidade, umidade, ergonomia, edifícios etc.;
  - *Medidas:* quantidades, dimensões, limites, coleta de dados etc.;
  - *Métodos:* procedimentos, rotinas, fluxos, como o trabalho é realizado etc.;
- Classificar as causas de determinado problema ou oportunidade de melhoria. Defina a causa específica com poucas palavras.

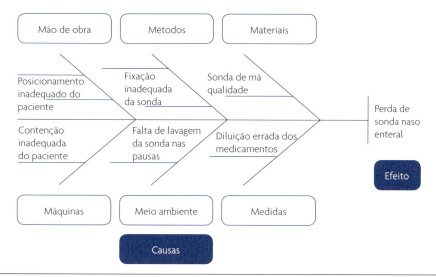

Figura 4.1: Exemplo de digrama de causa e efeito.

• Gráfico de Pareto (Figura 4.2)

Por que usar?[4,5,9]

- É um gráfico de barras que ordena as frequências das ocorrências, da maior para a menor, permitindo a priorização de problemas ou oportunidades de melhoria. Sua maior utilidade é a de permitir uma fácil visualização e identificação das causas ou problemas mais importantes, possibilitando a concentração de esforços sobre os mesmos.

Quando usar?[3-5,9]

- Para ajudar uma equipe a focalizar as causas que terão o maior impacto se resolvidas, auxiliando na determinação da prioridade na resolução do problema;
- Para demonstrar a importância relativa de problemas em um formato simples, de rápida interpretação visual;
- Para medir o impacto de mudanças no processo;

- Para quebrar causas genéricas em causas específicas. O Gráfico de Pareto é baseado no princípio de Pareto:
  - A regra 20/80 declara que para todo problema existem poucas causas vitais e muitas triviais;
  - 20% de causas explicam 80% dos problemas;
  - Ao se distinguir e atacar os itens mais importantes, maior será a melhoria obtida.

Como usar?[3-5,9]

- Decidir sobre qual problema ou oportunidade de melhoria será analisado;
- Escolher as causas ou problemas que serão monitorados, comparados e classificar por ordem através de brainstorming ou dados existentes;
- Escolher a unidade mais significativa de medição, por exemplo, frequência e/ou custo;
- Escolher o período de tempo para o estudo que seja longo o suficiente para representar a situação. Observe primeiro o volume e variedade de dados;
- Reunir os dados necessários para cada categoria de problema ou oportunidade de melhoria. As Folhas de Verificação são o método mais fácil para coletá-los. Caso queira, use dados de histórico. Lembre-se de incluir a fonte de dados e período de tempo abrangidos;
- Comparar a frequência ou custo relativo de cada problema ou oportunidade de melhoria;
- Relacionar as categorias de problemas ou oportunidades de melhoria na linha horizontal e frequências na linha vertical do gráfico. Relacione-as da maior para a menor, em ordem decrescente;
- Desenhar a linha de frequência cumulativa (Curva de Pareto), mostrando a parte do total que cada categoria de problema representa: fr = (f/n) x 100;
- Interpretar os resultados. Geralmente, as barras maiores indicam os maiores contribuintes para o problema global. Atenção: o mais frequente ou caro nem sempre é o mais importante. Tenha em mente: o que tem maior impacto nos objetivos dos negócios?:
  - A barra maior pode ser desdobrada em subcausas em um segundo Gráfico de Pareto;
  - Faça um novo Gráfico de Pareto para demonstrar o antes e depois das ações executadas. Os resultados podem ser apresentados isoladamente ou em conjunto;
  - Os dados podem ser agrupados por tempo, local, tipo, sintoma, turno, locais, equipamentos ou outros fatores para aprofundar as análises.

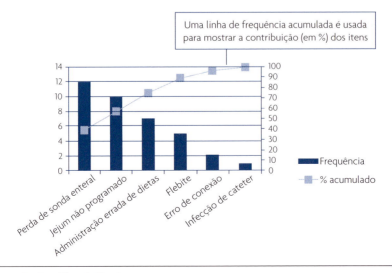

Figura 4.2: Exemplo de gráfico de Pareto.

• 5W2H (Tabela 4.2)

Por que usar?[3-5]

- É uma ferramenta que auxilia a estruturação de um plano de ação, sendo fundamental para planejar a implementação de uma solução de forma organizada, identificando as ações, definindo responsabilidades, métodos, prazos e recursos associados. Amplamente aplicada para o estabelecimento e controle das etapas para: o alcance de uma meta, a resolução de um problema ou oportunidade de melhoria, e a execução de um projeto;
- As letras do 5W2H vêm de palavras em inglês e significam:
  - *What* (o que) – O que deve ser feito?
  - *Who* (quem) – Quem é o responsável pela ação?
  - *Where* (onde) – Onde deve ser executado?
  - *When* (quando) – Quando deve ser implementado?
  - *Why* (por que) – Por que deve ser feito?
  - *How* (como) – Como isso deve ser conduzido?
  - *How much* (quanto) – Quanto custará a implantação?
- Existe uma variação da ferramenta: 5W3H1S. Embora não exista consenso de nomenclatura, é comum, além das palavras em inglês já apresentadas, adicionar estas: "*how measure*", que é a forma de medição, como deve ser medido os resultados esperados e "*show me*", que serve para demonstrar os resultados obtidos[3].

Quando usar?[3-5]

- Para colocar um plano em ação;
- Para organizar os principais elementos de orientação para a implementação de um plano de ação, seja ele estratégico, tático ou operacional.

Como usar?[3-5]

- Estabelecer uma estratégia de ação para identificação e proposição de soluções de determinados problemas que se queira resolver. Para isso pode-se utilizar o brainstorming para se chegar a um ponto comum;
- Criar um modelo de tabela padrão em um editor de texto ou em uma planilha;
- Preencher com as informações pertinentes:
  - Ação ou atividade que deve ser executada para solucionar o problema ou desafio (*what*). Descrever detalhadamente as tarefas;
  - Definição de quem será o responsável pela execução do que foi planejado (*who*). A indicação de ser nominal;
  - Informação sobre onde cada uma das ações será executada (*where*);
  - Cronograma das ações estabelecidas, informando data de início e de conclusão (*when*);
  - Justificativa dos motivos e objetivos daquilo estar sendo executado ou solucionado (*why*);
  - Explicação sobre como serão executadas as ações para atingir os objetivos preestabelecidos (*how*);
  - Informação do custo de cada ação (*how much*).
- É preciso também ter em mente os seguintes pontos:
  - Ter certeza de estar implementando ações sobre as causas do problema e não sobre seus efeitos;

- Ter certeza que as ações não tenham qualquer efeito colateral, caso contrário deverá tomar outras ações para eliminá-los;
- É preciso propor diferentes soluções para os problemas analisados, certificando-se dos custos aplicados e da real eficácia de tais soluções.

Tabela 4.2: Exemplo de 5W2H

Plano de ações – perda de sonda enteral

O que (*What*)	Porquê (*Why*)	Quem (*Who*)	Quando (*When*)	Onde (*Where*)	Como (*How*)	Quanto (*How much*)
O que será feito?	Por que fazer?	Quem vai fazer?	Quando será feito?	Onde será feito?	Como será feito?	Quanto custará?
Levantar as principais causas das perdas por busca ativa nas unidades	Para saber o número exato de perdas	Enf. Carla Silva	De 01/01/15 a 01/02/15	Nas unidades de internação	Por meio de coleta de dados diária	Custo da hora trabalhada
Discutir com a equipe uma estratégia para redução das perdas	Para que os colaboradores envolvidos no processo possam sugerir ações.	Enf. Carla Silva, Enf. Maria da Penha	02 e 03/02/15	Na sala de reuniões da Enfermagem	Reunião com a liderança e equipe envolvida no processo	Custo da hora trabalhada
Elaborar junto com a equipe um plano de ação	Para que todos sejam envolvidos nas melhorias	Enf. Carla Silva, Enf. Maria da Penha	04 a 06/02/15	Na sala de reuniões da Enfermagem	Reunião com a liderança e equipe envolvida no processo	Custo da hora trabalhada
Elaborar o treinamento junto à educação continuada	Para que o treinamento atenda a todos de maneira efetiva	Enf. Maria da Penha	Até 09 a 11/02/15	Na sala da Educação Continuada	Elaboração e montagem de aulas	Custo da hora trabalhada
Aplicar o treinamento	Para que todos tenham um conhecimento uniforme sobre a instalação das sondas	Enf. José Almeida	De 16 a 28/02/15	Na sala de treinamento da educação continuada	Ministrando aulas de 20 minutos, duas vezes por turno e em todos os turnos	Custo da hora trabalhada
Monitorar as perdas por 90 dias	Para avaliar a efetividade do treinamento	Enf. Carla Silva	02/03 a 31/05/15	Nas unidades de internação	Por meio de coleta de dados diária	Custo da hora trabalhada

• Fluxograma (Figura 4.3)

Por que usar?[3-5]

- É uma técnica de representação gráfica que se utiliza de símbolos previamente convencionados permitindo a descrição clara e precisa do fluxo, ou sequência de um processo e que permite sua análise ou redesenho, se necessário.

Quando usar?[3-5,11]

- Para garantir a qualidade e aumentar a produtividade;
- Para mostrar complexidades inesperadas, áreas problemáticas, redundâncias, ciclos desnecessários e o que pode ser simplificado e padronizado;
- Para comparar o fluxo real com o fluxo ideal de um processo para identificar oportunidades de melhoria;
- Para chegar a um acordo sobre os passos do processo e examinar quais atividades podem impactar a execução do processo;
- Para buscar a melhoria da qualidade ou a solução de problemas de determinados processos, tendo como ponto de partida o levantamento da rotina de um determinado processo.

Como usar?[3-5,11]

- Determinar a estrutura e o limite do processo. Defina onde o processo começa e termina. Documente etapas reais;
- Determinar os passos no processo. Faça uma lista das principais atividades, entradas, resultados e decisões. Escreva "o que fazer" e não "como fazer". Use verbos no infinitivo;
- Estabelecer a sequência de passos. Organize os passos na ordem que são realizados;
- Desenhe o Fluxograma usando símbolos apropriados como exemplificado no Quadro 4.1.

Quadro 4.1: Simbologia para construção de fluxogramas

Símbolo	Descrição
(retângulo arredondado)	O retângulo com os cantos arredondados representa o início ou fim de um processo
(retângulo)	O retângulo ou caixa representa uma tarefa ou atividade executada no processo
(losango)	O losango ou diamante representa os pontos processo que exigem uma decisão
(círculo)	O círculo ou conector representa, com um número ou letra, a conexão do fluxo, que continua em qualquer outro lugar na mesma página ou em outra página
(setas)	As setas representam a direção ou fluxo do processo

- Validar o fluxograma com especialistas e donos de outros processos quanto à integridade, considerando a aplicação correta dos símbolos, passos do processo etc.;
- Finalizar o fluxograma. Confirme se o processo está seguindo como deveria. Busque as melhorias e reduza ou elimine as complexidades ou redundâncias óbvias.

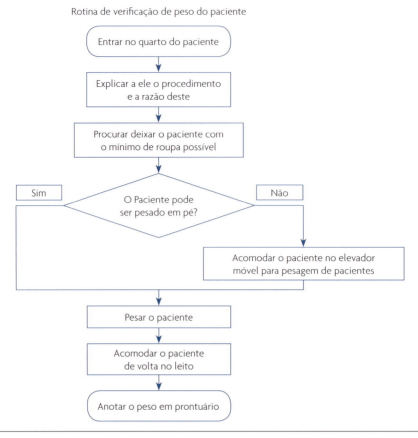

Figura 4.3: Exemplo de fluxograma.

- Ciclo PDCA (Figura 4.4)

Por que usar?[3-5,11-14]
- É um método norteador para a melhoria contínua de um processo organizacional. O Ciclo PDCA – ou apenas PDCA – visa monitorar com eficácia a gestão dos processos, por meio identificação e análise das situações indesejáveis e da busca de soluções, por meio de um prévio planejamento adequado do processo. Também conhecido como Ciclo de Shewhart ou Ciclo de Deming.
- As quatros letras PDCA vem de palavras em inglês e significam:
    - P: (*Plan*/Planejar) é feito um plano. Nesta fase são estabelecidos objetivos e metas e os métodos para alcançá-los;
    - D: (*Do*/Executar) executam-se tarefas de acordo com o plano. Educação e treinamento são imprescindíveis para execução dos métodos desenvolvidos na fase *Plan* e a coleta de dados necessária para posterior utilização na fase *Check*;
    - C: (*Check*/Verificar) concluída a execução, compara-se o resultado obtido com o planejado, e estudam-se as diferenças;
    - A: (*Act*/Agir) tomar uma ação de melhoria. Se o resultado foi pior do que o planejado ou não houve mudança, deve-se agir corretivamente, rodando um novo Ciclo PDCA. Mas, se o resultado foi o esperado ou melhor, padroniza-se as ações definidas.

Quando usar?[13]

- Para alcançar um nível de gestão melhor a cada dia, atingindo ótimos resultados dentro do sistema de gestão do negócio;
- Para tornar os processos da gestão de uma empresa mais ágeis, claros e objetivos.

Como usar?[3-5,11-14]

- Para cada uma das fases do Ciclo PDCA, há uma série de atividades onde é possível aplicar algumas das ferramentas de melhoria apresentadas neste capítulo:
  - **Fase P:**
    - Identificar o problema, ou seja, definir claramente o problema e reconhecer a sua importância. Ferramentas: *Tempestade de Ideias (Brainstorming) ou 5 porquês*;
    - Observar as características do problema, a fim de investigar suas causas específicas, com uma visão ampla e sob vários pontos de vista. Ferramentas: Folha (ou Lista) de Verificação (*Check-List*) e Gráfico de Pareto;
    - Analisar as causas mais relevantes do problema. Ferramenta: Diagrama de Causa e Efeito (ou "Diagrama de Ishikawa ou Espinha de Peixe);
    - Conceber um plano de ações para bloquear as causas principais. Ferramentas: 5W2H e *Tempestade de Ideias (Brainstorming)*.
  - **Fase D:**
    - Educar e treinar. Ferramentas: reuniões participativas, treinamento e/ou orientações;
    - Executar as tarefas de acordo com o plano e monitorar a execução. Ferramentas: inspeções e auditorias;
    - Medir os resultados obtidos. Ferramentas: Gráfico de Pareto, indicadores (itens de controle e itens de verificação) e gestão à vista.
  - **Fase C:**
    - Verificar se o bloqueio foi efetivo: Folha (ou Lista) de Verificação (*Check-List*) e Gráfico de Pareto.
  - **Fase A:**
    - Padronizar para prevenir a reincidência do problema Ferramenta: Fluxograma;
    - Recapitular todo o processo de solução do problema para trabalhos futuros.

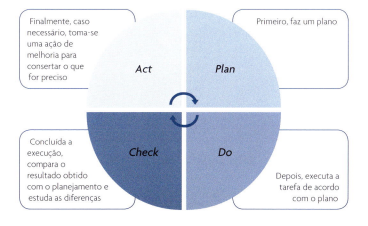

Figura 4.4: Exemplo da representação gráfica do Ciclo PDCA.

• Considerações finais

A utilização das Ferramentas da Qualidade, como métodos para simplificar a melhoria contínua, tem sido cada vez mais frequente no âmbito da Saúde.

Cada uma tem sua finalidade específica na solução de problemas. Lembre-se que algumas técnicas requerem apenas ideias e informações qualitativas (fatos e conhecimento subjetivo), enquanto outras necessitam obrigatoriamente de números e informações quantitativas (dados analíticos e numéricos).

Elas podem ser usadas isoladamente ou de forma conjunta. Mas, os melhores resultados serão obtidos se forem aplicadas de forma sistemática, com dados confiáveis e monitoramento adequado.

Alguns métodos podem ser desenvolvidos individualmente e outros devem ser trabalhados em grupo, por isso as equipes envolvidas devem ser multidisciplinares, multiprofissionais e/ou multidepartamentais, para melhor a identificação e solução dos problemas.

Adicionalmente, apresentamos mais duas poderosas ferramentas, de fácil aplicação e que não exigem conhecimento prévio ou grande esforço:
- *SORRISO*: resolve muitos problemas;
- *SILÊNCIO*: evita muitos problemas.

• Referências bibliográficas

1. Kohn LT, Corrigan JM, and Donaldson MS, editor. To err is human: building a safer health system [livro em formato eletrônico na Internet]. Washington: National Academy of Sciences; [acesso em 12 fev 2012]. Disponível em: http://www.fluentmedical.com/docs/To_Err_Is_Human.pdf.
2. Associação Brasileira de Normas Técnicas. ABNT NBR ISO 9001: sistema de gestão da qualidade – requisitos. Rio de Janeiro: ABNT; 2008.
3. Alves VLS. Gestão da qualidade: ferramentas utilizadas no contexto contemporâneo da saúde. 2ª Edição. São Paulo: Martinari, 2012.
4. Rodrigues MVC. Ações para a qualidade GEIQ: gestão integrada para a qualidade: padrão six sigma, classe mundial. 2ª Edição. Rio de Janeiro: Qualitymark, 2006.
5. Brassard M, Ritter D, Crovo D, Kiertead M, MacCausland J, Oddo F, Picard D. The Memory Jogger™ Serviços de Saúde. 1ª Edição em Português. São Paulo: EPSE Editora, 2008.
6. Godoy MHPC. Brainstorming: como atingir metas. Nova Lima: INDG TecS, 2004.
7. Gawande A. O efeito checklist: como aumentar a eficácia. São Paulo: Lua de Papel, 2010.
8. Rodrigues M. Checklist: o que é e qual é a sua importância? [artigo na Internet]. Juiz de Fora, 2010; [acesso em 13 fev 2012]. Disponível em: http://sucessonews.com.br/checklist-o-que-e-e-qual-e-a-sua-importancia/
9. Institute of Healthcare Improvement IHI. Tools: pareto diagram [artigo na Internet]. Massachusetts, 2012; [acesso 22 fev 2012]. Disponível em: http://www.ihi.org
10. Folhas de verificação: ferramenta para coleta e análise de dados [artigo na Internet]. Brasil, [acesso 18 fev 2012]. Disponível em: http://www.qualidadebrasil.com.br/noticia/folhas_de_verificacao_ferramenta_para_coleta_e_analise_de_dados
11. Campos VF. Gerenciamento da rotina do trabalho do dia a dia. Nova Lima: INDG TecS, 1994
12. Institute of Healthcare Improvement IHI. Plan-do-study-act: pdsa worksheet. [artigo na Internet]. Massachusetts, 2012; [acesso em 20 mar 2012]. Disponível em: http://www.ihi.org
13. Periard G. O ciclo pdca e a melhoria contínua [artigo na Internet]. Rio de Janeiro, 2011; [acesso em 20 mar 2012]. Disponível em: http://www.sobreadministracao.com/o-ciclo-pdca-deming-e-a-melhoria-continua/
14. SEBRAE Serviço Brasileiro de Apoio às Micro e Pequenas Empresas. Manual de ferramentas da qualidade [artigo na Internet]. Brasil, 2008; [acesso em 20 fev 2012]. Disponível em: http://www.sebrae.com.br

CAPÍTULO 5

Legislações em Terapia Nutricional

Maysa Penteado Guimaraes

A terapia nutricional ganhou destaque na medicina a partir da década de 1990, época em que surgiram as primeiras publicações em periódicos especializados, comprovando o benefício da sua aplicação em termos de redução de morbimortalidade, de tempo de internação hospitalar e em unidades de terapia intensiva, redução da taxa de infecção intra-hospitalar e redução do número de outras complicações durante este período.

Mas, foi apenas no ano de 1998, que a Secretaria de Vigilância Sanitária lançou a Portaria nº 272 cujo principal objetivo era fixar os requisitos mínimos exigidos para a Terapia de Nutrição Parenteral (TNP). No entanto, por ter sido a primeira portaria relacionada à terapia nutricional, foi necessário incluir algumas definições antes das orientações propriamente ditas[1].

A primeira delas foi a classificação de organizações capacitadas para oferecer bens e/ou serviços em Terapia Nutricional, as chamadas Empresas Prestadoras de Bens e/ou Serviços (EPBS) e também definir o que são Unidades Hospitalares (UH), estabelecimentos de saúde destinado a prestar assistência à população na promoção da saúde e na recuperação e reabilitação de doentes[1].

Por meio desta Portaria também foi definida a existência da Equipe Multiprofissional de Terapia Nutricional (EMTN). Esta foi uma grande evolução na terapia nutricional, pois, através do reconhecimento deste grupo, foi possível uma maior visibilidade da importância da terapia nutricional na evolução dos pacientes, bem como um melhor tratamento a pacientes que necessitam de terapia nutricional (TN).

Percebe-se também, que atualmente a assistência à saúde é tão complexa que torna-se necessário a realização de concursos de profissionais de áreas diferentes para atuarem coletivamente em função do paciente[2].

No Anexo I da Portaria 272 encontram-se as atribuições da EMTN bem como a de seus profissionais, a saber: um profissional médico, um nutricionista, um enfermeiro e um farmacêutico, além de um coordenador clínico e um coordenador técnico-administrativo, todos com treinamento específico para a prática de terapia nutricional[1].

39

À EMTN cabe estabelecer diretrizes e protocolos institucionais, desenvolver triagem e vigilância nutricional, bem como avaliar o estado nutricional do paciente, indicando, acompanhando e modificando a terapia nutricional quando necessário. Um importante mecanismo para que a EMTN consiga avaliar sua ação no ambiente hospitalar é através da criação de indicadores de qualidade, ferramentas que trazem uma resposta da efetividade de um determinado processo e do quão próximo está do objetivo final. Através de cursos, a EMTN visa capacitar, direta ou indiretamente, cada um dos envolvidos e através das auditorias visa-se a avaliação dos resultados[1].

Ao Coordenador técnico-administrativo cabe assegurar condições para o cumprimento das atribuições gerais da EMTN e dos profissionais da mesma, visando prioritariamente a qualidade e efetividade da TN através do incentivo de programas de educação continuada[1].

O coordenador clínico, por sua vez, é o responsável pela criação de protocolos de avaliação, indicação, prescrição e acompanhamento da TN[1].

Ao médico da equipe compete indicar, prescrever e acompanhar os pacientes submetidos à TN além de assegurar o acesso adequado para a infusão da terapia nutricional. Caso um médico que não faça parte da equipe queira prescrever e acompanhar o paciente em uso de TN deve fazê-lo em consenso com a EMTN[1].

Já ao farmacêutico, em se tratando de nutrição parenteral (NP), compete realizar todas as operações inerentes ao desenvolvimento, preparação (avaliação farmacêutica, manipulação, controle de qualidade, conservação e transporte) da NP. Adiante citaremos as atribuições do farmacêutico diante da terapia nutricional enteral (TNE)[1].

Ao enfermeiro compete administrar a NP que deve ser executada de forma a garantir ao paciente uma terapia segura e que permita a máxima eficácia, em relação aos custos, utilizando materiais e técnicas padronizadas. E ao nutricionista compete avaliar o estado nutricional dos pacientes, suas necessidades e requerimentos[1].

Em anexos desta portaria são citadas as boas práticas de preparação de nutrição parenteral (BPPNP) – anexo II - e as boas práticas de administração da nutrição parenteral (BPANP) – anexo IV. O primeiro estabelece as orientações gerais para aplicação nas operações de preparação (avaliação farmacêutica, manipulação, controle de qualidade, conservação e transporte) das NPs, bem como os critérios para aquisição de produtos farmacêuticos, correlatos e materiais de embalagens. A farmácia deve ser responsável pela qualidade das NP que manipula, conserva e transporta, pois somente ela está em condições de evitar erros e acidentes mediante uma atenta vigilância nos seus procedimentos. É indispensável efetiva inspeção durante todo o processo de preparação das NP, de modo a garantir ao paciente a qualidade do produto a ser administrado. Já as BPANP estabelecem os critérios a serem seguidos pelas UH ou EPBS na administração da NP, em nível hospitalar, ambulatorial ou domiciliar[1].

No ano de 2000 foi adotada a regulamentação técnica que fixa os requisitos mínimos exigidos para a Terapia de Nutrição Enteral pela Resolução da Diretoria Colegiada nº 63 (RDC 63). Nesta regulamentação foi instituída a sala de manipulação da NE, sala sanitizada, específica para a manipulação da nutrição enteral (NE) e a unidade de nutrição e dietética, unidade que seleciona, adquire, armazena e distribui insumos, produtos e NE, industrializada ou não, produz bens e presta serviços, possuindo instalações e equipamentos específicos para a preparação da NE[3].

Diferentemente da Portaria 272, quando se trata de TNE, ao farmacêutico cabe adquirir, armazenar e distribuir, criteriosamente, a NE industrializada, quando estas atribuições, por razões técnicas e/ou operacionais, não forem de responsabilidade do nutricionista[3].

Assim como a portaria 272, a RDC 63 também contem importantes anexos, a saber: anexo II – (BPPNE) e anexo III (BPANE). As BPPNE definem área de recebimento da prescrição dietética, formas de conservação para garantia de qualidades dos insumos e dos produtos correlatos à aplicação, manipulação e administração da NE, bem como forma de preparação das NE industrializadas ou não. Define ainda a Unidade de Nutrição e dietética

(UND) como unidade que seleciona, adquire, armazena e distribui insumos, produtos e NE industrializada ou não, produz bens e presta serviços, com instalações e equipamentos específicos para a preparação da NE. Já as BPANE abrangem procedimentos que devem ser observados pela equipe de enfermagem para que a operacionalização da TNE seja realizada de forma correta. Tais Práticas estabelecem as orientações gerais para aplicação nas operações de preparação da NE, bem como critérios para aquisição de insumos, materiais de embalagem e NE industrializada[3].

No ano de 2005, através da Portaria nº 343 foram instituídos, no âmbito do Sistema Único de Saúde (SUS), mecanismos para a organização e implantação da assistência de Alta Complexidade em Terapia Nutricional. Esta deverá ser composta por Unidades de Assistência de Alta Complexidade em Terapia Nutricional e Centros de Referência de Alta Complexidade em Terapia Nutricional. Entende-se por Unidade de Assistência de Alta Complexidade em Terapia Nutricional, a unidade hospitalar que possua condições técnicas, instalações físicas, equipamentos e recursos humanos adequadas à prestação de assistência integral e especializada em nutrição enteral ou enteral/parenteral, a pacientes em risco nutricional ou desnutridos, incluindo triagem e avaliação nutricional, indicação e acompanhamento nutricional, dispensação e administração da fórmula nutricional, podendo ainda ser responsável pela manipulação/fabricação. Entende-se por Centro de Referência de Alta Complexidade em Terapia Nutricional, o estabelecimento de saúde que, além de preencher os critérios da Unidade de Assistência de Alta Complexidade em Terapia Nutricional, execute ações de triagem e avaliação, de indicação e de acompanhamento nutricional, de manipulação/fabricação, de dispensação e de administração da fórmula enteral e/ou parenteral necessária[4].

A classificação de "Alta Complexidade" no sistema único de saúde permite que o procedimento de terapia nutricional seja 100% reembolsável em termos absolutos, assim como são outros procedimentos complexos como transplante de órgãos, quimioterapia oncológica, hemodiálise, cirurgia cardíaca e outros. Os serviços de terapia nutricional passaram a ter uma importância maior dentro dos hospitais, após esta classificação, uma vez que passaram a ser setores "lucrativos" ou geradores de receita dentro das instituições[5].

Neste mesmo ano de 2005, o Ministério da Saúde publicou as Portarias nº 131 e 135 que obrigou os centros de referência e as unidades de assistência de alta complexidade em terapia nutricional a serem credenciadas pelo órgão, garantindo assim que estes locais seguissem e cumprissem as recomendações padronizadas. Caso não mantivessem o cumprimento destas recomendações seriam desabilitados pela Secretaria de Atenção à Saúde[6].

A grande novidade estrutural exigida pelas novas portarias de 2005, é a necessidade da existência de um banco de dados informatizado. Este banco de dados obriga a informar o protocolo de procedimentos, dados demográficos e clínicos dos pacientes e condutas adotadas e teria como objetivo principal auditar o serviço quanto a sua funcionalidade e desempenho, além de concentrar inúmeras informações relevantes para trabalhos científicos e futuras conclusões em terapia nutricional. O banco de dados na prática é o principal recurso para realizar a previsão orçamentária do serviço e a prova da efetiva realização do mesmo[6].

Concluindo, tornar a terapia nutricional uma "Assistência de Alta Complexidade" proporciona maior prioridade no atendimento aos pacientes que dela necessitam. Novas legislações visam, principalmente em UHs públicas e prestadoras de serviços ao SUS:
- Maior fiscalização e preparo das unidades hospitalares que prestam assistência integral e especializada em TN;
- Aperfeiçoar o sistema de informações referente à assistência nutricional;
- Garantir aos pacientes uma adequada assistência nutricional.

As UHs particulares continuam seguindo Resolução RDC 63.

Considerando os benefícios obtidos pela normatização e regulamentação compreende-se a importância na execução das diretrizes visando à qualidade e a segurança do paciente.

Segurança do paciente

A cultura de segurança do paciente, um aspecto específico da cultura global de uma organização, tem recebido crescente atenção como um foco na segurança do paciente nas organizações de saúde e tornou-se uma prioridade. O conceito de cultura de segurança surgiu a partir de pesquisas focadas em segurança e prevenção de acidentes em alta confiabilidade, como: a aviação, química e usinas nucleares. O estabelecimento de uma cultura de segurança tem-se tornado um elemento chave para a alta confiabilidade das organizações de saúde.

O conceito de cultura de segurança é cada vez mais visto como ponto central para a compreensão da segurança do paciente nos serviços de saúde.

Esta cultura refere-se a valores de gestão e de pessoal, crenças e normas acerca do que é importante em uma organização de cuidados de saúde, como os membros da organização devem se comportar, quais atitudes e ações são adequados e inadequados, e quais processos ou procedimentos serão recompensados ou punidos no que diz respeito à segurança do paciente.

Discorreremos brevemente sobre as medidas tomadas pelo Ministério da Saúde e pela Agência Nacional de Vigilância Sanitária para garantir uma maior segurança aos pacientes.

Na Resolução nº 67 da Agência Nacional de Vigilância Sanitária (D.O.U. 23/12/2009) diversas definições foram relatadas para um melhor compreensão dos profissionais da área da saúde. São elas: definição de alerta, ação de campo, evento adverso, evento adverso grave, evento adverso não grave e gerenciamento do risco[7].

- Alerta: comunicação escrita direcionada aos profissionais de saúde, pacientes, usuários, setor regulado e à comunidade em geral, cujo objetivo é informar a respeito do risco de ocorrência de evento adverso relacionado ao uso de produto para a saúde;
- Ação de campo: ação realizada pelo fabricante ou detentor de registro de produto para a saúde, com objetivo de reduzir o risco de ocorrência de evento adverso relacionado ao uso de produto para saúde já comercializado;
- Evento adverso: qualquer efeito não desejado, em humanos, decorrente do uso de produtos sob vigilância sanitária;
- Evento adverso grave: evento adverso que se enquadra em pelo menos uma das seguintes situações:
  - Leva a óbito;
  - Causa deficiência ou dano permanente em uma estrutura do organismo;
  - Requer intervenção médica ou cirúrgica a fim de prevenir o comprometimento permanente de uma função ou estrutura do organismo;
  - Exige hospitalização do paciente ou prolongamento da hospitalização;
  - Leva a perturbação ou risco fetal, morte fetal ou a uma anomalia congênita.
- Evento adverso não grave: qualquer outro evento adverso que não esteja incluído nos critérios de evento adverso grave;
- Gerenciamento do risco: aplicação sistemática de políticas, procedimentos e práticas, com objetivo de analisar, avaliar e controlar riscos;

No ano de 2013, uma outra resolução, a RDC Nº 36, foi lançada para instituir ações para a segurança do paciente em serviços de saúde, trazendo mais definições importantes à prática de cuidados no Brasil; são elas[8]:

- Boas práticas de funcionamento do serviço de saúde: componentes da garantia da qualidade que asseguram que os serviços são ofertados com padrões de qualidade adequados;
- Dano: comprometimento da estrutura ou função do corpo e/ou qualquer efeito dele oriundo, incluindo doenças, lesão, sofrimento, morte, incapacidade ou disfunção, podendo, assim, ser físico, social ou psicológico;

- Garantia da qualidade: totalidade das ações sistemáticas necessárias para garantir que os serviços prestados estejam dentro dos padrões de qualidade exigidos para os fins a que se propõem;
- Gestão de risco: aplicação sistêmica e contínua de políticas, procedimentos, condutas e recursos na identificação, análise, avaliação, comunicação e controle de riscos e eventos adversos que afetam a segurança, a saúde humana, a integridade profissional, o meio ambiente e a imagem institucional;
- Incidente: evento ou circunstância que poderia ter resultado, ou resultou, em dano desnecessário à saúde;
- Núcleo de segurança do paciente (NSP): instância do serviço de saúde criada para promover e apoiar a implementação de ações voltadas à segurança do paciente;
- Plano de segurança do paciente em serviços de saúde: documento que aponta situações de risco e descreve as estratégias e ações definidas pelo serviço de saúde para a gestão de risco visando a prevenção e a mitigação dos incidentes, desde a admissão até a transferência, a alta ou o óbito do paciente no serviço de saúde;
- Segurança do paciente: redução, a um mínimo aceitável, do risco de dano desnecessário associado à atenção à saúde.

No mesmo ano desta última resolução, o Ministério da Saúde publicou pela Portaria nº 529, o Programa Nacional de Segurança do Paciente (PNSP) que tem como objetivo promover e apoiar a implementação de iniciativas voltadas à segurança do paciente em diferentes áreas da atenção, organização e gestão de serviços de saúde, por meio da implantação da gestão de risco e de Núcleos de Segurança do Paciente nos estabelecimentos de saúde[9].

Este foi um importante passo para a criação da Cultura de Segurança no Brasil, cultura na qual a segurança é o objetivo, com foco em cinco características operacionalizadas pela gestão de segurança da organização. São elas:
- Cultura na qual todos os trabalhadores, incluindo profissionais envolvidos no cuidado e gestores, assumem responsabilidade pela sua própria segurança, pela segurança de seus colegas, pacientes e familiares;
- Cultura que prioriza a segurança acima de metas financeiras e operacionais;
- Cultura que encoraja e recompensa a identificação, a notificação e a resolução dos problemas relacionados à segurança;
- Cultura que, a partir da ocorrência de incidentes, promove o aprendizado organizacional; e
- Cultura que proporciona recursos, estrutura e responsabilização para a manutenção efetiva da segurança.

Há, ainda, a Portaria nº 2.095, de 24 de Setembro de 2013, que aprova os Protocolos Básicos de Segurança do Paciente[10]. Dentre eles:
- Protocolo de Prevenção de Quedas;
- Protocolo de Identificação do Paciente;
- Protocolo de Segurança na Prescrição e de Uso e Administração de Medicamentos.

Todas as legislações visam instituir ações para a segurança do paciente nos serviços de saúde e a melhoria da qualidade em caráter nacional. Devem ser utilizados em todas as unidades de saúde do Brasil, podendo ser ajustados a cada realidade.

Para promover melhorias no atendimento e garantir segurança aos pacientes sob os cuidados de uma equipe multiprofissional é importante a existência de legislações e normas, criados pelos órgãos de saúde (Ministério da Saúde, Anvisa) para que sejam seguidos e para que todas as organizações de saúde consigam implementá-las, estabelecer ações e definir prioridades.

Referências bibliográficas

1. Brasil, Ministério da Saúde. Portaria n° 272 de 08 de abril de 1998. Aprova o Regulamento Técnico para fixar os requisitos mínimos exigidos para a Terapia de Nutrição Parenteral.
2. Santos, Elaine Franco dos et al. O Exercício da Enfermagem sob o Enfoque das Normas Penais e Éticas. in: Legislação em enfermagem – Atos Normativos do Exercício e do Ensino de Enfermagem. São Paulo: Editora Atheneu, 1997, p. 287.
3. Brasil, Ministério da Saúde. RDC n° 63 de 06 de julho de 2000. Aprova o Regulamento Técnico para fixar os requisitos mínimos exigidos para a Terapia de Nutrição Enteral.
4. Brasil, Ministério da Saúde. Portaria n° 343 de 07 de março de 2005. Institui, no âmbito do SUS, mecanismos para implantação da assistência de Alta Complexidade em Terapia Nutricional.
5. Waitzberg DL. Nutrição oral, enteral e parenteral na prática clínica. 3 ed. São Paulo: Atheneu; 2000.
6. Brasil, Ministério da Saúde. Portaria n° 131 de 08 de março de 2005. Define as Unidades de Assistência de Alta Complexidade em Terapia Nutricional e Centros de Referência de Alta Complexidade em Terapia Nutricional e suas aptidões e qualidades.
7. Brasil, Ministério da Saúde. RDC n° 67 de 21 de dezembro de 2009. Dispõe sobre normas de tecnovigilância aplicáveis aos detentores de registro de produtos para saúde no Brasil.
8. Brasil, Ministério da Saúde. RDC n° 36 de 25 de julho de 2013. Institui ações para a segurança do paciente em serviços de saúde e dá outras providências.
9. Brasil, Ministério da Saúde. Portaria n° 529 de 01 de abril de 2013. Institui o Programa Nacional de Segurança do Paciente (PNSP).
10. Brasil, Ministério da Saúde. Portaria n°. 2095 de 24 de setembro de 2013. Aprova os protocolos básicos de Segurança do Paciente.

CAPÍTULO 6

A Importância dos Protocolos Assistenciais no Gerenciamento de Riscos

Carolina Padrão Amorim • Rosa Bosquetti

• Definição de protocolos assistenciais

Os protocolos são importantes instrumentos para o enfrentamento de diversos problemas na assistência e na gestão dos serviços, pois padronizam os processos e em tese aplicam as melhores práticas assistenciais já que devem ser orientados por diretrizes de natureza técnica, organizacional e política, e fundamentados nas mais atuais evidências científicas[1].

A qualidade da atenção deve ser mensurada pela melhor integração dos serviços e aplicação dos recursos disponíveis, para obter os melhores índices possíveis de saúde dos usuários do sistema, ao mais baixo custo de recursos e com os mais baixos riscos e efeitos adversos sobre os indivíduos, as comunidades e o sistema[2].

O Pacto pela Saúde realizado em 2006, buscou induzir a qualidade do atendimento, propondo que o mesmo esteja amparado em procedimentos, protocolos e instruções de trabalho normatizados[3].

Apesar de serem embasados nas mais atuais evidências científicas e tecnológicas é de fundamental importância o acompanhamento gerencial sistemático, atualizações e revisões científicas periódicas para adequação à realidade institucional a fim de minimizar o risco do não segmento efetivo das melhores práticas.

• Benefícios da implantação dos protocolos assistenciais

A Acreditação Hospitalar trouxe às instituições de saúde uma nova capacidade para reavaliar a eficiência de seus processos. Esta nova visão sobre a assistência prestada ajuda a identificar os pontos onde é necessário realizar melhorias e a integrar melhor as ações realizadas dentro da organização. Não se trata de uma mobilização simples, uma vez que a implantação de protocolos implica mudança de comportamento na busca de maior qualidade da assistência executada. Dentro desta questão, é levada em conta a racionalização do tempo e de recursos e a homogeneização das ações dos colaboradores, porém, o foco principal sempre, será a qualidade do atendimento[4].

Os protocolos definem e priorizam as ações que devem ou não serem realizadas, a fim de agilizar o tratamento e garantir a melhor assistência sem desperdício de recursos. Os pacientes são previamente avaliados e selecionados para a realização de exames, ou o recebimento de medicamentos, otimizando seu tempo de permanência dentro do hospital, sem a realização de procedimentos considerados desnecessários[5]. A questão da agilidade é mais imperativa em alguns protocolos do que em outros. No caso da Síndrome Coronariana Aguda, nossa meta é realizar um eletrocardiograma em 10 minutos, contados a partir da entrada do paciente no hospital. Caso seja constado um infarto, uma angioplastia deve ser realizada em no máximo 90 minutos.

O sucesso no uso de um protocolo depende da análise contínua dos indicadores para se estabelecer ações de melhorias. Essas ações que envolvem o corpo clínico e toda equipe multiprofissional, só são possíveis, graças aos investimentos na área de tecnologia da informação. A informatização permite que nosso trabalho seja viável. Seria muito difícil e demorado compilar todos os dados gerados a cada mês, o que retardaria em muito a tomada de ações corretivas. Os resultados dos protocolos devem ser divulgados para todo o corpo clínico do hospital[4]. Por meio do monitoramento, é possível saber o percentual de pacientes que são gerenciados, médicos que aderiram á recomendação e prescreveram adequadamente.

Os protocolos devem contar com um profissional responsável que seja atuante e acessível para a elaboração, implantação e monitoramento do cumprimento do mesmo. Cada protocolo deve ser elaborado por uma equipe multiprofissional que deverá se reunir periodicamente para análise do andamento de todo o processo de trabalho e para definir as melhores ações e práticas para a melhoria dos resultados.

Uma das ações consideradas mais interessantes é a interação entre a equipe, a qual promove satisfação pessoal, crescimento profissional e compartilhamento.

Para um trabalho bem-sucedido é necessário um trabalho intenso de aprimoramento contínuo dos colaboradores.

A literatura já demonstrou que a adoção de protocolos assistenciais, focados na padronização de condutas, é capaz de aumentar significativamente a qualidade dos serviços prestados e a segurança do paciente. Com os protocolos se consegue não apenas homogeneizar as práticas consideradas mais relevantes, mas também medir seu impacto na assistência.

Não basta estabelecer os protocolos; com o gerenciamento se consegue mostrar ao corpo clínico a importância de ter uma prática segura para os pacientes.

A implantação de protocolos tem um impacto positivo nos indicativos financeiros, pois tem se o foco na prevenção de riscos, assim como a padronização dos processos permite melhor utilização dos recursos materiais, humanos e financeiros aplicando as melhores praticas assistenciais baseadas em evidências científicas atualizadas, isto permite reduzir o número de internações, pois com o seguimento dos protocolos aumentam as chances do paciente receber o melhor tratamento, assim diminuem as chances de retornar ao hospital por descompensação[4].

São adotadas rotinas e procedimentos que são baseadas em diretrizes específicas e atualizadas. Para alguns pacientes com insuficiência cardíaca, por exemplo, uma das estratégias é se pesar diariamente, pois o ganho de peso pode indicar a retenção de líquido, o que é um sinal de alerta, de piora da doença. Uma vez identificado que algo não vai bem pode-se evitar que desfechos catastróficos ocorram e medidas adequadas possam ser tomadas a tempo; mostrando que muitas vezes são medidas simples que agregam muito valor.

Outro benefício proporcionado pelos protocolos é a redução de eventos adversos, que com uma série de medidas como o fornecimento de materiais educativos e análise da compreensão pelos pacientes/familiares e/ou cuidadores, promovem a participação dos mesmos no controle dos riscos e autocuidado. Os protocolos favorecem implantação de medidas de complexidade muito baixas, mas de grande evidência para a segurança do paciente.

A Importância dos Protocolos Assistenciais no Gerenciamento de Riscos

• As avaliações

Observa-se que os hospitais Acreditados se sentem mais motivados em adotar as ações dos protocolos de atendimento em suas rotinas[4]. Não se trata de uma mobilização simples, uma vez que a implantação de protocolos institucionais implica mudança de comportamento na busca de maior qualidade e segurança na assistência executada. Com o seguimento dos protocolos institucionais de assistência a preocupação se estende aos pacientes, seus familiares, visitantes, colaboradores e médicos, ou seja com todos que permanecem na instituição mesmo por um curto período. A estratégia para monitorização dos possíveis riscos é o uso de notificação de eventos e quase-falhas, devendo ser adotada de forma ampla na instituição, para a qual os colaboradores têm acesso á ferramenta que facilita e sensibiliza o apontamento de alguma atividade que possa ter ocorrido em divergência ao processo natural. O formulário não necessita de identificação, mantendo assim o sigilo das informações, sendo aconselhável a análise crítica e investigativa por equipe especializada.

A partir dessa análise, e com o objetivo de detectar falhas do processo analisado, a equipe deve ser motivada a traçar um plano de ação para bloqueio das causas que podem ter levado a falha do processo, que vão desde capacitações, atualização, mapeamentos de processos, levantamento de problemas e estabelecimento de indicadores. 6 Quando necessário a equipe consultiva, formada por diversos profissionais envolvidos, deve incrementar planos de ação de melhorias. Unidades de internação e coordenadores das práticas assistenciais, devem padronizar e sistematizar as melhores práticas no atendimento e cuidados aos pacientes, minimizando assim, possíveis eventos que possam surgir.

Com a instituição de protocolos assistenciais o processo de gerenciamento de riscos, também contempla uma perspectiva mais proativa no gerenciamento de riscos, uma vez que facilita á instituição mapear processos para evidenciar potenciais riscos e os minimizar antes que eles ocorram. O resultado é a padronização e ampliação das melhores práticas institucionais, reduzindo os resultados desfavoráveis e ampliando a segurança do paciente.

Quando trabalhamos com protocolos se faz necessária a gestão de riscos e o acompanhamento de forma quantitativa e qualitativa, por meio de indicadores preestabelecidos: pesquisa de satisfação do cliente, ouvidoria, número de notificações mensais, capacitações, entre outros. O seguimento de protocolos institucionais possibilita a obtenção e o controle de uma série de atividades e informações que muito auxilia na melhoria contínua e nas identificações de oportunidades de melhorias. Essas informações se convertem em mapeamento de grandes processos, resultando em processos mais robustos, diminuem desperdícios, agregam maior valor às atividades e mais qualidade e segurança aos serviços.

Ao incluirmos um paciente em um protocolo de assistência, por exemplo, fortalecemos a oportunidade de gerenciamento de todos os riscos a que está exposto durante a sua permanência na instituição; se o protocolo se estende na pós-alta, como é o caso dos Programas de Cuidados Clínicos, favorece o gerenciamento também nesta fase do acompanhamento. Com a inclusão podemos deixar claro ao paciente, familiares e/ou cuidadores, que, se precisar, poderá contar com a equipe em qualquer momento e também que tenha a certeza da segurança da instituição e de que será feito tudo para melhorar a condição clínica que se apresenta. A assistência baseada em protocolos, favorece o essencial, para o bom andamento do tratamento instituído, o vínculo e a confiança do paciente com os membros da equipe que passam a ser sua referência na instituição; em se tratando de algum risco favorece o seu detalhamento e o gerenciamento seguro.

• Membros da equipe

O desenvolvimento de um protocolo requer que exista uma equipe qualificada para estabelecer que os cuidados e tratamentos propostos sejam seguros e efetivos aos pacientes.

Educação, formação, experiência, treinamento devem ser coerentes com a missão, metas, e objetivos do protocolo e devem estar em conformidade com as leis e regulamentos aplicáveis. Todos os esforços devem ser feitos para verificar as informações essenciais através de uma fonte primária. Profissionais qualificados são contratados através de um processo que combine as exigências do cargo com a qualificação do profissional em perspectiva. Esse processo garante que as habilidades do profissional sejam inicialmente e ao longo do tempo, coerentes com as necessidades dos pacientes (Manual JCI PCC 2010).

• Orientações sobre os protocolos

Para um bom desempenho de todos os membros da equipe, não importa qual o seu tipo e tempo de vínculo empregatício com a Instituição precisam entender o protocolo e a instituição em que este funciona, pois o protocolo não funciona de forma isolada, ele deve estar inserido dentro da instituição com todo o contexto que a envolve.

É de fundamental importância que, todas as vezes que os protocolos forem revisados, sejam divulgadas as atualizações, para segurança do cumprimento das novas normas, rotinas e diretrizes instituídas.

• Avaliação contínua da prática profissional

Deve-se determinar um processo padronizado para, pelo menos anualmente, coletar dados relevantes sobre cada membro da equipe para revisão pelos líderes adequados para avaliar o conhecimento e a prática das rotinas instituídas sobre os protocolos. Essa revisão permite a identificação de tendências nas práticas que tem impacto na qualidade do cuidado e segurança do paciente. Quando deficiências ou baixo desempenho são identificados, ações corretivas devem ser implementadas[8,9].

• Base em diretrizes da prática clínica

Uma das metas, com o uso dos Protocolos é aplicação das melhores práticas assistenciais com consequente redução dos riscos nos processos de cuidados. Uma variedade de instrumentos é utilizada para atingi-las. O protocolo usa as melhores evidências científicas disponíveis para o desenvolvimento do processo de cuidado. As diretrizes da prática clínica são ferramentais úteis na aplicação da melhor ciência para uma determinada doença, condição ou serviço e periodicamente devem ser revisadas e atualizadas.

• Adaptação do processo às necessidades do paciente

O processo de avaliação do desempenho dos protocolos deve ser consistente e previsível, incluir os riscos do paciente e da família e resultar em um plano de ação completo e oportuno para prestar os cuidados necessários[8,9]. Critérios são utilizados para priorizar as necessidades do paciente e identificar aqueles que podem necessitar de assistência imediata. É fundamental que o protocolo seja adaptado para ser aplicável a realidade institucional.

• Abordagem organizada e abrangente

O planejamento é essencial para que o protocolo para que seja aplicado, mantenha a melhoria, e reduza os riscos para os pacientes. Como a melhoria da qualidade e segurança do paciente são orientadas por dados, estes devem ser analisados para identificar potenciais melhorias e para reduzir eventos adversos[8,9].

A Importância dos Protocolos Assistenciais no Gerenciamento de Riscos   49

- **Integridade dos dados**

A melhoria da qualidade e a segurança do paciente são evidenciadas por dados. A compreensão de como está o desempenho da instituição depende da análise de dados e da comunicação dos resultados. A agregação e análise de dados e informações e o planejamento das melhorias subsequentes exigem o uso de dados, relevantes, oportunos, precisos e completos, confiáveis e válidos, livres de viés e baseados em sólidos princípios de mensuração[8,9].

A simples coleta dos dados aparentemente é uma tarefa fácil, porém necessita de uma padronização para manter a uniformidade, confiabilidade, segurança e consistência das informações. A divulgação das análises dos dados deve ser realizada de forma simples, compreensível, clara e disciplinada, para todos os envolvidos nos processos descritos no protocolo, para a elaboração de melhorias.

- **Cultura da segurança**

O aspecto mais importante na monitorização e investigação de erros profissionais é a disseminação do conceito de segurança do paciente. Este deve ser o início de todo o protocolo, porque para implantá-lo e obter bons resultados depende da participação de todos que fazem parte da cadeia de agentes envolvidos em promover assistência à saúde. Criar um na ambiente favorável a notificação de erros e permeável às mudanças que visam a prevenção e eventualmente a medidas disciplinares é o maior desafio colocado para as instituições de saúde atualmente[6,7].

Os profissionais precisam ser estimulados a notificar os eventos adversos, quase-falhas e eventos sentinela, sem ameaças ou retaliações, em um ambiente totalmente livre de culpa, porém sem que seja admitido um ambiente onde os erros e as falhas sejam subvalorizadas.

Monitoramento de quase-falha

Em uma tentativa de aprender de forma proativa onde os sistemas podem ser vulneráveis aos efeitos adversos, a instituição dos protocolos viabiliza a coleta de dados e informações sobre eventos de "quase-falhas" – variações em processos que não afetam o resultado – e os avalia em um processo para prevenir a ocorrência real de eventos adversos[8,9].

Monitoramento de erros e eventos adversos

Quando a análise de dados dos indicadores do protocolo suspeita ou detecta alterações indesejáveis, os responsáveis pelos indicadores iniciam a análise para determinar onde é melhor focar a melhoria[8,9].

Monitoramento de eventos-sentinela

Eventos sérios e imprevistos podem ocorrer e, embora raros, devem ser definidos e contemplados. Os eventos-sentinela são os mais graves porque os seus resultados não são reversíveis. Todos os eventos devem ser avaliados através de uma análise de causa raiz confiável. Quando a análise de causa raiz revela que a melhoria dos sistemas ou outras ações podem prevenir ou reduzir o risco de recorrência de um evento-sentinela, o protocolo deve se redesenhado os processos e tomadas quaisquer outras ações apropriadas[8,9].

- **Modelo de elaboração de protocolos**

Para a elaboração de um protocolo assistencial algumas etapas devem ser realizadas, a seguir apresentamos a sugestão dos passos:

Inicialmente deve-se realizar um levantamento epidemiológico institucional e populacional da região atendida, a seguir, avaliar a estrutura institucional considerando os recursos materiais, físicos e humanos disponíveis. Uma equipe multiprofissional de referência deve ser definida pelos gestores institucionais e esta será responsável pelo levantamento bibliográfico das melhores evidências científicas disponíveis e diretrizes relacionadas, e pela elaboração de um protocolo assistencial institucional; é válido ressaltar que deverá ocorrer a elaboração de diferentes protocolos; sendo um para cada doença, condição ou serviço. Para a elaboração dos protocolos deve haver uma análise da relevância e da real necessidade deste.

Na implantação do protocolo toda a equipe institucional envolvida no processo a ser padronizado deverá ser capacitada.

Para o monitoramento e acompanhamento da implantação e efetividade de um protocolo alguns elementos de mensuração deverão ser definidos com critérios de coleta, análise e acompanhamento, estabelecendo planos de melhorias pilotos quando se fizer necessário, depois de avaliada a efetividade das melhorias propostas, estas deverão ser implantadas em toda a instituição.

Os resultados deverão ser divulgados em períodos predeterminados, de forma disciplinada, e as áreas deverão ser envolvidas na elaboração dos planos de melhoria propostos.

Periodicamente e sempre que houver uma nova evidência científica relevante e relacionada ao protocolo, este deverá ser revisto e atualizado, e a atualização deverá ser amplamente divulgada na instituição.

• Exemplo de protocolo

O jejum pré-operatório prolongado é prática aceita desde de introdução da anestesia, no início do século XIX, os pacientes tinham a permissão de ingerir um pequeno copo de chá poucas horas a cirurgia, porém após a publicação de Mendelson em 1946, as diretrizes de jejum pré-operatório foram modificadas e adotou-se uma regra de jejum pré-operatório mais rígida, aos pacientes com intervenção cirúrgica agendada para o período matutino, o jejum se inicia à meia-noite, já para os pacientes com intervenção cirúrgica agendada para o período vespertino um desjejum leve é permitido[10].

Estudos recentes têm procurado avaliar a existência de evidências científicas que respaldem alguns princípios consagrados, o debate internacional sobre a revisão dos protocolos de jejum na medicina não é novo, já tem mais de uma década e é fundamentado em medicina baseada em evidência[11].

Em uma recente revisão sistemática da Cochrane, envolvendo 22 estudos, evidenciou-se que a ingestão de líquidos no pré-operatório imediato (duas a três horas antes da operação) é segura e não está relacionada com risco de aspiração, regurgitação e de mortalidade em relação a pacientes sob protocolos tradicionais de jejum[11].

A alimentação líquida oral no pré-operatório foi tida como benéfica para o paciente, evitando a desidratação e a sede[10].

Como exemplo de medicina baseada em evidência podemos citar Projeto ACERTO implantado no Hospital Universitário Julio Muller da Universidade Federal de Mato Grosso, com a implantação de novos protocolos que alteram alguns princípios consagrados, todos baseados em evidências científicas, porém para elaboração e implantação do projeto algumas etapas fundamentais foram cumpridas dentre elas[10,11]:

- Levantamento bibliográfico;
- Mapeamento dos processos atuais da instituição, através da coleta e análise de dados;
- Envolvimento da equipe multiprofissional no desenvolvimento dos Protocolos;
- Treinamento de toda a equipe antes da implantação dos novos Protocolos;
- Monitorização dos dados após implantação dos protocolos;
- Análise e apresentação dos dados a toda instituição e posteriormente publicação dos mesmos na forma de artigo.

Referências bibliográficas

1. Werneck MAF, Faria HP, Campos KFC Protocolo de cuidados à saúde e de organização do serviço. Belo Horizonte: Nescon/UFMG, Coopmed, 2009
2. Stein AT. Busca da melhor evidência e de efetividade no GHC. Momento & Perspectiva Saúde. Revista Técnico-Científica do Grupo Hospitalar Conceição, Porto Alegre, v. 18, n. 2, p.72-73, jul./dez. 2005.
3. Ministério da Saúde (Brasil). Secretaria de Atenção à Saúde. Departamento de Atenção Básica. Cadernos de Atenção Básica: saúde bucal. Brasília: Ministério da Saúde, 2006. v. 17.
4. Consórcio Brasileiro de Acreditação. Acreditação: cenário é de crescimento. Consórcio Brasileira de Acreditação, Rio de Janeiro.2011.
5. Ministério da Saúde (Brasil). Secretaria de Assistência à Saúde. Manual Brasileiro de Acreditação Hospitalar, Secretaria de Assistência à Saúde. – 3. ed. rev. e atual. – Brasília: Ministério da Saúde, 2002.
6. Feldman LB. Gestão de Risco e Segurança Hospitalar. Martinari, São Paulo, 2008.
7. Feldman LB. Como alcançaar a qualidade nas Instituições de Saúde. Martinari, São Paulo, 2004.
8. Consórcio Brasileira de Acreditação. Padrões da Joint Commission International para Certificação de Programas de Cuidados Clínicos . Consórcio Brasileira de Acreditação, Rio de Janeiro, 2010
9. Consórcio Brasileira de Acreditação. Padrões da Joint Commission International para Hospitais. Consórcio Brasileira de Acreditação, Rio de Janeiro, 2010.
10. Aguilar-Nascimento JE, et al. Acerto pós-opertatório: avaliação da implantação de um protocolo multidisciplinar de cuidados Peri-operatórios em cirurgia geral. Rev. Col Bras. Cir. 2006; 33 (3): 181-187.
11. Aguilar-Nascimento JE, Perrone F, Prado LIA. Jejum pré-operatório de 8 ou de 2 horas: o que revela a evidência? Rev. Col Bras. Cir. 2009; 36(4): 350-352.

CAPÍTULO 7

A Cultura Organizacional de Segurança

Evandro Penteado Villar Felix

A qualidade na assistência à saúde tem cada vez mais se tornado foco das organizações de saúde. A busca por um melhor atendimento ao usuário, tentando satisfazê-lo em todas as suas necessidades e demandas, é uma preocupação constante, ou pelo menos deveria ser, dos prestadores de serviços de saúde, públicos ou privados. Na perspectiva da qualidade, a segurança dos pacientes, dos profissionais e das instituições, é o principal objetivo a ser perseguido.

Mesmo em países mais desenvolvidos, a assistência aos pacientes não é tão segura quanto deveria ser, fazendo-se com que seja de interesse tanto dos prestadores de serviços de saúde, das fontes pagadores, quanto dos que a utilizam[1].

A publicação do clássico relatório *To Err is Human: Building a Safer Health System* pelo *Institute of Medicine* (IOM)[2] apresentou de forma mais explícita o quão dramático é a questão da segurança do paciente, ou a sua falta. Ele estimou que entre 44.000 e 98.000 mortes ocorram anualmente nos Estados Unidos da América (EUA), em decorrência de erros preveníveis. As mortes em decorrência desses eventos adversos excedem àquelas atribuídas aos acidentes automobilísticos, câncer de mama e SIDA (Síndrome da Imunodeficiência Adquirida). O custo anual desses erros estava em torno de USD$ 17 a USD$ 29 bilhões.

Este relatório afirma que o problema não é devido à existência de profissionais incompetentes no sistema de saúde, mas sim de bons profissionais trabalhando em sistemas inadequados, que precisam ser mais seguros para os pacientes, e mostra a necessidade urgente da redução desses eventos.

Estudos retrospectivos realizados em Nova Iorque[3] e Utah/Colorado[4], nos EUA, através da revisão dos prontuários dos pacientes, nos quais o relatório do IOM foi baseado, encontraram que 3,7% e 2,9% dos pacientes tinham sofrido algum tipo de evento adverso no ambiente hospitalar, e 58% e 53% destes eventos foram categorizados como evitáveis, respectivamente.

Esforços pioneiros na monitorização da segurança dos pacientes, predominantemente, focaram em medidas de desfecho, incluindo taxas de mortalidade hospitalar[5]. Donabedian, entretanto, desenvolveu o modelo que, atualmente, é a base para avaliação e monitoramento da qualidade nas organizações de saúde. Neste modelo, **estrutura** (como o cuidado é organizado em relação aos recursos físicos, humanos, materiais e financeiros imprescindíveis para a assistência médico hospitalar), o **processo** (o que fazemos e como fazemos em relação as atividades assistenciais multiprofissional, com padrões preestabelecidos) e os **resultados** sobre o paciente (os desfechos conseguidos, o produto final da assistência prestada ao cliente) são mensurados e analisados de maneira sistemática por indicadores[6]. Além disso, Donabedian desenvolveu os chamados "7 pilares da qualidade" (eficácia, eficiência, efetividade, otimização, legitimidade, aceitabilidade, e equidade), como uma extensão do conceito de qualidade[7].

Há várias definições de qualidade em saúde. A *Joint Commission on Accreditation of Health Care Organization* (JCAHO) define a qualidade da assistência médico-hospitalar como o grau segundo o qual os cuidados com a saúde do paciente aumentam a possibilidade de recuperação e reduzem a probabilidade da ocorrência de eventos[8]. O IOM a definiu como o grau em que os serviços de saúde aumentam a probabilidade de resultados de saúde desejáveis e são consistentes com a prática profissional corrente[9].

A segurança do paciente é um dos componentes críticos da qualidade do cuidado em saúde[10]. Da mesma maneira que a qualidade, existem muitas definições para sua definição. Entre elas, pode ser o processo de livrar o paciente de lesões preveníveis, estabilizando os processos e sistemas operacionais com o objetivo de minimizar a probabilidade de erros e maximizar a probabilidade de sua interceptação quando eles ocorrem[9]. O *The Canadian Patient Safety Dictionary* define segurança do paciente como a redução e mitigação de atos não seguros dentro do sistema de assistência à saúde, assim como a utilização de boas práticas para alcançar resultados ótimos para o paciente[11], e para a *Agency for Healthcare Research and Quality* (AHRQ), dos Estados Unidos, é a ausência de ocorrência de danos associados ao cuidado ao paciente[12].

Deste modo, a qualidade da assistência à saúde tem como fator primordial a segurança do paciente, visando à prevenção e a mitigação de danos aos pacientes, identificação de causas e correção dos processos envolvidos na atenção à saúde que, porventura, possam levar a eventos adversos. A maneira pela qual uma organização aborda este tema é conhecida como cultura de segurança do paciente, e é um fator determinante neste processo, que deve ser continuamente promovido dentro das organizações.

Recomenda-se que as organizações de saúde criem um ambiente no qual a cultura de segurança seja uma meta organizacional explícita, tornando-se prioridade, e dirigida por suas lideranças[2], envolvendo um padrão subjacente de valores compartilhados, convicções e ações[1].

A cultura de segurança de uma organização pode ser definida, segundo o *Advisory Committee on the Safety of Nuclear Installations* (ACSNI), como o produto de valores individuais e de um grupo, atitudes, percepções, competências e padrão de comportamento que determinam o compromisso, o estilo e a proficiência da administração de uma organização saudável e segura. Organizações com cultura de segurança positiva são caracterizadas por comunicações baseadas em confiança mútua, compartilhamento de percepção sobre a importância da segurança e confiança na eficácia das medidas de segurança[13].

As organizações de saúde hospitalares são organizações complexas, onde diferentes grupos profissionais e com habilidades diversas executam diferentes atividades envolvidas direta e indiretamente no cuidado ao paciente. Estas atividades requerem planejamento e processos de comunicação que garantam uma assistência rápida e segura[1].

Desta maneira, como sabemos que uma organização possui uma cultura de segurança, como ela pode ser desenvolvida e como medi-la?

Sammer et al.[14] em uma revisão da literatura sobre cultura de segurança no âmbito hospitalar identificaram uma ampla gama de características agrupadas em sete subculturas, definidas como:

- **Liderança**: os líderes reconhecem que o ambiente da saúde é de alto risco e buscam alinhar a visão e missão da organização, competência pessoal e recursos físicos, financeiros e humanos da sala de reuniões para a linha de frente.

- **Trabalho em equipe**: um espírito de equipe, colaboração e cooperação existe entre os executivos, funcionários e profissionais independentes. Os relacionamentos são abertos, seguros, respeitosos e flexíveis.
- **Medicina baseada em evidência**: os cuidados aos pacientes são baseados nas melhores evidências científicas. Objetiva-se a utilização de protocolos assistenciais para reduzir a variação no cuidado aos pacientes. Os processos são projetados para alcançar alta confiabilidade.
- **Comunicação**: existe um ambiente onde um membro da equipe, não importando qual o seu cargo ou nível hierárquico, tem o direito e a responsabilidade de falar em benefício do paciente.
- **Aprendizado**: o hospital aprende com seus erros e procura novas oportunidades para a melhora dos resultados. O aprendizado é valorizado por todos os funcionários, incluindo a equipe médica.
- **Justiça**: uma cultura que reconheça os erros como falhas do sistema, em vez de falhas individuais.
- **Cuidado centrado no paciente**: o cuidado é centrado em torno do paciente e seus familiares. O paciente é um participante ativo no seu próprio cuidado.

Yates et al.[15] propuseram quatro estratégias centrais para a criação de uma cultura de segurança nas organizações: adotar a segurança como um valor central; adotar comportamentos para a prevenção de erros e converter esses comportamentos em hábitos de trabalho; desenvolver processos de análise do que ocasionou o evento; e focar em processos que simplifiquem o trabalho e a documentação de procedimentos.

Mathews e Pronovost referem que para os esforços de qualidade e segurança terem sucesso, esses conceitos devem ir além do *marketing* superficial das organizações e, ao invés, tornarem-se valores fundamentais dentro dos sistemas de saúde e serem baseados em dados sólidos que demonstrem a melhora dos resultados aos pacientes. Delinearam um roteiro básico para a transformação dos hospitais e sistemas de saúde em instituições orientadas para a qualidade e segurança que envolve as seguintes etapas: estabelecimento de uma cultura de segurança local, criando uma cadeia de responsabilidade dentro de uma estrutura de gerenciamento; medir e comunicar os resultados válidos; desenvolver ferramentas robustas para a melhoria da qualidade; e participar de um sistema de análise e revisão dos processos e resultados[16].

Para eles, apesar de a cultura poder ser enquadrada institucionalmente, ela é em última instância local, viva dentro de cada profissional de saúde, dentro de cada setor da assistência. Citam o modelo do *Comprehensive Unit-Based Safety Program* (CUSP)[17] que é baseado em uma estratégia para melhoria da segurança e que integra: comunicação, trabalho em equipe, e liderança para criar e dar suporte a cultura de segurança do paciente e prevenção de danos.

O CUSP é dividido em cinco etapas:
- A equipe é educada sobre os conceitos de segurança. Os princípios básicos incluem: a segurança é uma propriedade do sistema e serviço de saúde; faz parte do processo a padronização de trabalho (protocolos); criar folhas de verificações (*checklists*) para processos-chave; e aprender com os erros.
- Avaliar da cultura de segurança da organização.
- Uma liderança do hospital torna-se parceiro da unidade, para melhorar a comunicação e educar os gestores e líderes locais.
- A equipe identifica e aprende com os erros e defeitos da sua unidade.
- A equipe é incentivada a utilizar e desenvolver ferramentas para apoiar o trabalho em equipe, comunicação e outros sistemas de trabalho.

Esses esforços são realizados e implantados em unidades ou setores individuais (por exemplo: unidades de internação, pronto-socorro, áreas de apoio, entre outras) mas devem ter a coordenação e apoio dos níveis hierárquicos superiores da organização que devem proporcionar a infraestrutura necessária.

A avaliação da cultura de segurança nas organizações de saúde deve ser vista como uma ferramenta para incremento da segurança dos pacientes. Elas podem ser usadas para mensurar as condições organizacionais que levam aos eventos adversos e danos aos pacientes, e para avaliação e desenvolvimento de intervenções para sua melhoria[19].

Com o objetivo de ajudar os hospitais a avaliar até que ponto suas culturas organizacionais enfatizam a importância da segurança do paciente e facilitam a implantação de atividades voltada para esta finalidade, a AHRQ, em 2004, elaborou um questionário para sua avaliação (*Hospital Survey on Patient Safety Culture*)[20]. A cultura de segurança do paciente é avaliada segundo dez dimensões ou domínios, divididos entre dimensões de cultura de segurança que ocorre no âmbito das unidades (sete dimensões) e no âmbito hospitalar (três dimensões). Outras duas variáveis de resultados estão inclusas no questionário: percepções generalizadas sobre segurança e frequência de relatórios de eventos. Inclui também informações sobre o próprio colaborador. Trata-se de um importante instrumento já utilizado por inúmeras organizações e que permite a realização de *benchmarking* entre elas.

Outra importante ferramenta utilizada para avaliação da cultura de segurança na assistência à saúde é o *Safety Attitudes Questionnaire*[21] (SAQ), derivado de um questionário amplamente utilizado em aviação (*Flight Management Attitudes Questionnaire*, FMAQ). O SAQ analisa a atitude dos colaboradores através de seis fatores: o clima do trabalho em equipe, satisfação no trabalho, clima de segurança, percepções sobre a gestão, condições de trabalho e reconhecimento do estresse.

Entretanto, um dos maiores desafios na implantação e manutenção de uma cultura de segurança é a cultura punitiva das organizações, como referido pelo IOM. É necessário que os erros sejam tratados não como falhas individuais, mas como oportunidades de melhoria dos sistemas e de prevenção de danos[18].

Assim, à cultura organizacional, nos serviços e sistemas de saúde, devem estar atreladas as culturas de qualidade e segurança dos pacientes, e a consolidação deste ambiente envolto por estes conceitos e práticas deve ser construído dia após dia por cada colaborador envolvido neste processo, liderado e apoiado fortemente pela alta direção das instituições.

• Referências bibliográficas

1. B. Hoffmann e J. Rohe, "Patient Safety and Error Management," Deutsches Ärzteblatt International, vol. 107, pp. 92-99, 6 2010.
2. L. T. Kohn, J. M. Corrigan e M. S. Donaldson, "To Err is Human: Building a Safer Health System," National Academies Press, Washington, 2000.
3. T. A. Brennan, L. L. Leape, N. M. Laird, L. Hebert, A. R. Localio, A. G. Lawthers, J. P. Newhouse, P. C. Weiler e H. H. Hiatt, "Incidence of adverse events and negligence in hospitalized patients. Results of the Harvard Medical Practice Study I," N Engl J Med, vol. 324, pp. 370-376, 1991.
4. L. L. Leape, T. A. Brennan, N. Laird, A. G. Lawthers, A. R. Localio, B. A. Barners, L. Hebert, J. P. Newhouse, P. C. Weiler e H. Hiatt, "The Nature of Adverse Events in Hospitalized `Patients: Results of the Harvard Medical Practice Study II," N Engl J Med, vol. 324, pp. 377-84, 1991.
5. S. M. Berenholtz e P. J. Pronovost, "Monitoring patient safety," Crit Care Clin, vol. 30, pp. 534-542, 2007.
6. A. Donabedian, "Evaluating the quality of medical care," The Milbank Memorial Fund Quartely, vol. 44, pp. 166-206, 1966.
7. A. Donabedian, "The Seven Pillars Of Quality," Archives of Pathology & Laboratory Medicine, vol. 114, n. 11, pp. 115-118, 1990.
8. Joint Commission International, "Padrões de Acreditação da Joint Commission International para Hospitais. Tradução da 4ª Edição do Original «Joint Commission International Accreditation Standards for Hospitals».," 2010.
9. K. N. Lohr, Ed., Medicare: A Strategy for Quality Assurance, vol. 1, Washington, DC: National Academy Press, 1990.

10. S. D. Clinco, O Hospital é Seguro? Percepções de profissionais de saúde sobre a segurança do paciente., São Paulo, São Paulo: Fundação Getúlio Vargas, 2007.
11. "Canadian Patient Safety Institute," The Canadian Patient Safety Dictionary, Outubro 2003. [Online]. Available: http://www.patientsafetyinstitutte.ca. [Acesso em 18 Março 2012].
12. "Agency for Healthcare Research and Quality," AHRQ. [Online]. Available: http//www.ahrq.gov. [Acesso em 16 Março 2012].
13. Advisory Commitee on the Safety of Nuclear Installations, Organising for the Safety:Third Report. Study group on human factors. Healthy and Safety Commission (HSC), Londres: A. C. Installations , 1993.
14. C. C. Sammer, K. Lykens, K. P. Singh, D. A. Mains e N. A. Lackan, "What is Patient Safety Culture? Review of the Literature," Journal of Nursing Scholarship, vol. 42, pp. 156-165, 2 2010.
15. G. R. Yates, R. F. Hochman, S. M. Sayles e C. A. Stockmeier, "Sentara Norfolk General Hospital: accelerating improvement by focusing on building a culture of safety.," Jt Comm J Qual Saf., vol. 30, n. 10, pp. 534-42, Oct 2004.
16. S. C. Mathews e P. J. Pronovost, "Establishing Safety and Quality as Core Values: A Hospital Road Map," American Journal of Medical Quality, vol. XX, n. X, pp. 1-2, 2011.
17. Agency for Healthcare Researche and Quality, "Using a Comprehensive Unit-based Program to Prevent Healthcare-Associated Infections," 2011. [Online]. Available: http://www.ahrq.gov/qual/cusp.htm.
18. Istitute of Medicine, Crossing the Quality Chasm: A New Health System for the 21st Century, Washington, DC: National Academy Press, 2001.
19. V. F. Nieva e J. Sorra, "Safety culture assessment: a tool for improving patient safety in healthcare organizations.," Qual Saf Health Care, vol. 12, n. Suppl 2, pp. ii17-23, Dec 2003.
20. Agency for Healthcare Research and Quality, "Hospital Survey on Patient Safety Culture," Março 2012. [Online]. Available: http://www.ahrq.gov/qual/patientsafetycultureculture/hospsurvindex.html. [Acesso em 18 Março 2012].
21. J. B. Sexton, R. L. Helmreich, T. B. Neilands, K. Rowan, K. Vella, J. Boyden, P. R. Roberts e E. J. Thomas, "The Safety Attitudes Questionnaire: Psychometric Properties, Benchmarking Data, and Emerging Research.," BMC Health Service Research, vol. 6, p. 44, 2006.

CAPÍTULO 8

O Ambiente como Oportunidade para Riscos e Erros

Patrícia Mitsue Saruhashi Shimabukuro • Liliane Bauer Feldman

• Introdução

Considerando a complexidade da Terapia Nutricional e seus objetivos, destaca-se a importância de ambiente ideal e seguro, seja no preparo, dispensação e a administração final.

Exemplifica-se inicialmente o setor de cozinha ou lactário pela presença de vários fluxos. Neste caso, o ambiente deverá ser equipado e em conformidade com a legislação vigente[1], como a RDC nº50/2002, Portaria CVS nº18/2008, RDC nº 216/2004, composto por profissionais competentes e treinados para atender as etapas desde a seleção e acondicionamento dos alimentos na cozinha, coleta do leite, soluções, preparo, manejo na cozinha ou lactário até o momento de servi-lo com qualidade e segurança[2-4].

Para obtenção do controle de qualidade e segurança é necessário despender atenção aos recursos humanos, à competência individual e coletiva do grupo.

É nesta perspectiva que desenvolveremos este capítulo apontando os fatores de riscos e ou eventos adversos que poderão ocorrer nas situações ideais ou vulneráveis, durante os processos de trabalho.

• Gestão e gerenciamento de risco na terapia nutricional

A gestão e o gerenciamento de risco são considerados conjuntos de atividades e ações que se relacionam aos negócios e mercados promovendo o melhor desempenho com excelência nos resultados. Inclui-se os processos de execução da atividade, a relação deste com os recursos humanos e o ambiente de serviço[5,6] entre outros, de modo que não ocorram falhas, erros, prejuízos, injúrias e ou processos jurídicos por danos materiais, pessoais, patrimoniais e morais[6]. A gestão incorpora as tomadas de decisões estratégicas, ou seja, refere-se a arquitetura (política, princípios, diretrizes e estrutura organizacional) para gerenciar os riscos eficazmente. O gerenciamento delineia as especificidades do plano de ação tático e operacional, ou seja, é a aplicação dessa arquitetura para os riscos específicos, incluindo a utilização de ferramentas de mensuração e a comunicação eficaz para promover avanços exitosos[7].

Em outras palavras, Gestão é "o quê" e Gerenciamento é o "como fazer".

Na Terapia Nutricional, o gerenciamento de risco é avaliado desde a aquisição e recebimento dos alimentos, bem como durante todo o processo de armazenamento, preparação e produção do mesmo até a chegada ao cliente final, no caso o paciente[3]. Em recém-nascidos, o gerenciamento de riscos, deve ser feito tanto no lactário, quanto no caso de coleta do leite materno.

É necessária a orientação adequada desde a ordenha no banco de leite humano em condições ambientais e estruturais adequadas para que se evitem doenças como a enterocolite necrotizante[3,4], estresse por fragilidade emocional e discussões por ruídos na comunicação.

As condições da mãe quanto à higienização, conhecimento do procedimento, comportamento, estado emocional, entre outros assim como a competência do trabalhador, hábil na técnica e no trato ao lidar com a paciente devem ser considerados para garantir um produto ideal, em condições salutares, em um ambiente humanizado e agregador.

No que tange a questão da escolha da dieta adequada, cabe ao nutricionista durante a visita diária, verificar as condições do paciente, sua preferência, a situação clínica ajustada a possibilidade de oferta, e a definição com o médico assistente para a escolha da opção mais eficaz e satisfatória[8,9].

Entretanto, o erro, falha ou equívoco[1*] pode ocorrer em vários momentos durante a TN, como se aponta em algumas situações a seguir. Destacaremos as fragilidades e ou vulnerabilidades relacionados aos aspectos de conhecimento, atitude, comportamento, comunicação, tomadas de decisões, entre outros:

- A falta do conhecimento médico em relação ao tipo de dieta a ser prescrita para o paciente de acordo com a patologia ou comorbidades existentes;
- A falta do conhecimento do enfermeiro e da sua equipe durante a avaliação do paciente poderá implicar em uma instalação incorreta da dieta;
- Um ambiente com presença intensa de ruídos, pode gerar uma orientação errada ou a má audição da dieta pelo paciente o que poderá complicar a sua recuperação;
- O estresse do paciente devido à internação hospitalar pode provocar a verbalização insuficiente, implicando em uma prescrição equivocada pelos profissionais;
- A letra do médico mal escrita ou ilegível na prescrição, pode ocasionar erro na separação e envio da dieta, bem como erro na administração ao paciente;
- A falta de atenção do profissional durante a realização do procedimento pode provocar imprudência, negligencia, imperícia e ou danos;
- A falta de concentração do profissional na manipulação da sonda, dos medicamentos, na realização de procedimentos, na execução de tarefas dentre outros pode gerar acidentes, prejuízos, ônus pessoal, material e ou financeiro;
- A não compreensão de determinado protocolo ou a decisão de realizá-lo de outra maneira, diferente da estabelecida, pode provocar desentendimento entre os profissionais e equipes;
- O estresse do profissional devido à sua vulnerabilidade, por conta da carga de trabalho com duas a três jornadas, problemas familiares, desequilíbrio financeiro, entre outros pode levar a um comportamento inadequado e instável com o paciente e ou com outros profissionais, durante a jornada diária;
- Durante a administração da dieta, de medicamentos e ou na instalação de equipamentos pode ocorrer erro na programação; equipamento com calibração inadequado; descontrole no gotejamento; falta de dispositivo de alarme no aparelho, produto defeituoso, mal acabado, desalinhado, entre outros causando abalo técnico, emocional e possíveis danos;

---

[1] *Os termos: erro, falha e equívoco, utilizados neste capítulo, serão usados como sinônimos.

- Ao receber o frasco da nutrição parenteral, o enfermeiro deverá estar atento ao tipo de nutrição, para evitar administração errada do prescrito e ou a troca de paciente, e com isso comprometer a recuperação;
- Além disso, os profissionais envolvidos na TN deverão estar atentos a pacientes homônimos, considerando suas especificidades; e a distração ou não confirmação dos dados pode gerar instalação errada da dieta enteral provocando injúrias[5-7,9,10].

Estas situações de risco e eventos adversos citados são alguns exemplos indesejáveis e preveníveis de erros, que podem ocorrer durante o processo da terapia nutricional.

A seguir, serão destacados alguns riscos evidenciados em determinados ambientes e procedimentos.

• A administração da dieta e seus riscos – algumas situações

A dieta pode ser administrada por via oral (VO), por via enteral (VE) através do uso da sonda nasoenteral intermitente ou contínua e, por nutrição parenteral total (NPT). Tendo em vista que dependendo do tipo de dieta e do estado geral do paciente, este procedimento pode ocasionar riscos e danos durante a sua administração, sugerindo-se uma triagem nutricional pelo enfermeiro e ou avaliação nutricional prévia pelo nutricionista[8,9,11].

A avaliação nutricional é essencial para a adequação dos nutrientes de acordo com a patologia e com as necessidades nutricionais do indivíduo, por isso, a avaliação prévia é o momento crucial para identificar e indicar a melhor terapia àquele paciente. A avaliação nutricional engloba o exame físico, a antropometria e avaliação dos exames diagnósticos, além da história pessoal e familiar do paciente[8,11,12].

Destaca-se que o conceito de risco é o efeito da incerteza nos objetivos, enquanto evento adverso é o fato, situação, erro que causou algum dano[6,7].

A seguir estão apresentados alguns riscos ou evento adverso ocorrido em algumas situações, a saber.

Riscos e/ou eventos adversos na triagem/avaliação nutricional

- Falha na triagem/avaliação nutricional do paciente;
- Falta de comunicação entre a equipe da saúde e o paciente e/ou acompanhante;
- Não conferencia da pulseira de identificação do paciente pela copeira.
- Processo ineficaz de comunicação.

Na oferta da dieta pela via oral, os profissionais da equipe multiprofissional necessitam avaliar a condição bucal do paciente, como: uso de prótese, patologia que possa interferir no processo da deglutição, tais como disfagia, problemas neurológicos, doença de Alzheimer, doença de Parkinson e ou idade avançada[9,11,13].

A consistência da dieta é de fundamental importância na indicação do tipo de dieta para se evitar broncoaspiração ou mesmo engasgos, em pacientes com problemas de disfagia ou de deglutição[11,14].

Riscos e/ou eventos adversos na dieta oral

- Desatenção do profissional na avaliação da condição bucal do paciente;
- Consistência inadequada da dieta;
- Broncoaspiração e/ou engasgos durante a administração da dieta oral;
- Pressa do profissional para atender as demais atribuições;
- Profissional imprudente, negligente e ou imperito;
- Pneumonia nosocomial devido à aspiração da dieta, com possibilidade de insuficiência respiratória aguda;

- Engasgos repetidos podem ocasionar além da pneumonia química, o risco de sufocamento com posterior parada cardiorrespiratória.

Na terapia nutricional enteral (TNE), como o alimento é ofertado pela sonda nasoenteral (SNE), será indicado nas situações em que pacientes que não possuem condições clínicas para recebimento de dieta por via oral, tais como aspiração recorrente; aumento das necessidades calóricas devido a traumas, queimaduras, câncer; pacientes com acidente vascular cerebral ou em estado de coma; realização de cirurgias que envolvam a região da cabeça e pescoço, obstrução do esôfago ou da orofaringe; anorexia nervosa grave[9,14].

Riscos e/ou eventos adversos na administração da dieta enteral

- Prescrição da dieta com letra ilegível;
- Solicitação errada da dieta para o setor de nutrição;
- Entrega da dieta errada para o paciente;
- Posição inadequada da SNE;
- Não realização da radiografia abdominal para verificação do local da sonda nasoenteral;
- Reintrodução da SNE sem fio guia;
- Exteriorização da SNE por falta de contenção mecânica do paciente ou falha na fixação do dispositivo;
- Cabeceira da cama fora do ângulo de 30° a 45°;
- Dieta administrada sem controle rigoroso de gotejamento;
- Contaminação da dieta no momento da administração;
- Mal acondicionamento da dieta no serviço de nutrição;
- Manipulação indevida da dieta enteral pelos profissionais;
- Falta de conhecimento do profissional;
- Falta de capacitação institucional;
- Distração do profissional;
- Negligência, imprudência e imperícia profissional;
- Tomada de decisão não assertiva;
- Não realização do procedimento conforme protocolo;
- Broncoaspiração da dieta pelo paciente e pneumonia;
- Aumento da incidência de refluxo e possibilidade de broncoaspiração;
- Aumento do episódio de fezes líquidas;
- Aumento da glicemia devido à alta densidade calórica;
- Comprometimento por acidose metabólica ou insuficiência renal;
- Utilização de antibioticoterapia para o tratamento da diarreia infecciosa;
- Ambiente não climatizado para a refrigeração da dieta[2,8,11];
- Dieta enteral vencida;
- Prolongamento do tempo de internação hospitalar;
- Insatisfação;
- Autoestima e confiança abalados;
- Ônus financeiro na instituição de saúde.

A dieta enteral/nutrição parenteral necessitam de bombas infusoras em pleno funcionamento para a efetividade da administração[8,11,15].

Riscos e/ou eventos adversos no uso de equipamentos

- Infusão da dieta em excesso no paciente;
- Bomba de infusão descalibrada;
- Manuseio inadequado da bomba de infusão;
- Falta de treinamento e capacitação dos profissionais para o manuseio de equipamentos;

- Equipo de bomba de infusão de marca não confiável;
- Presença de bolhas de ar no equipo durante a conexão do equipo com a dieta;
- Ônus financeiro pela necessidade de complementos alimentares para o equilíbrio da flora intestinal;
- Aumento no tempo de internação hospitalar;
- Qualidade e segurança institucional fragilizada;
- Satisfação e fidelização do cliente não alcançado.

Quando se trata da assistência de pacientes pediátricos e ou neonatais, outros aspectos devem ser observados, sobretudo quanto ao uso de mamadeiras, banco de leite humano e no ambiente do lactário[16-18].

Riscos e/ou eventos adversos no uso de mamadeiras

- Limpeza inadequada das mamadeiras utilizadas nos lactantes;
- Falha no processo de esterilização das mamadeiras;
- Utilização de leite inadequado ou não recomendado para a faixa etária das crianças;
- Falha na avaliação clínica da criança;
- Ausência do responsável legal para fornecer informações adequadas e pertinentes a alimentação durante a avaliação clínica;
- Falta de conhecimento do profissional;
- Capacitação não ajustada a necessidade e melhoria de desempenho;
- Desatenção por não seguir o protocolo de conformidade do procedimento;
- Imperícia, Negligência e imprudência;
- Surto de diarreia em pacientes pediátricos;
- Presença de enterocolite necrotizante em crianças que fizeram uso de fórmulas lácteas com necessidade de tratamento cirúrgico para melhora do quadro;
- Prolongamento do tempo de internação;
- Regressão das condições clínicas;
- Sofrimento evitável;
- Ônus para instituição.

No banco de leite humano a equipe deve seguir o protocolo de realizar o processo de pasteurização deste leite antes de fornecer o leite humano ao paciente neonatal. Estes protocolos envolvem desde o processo de doação do leite humano, seja através de ordenha no próprio recinto do banco de leite como em doações domiciliares[8,16,18].

Riscos e/ou eventos adversos no banco de leite humano

- Realização incorreta da higiene das mãos pelas mães doadoras do leite;
- Não utilização de sabão antisséptico na higiene das mãos;
- Falha no uso de roupas privativas para efetuar a ordenha do leite;
- Contaminação do leite materno durante a ordenha manual ou com uso de equipamentos específicos;
- Falha no processo de pasteurização do leite;
- Contaminação do leite materno durante a administração para o recém-nascido;
- Despreparo e ou falta de conhecimento profissional para a realização dos procedimentos, condutas e protocolos institucionais;
- Desatenção e ou distração pelas interrupções ocorridas durante a tarefa;
- Surto de enterocolite necrotizante nos recém-nascidos de baixo peso em uso de leite materno exclusivo, com possibilidade de colostomia;
- Internação prolongada aumentando o risco de infecção hospitalar;
- Sepse neonatal;

- Eminente risco de morte;
- Danos e ou sequelas permanentes;
- Possibilidade de ação e processo judicial por danos;
- Insatisfação, frustração, descontentamento dos familiares;
- Ônus para a instituição de saúde.

A nutrição parenteral (NP) é a introdução de nutrientes através de um dispositivo intravenoso. Esta terapia é indicada para pacientes que possuem íleo paralítico, obstrução intestinal, pancreatite aguda, vômitos persistentes, diarreia grave, fístula, doença intestinal inflamatória, sepse, queimaduras ou traumas[11].

Este tipo de terapia é produzido nas indústrias farmacêuticas (Nutrição parenteral industrializada) ou nas farmácias de manipulação (Nutrição parenteral individualizada), com técnica asséptica e em capelas de fluxo laminar. Na apresentação individualizada, é necessário a refrigeração da mesma em temperatura de 2 °C a 8 °C[9,12,19].

Riscos e/ou eventos adversos na nutrição parenteral

- Técnica não asséptica para a troca do curativo do cateter vascular central ou falta de proteção do cateter durante o banho (leito ou aspersão);
- Falta de assepsia com clorexidine degermante e alcoólico na passagem do cateter vascular central;
- Troca de bolsa de nutrição parenteral, ou seja, administração de nutrição parenteral tipo central em veia periférica;
- Não utilização de paramentação estéril para a passagem do cateter central;
- Escolha inadequada do sítio de inserção do cateter vascular central
- Falha da higienização das mãos para a passagem do cateter e/ou no momento da instalação da dieta;
- Utilização prolongada e sem necessidade do cateter vascular central de curta permanência[20-21];
- Instalação da dieta sem a utilização de técnica asséptica;
- Desequilíbrio hidroeletrolítico devido à patologia existente;
- Interrupção abrupta da dieta;
- Administração excessiva do volume da dieta, provocando hipervolemia;
- História de doenças dislipidêmicas ou doença hepática que pode gerar intolerância lipídica;
- Bacteremia no paciente;
- Sepse;
- Hipoglicemia;
- Iatrogenia;
- Infecção da corrente sanguínea associada ao cateter vascular central;
- Aumento do tempo de internação;
- Aumento do custo do tratamento pelo quadro infeccioso.

• Os recursos humanos, a competência individual e coletiva

A competência é um conjunto de conhecimentos, habilidades, atitudes que, quando integrados e utilizados estrategicamente pela pessoa, permitem a ela atingir com sucesso os resultados que deseja, ou seja, promove a integração mútua entre as estratégias organizacionais com as expectativas das pessoas[22].

O sucesso depende da disciplina, da autoconfiança, do equilíbrio entre mente e corpo saudável, das condições pessoais e profissionais, entre outros[23,24]. Assim, percebe-se o quão complexo e abrangente é a relação entre as competências individuais, coletivas e a estrutura organizacional; que deve ser eficaz e produtiva, reforçando a essência da prestação do serviço em saúde que é a satisfação do cliente[25].

O conhecimento retrata as informações específicas necessárias para realizar as tarefas de um cargo ou trabalho, e comumente são adquiridos com a educação formal, treinamento no trabalho, cursos de extensão e experiência profissional.

Os profissionais envolvidos na TN necessitam possuir conhecimentos técnicos, sustentados na Anatomia, Fisiologia, Patologia, Imunologia, Farmacologia, não se esgotando na graduação, mas também estendendo na especialização e pós-graduação além da atuação prática na área clínica. Isto é importante para domínio do processo de seleção do produto, conhecimento da administração focada no processo, nos custos, nos indicadores, no capital humano do setor, busca da satisfação das necessidades, hábitos e costumes do paciente, entre outros[12,19,23].

Habilidade conceitua-se em saber fazer, ter aptidão e capacidade de realizar[23]. As habilidades podem ser adquiridas por meio formal pela educação ou durante o trabalho de maneira informal[12]; e todas as pessoas têm capacidade de apreender várias habilidades no percurso de suas vidas com as experiências próprias e vivenciando experiências alheias, por envolvimento, interesse ou importância.

As habilidades requeridas ao coordenador da EMTN são: identificar variáveis; compreender fenômenos; relacionar informações; analisar situações-problema; sintetizar e correlacionar informações e dados[12]; mediar conflitos; gerir pessoas; flexibilizar condições; ser interlocutor de perspectivas, necessidades e tendências, visionar futuros projetos, entre outros[22].

O modo de agir, o querer fazer, a postura, os valores e crenças pessoais aplicados nos mais diversos contextos sociais são apontados como atitudes[26]. Para o gestor, as atitudes necessárias são: iniciativa, responsabilidade, lealdade, simpatia, entusiasmo, curiosidade, bom senso, síntese, perseverança e sentimento de ser um eterno aprendiz[25].

Destaca-se que os conhecimentos, habilidades e atitudes nem sempre são utilizados plenamente pelos profissionais, mas isto pode ser aperfeiçoado, melhor desenvolvido e ou aprendido, para aplicação sistêmica e sistemática por meio de treinamentos, experiências e capacitações continuados.

Nota-se que os treinamentos de integração de novos colaboradores, a atualização dos profissionais que já atuam em TN, bem como a preservação dos profissionais "mais antigos" são de suma importância para que exista e se mantenha a qualidade e a segurança dos serviços prestados, tanto na assistência direta ao paciente quanto na realização das rotinas e processos organizacionais[5]. Este aspecto é reforçado pelos especialistas na área de gestão de pessoas quando abordam a questão da retenção de talentos nas empresas como fator fundamental e vital da sustentabilidade do sucesso[23-25,27-28].

Um coordenador bem-sucedido produz mais com menos, enxerga longe, atua bem perto, faz alianças, cala-se quando necessário, grita na oportunidade, da voz aos subordinados e ouve os dirigentes, compartilha com colegas, abraça os desafios, agrega a equipe; por que sabe aplicar sua criatividade, se encantar com os clientes e se emocionar a cada novo dia.

• O envolvimento do paciente no cuidado seguro

O paciente é o centro da atenção em saúde e por isso têm se discutido a importância e o impacto de torná-lo um agente ativo da segurança no seu próprio cuidado. Alguns aspectos são analisados como, por exemplo, as condições e a forma como acontece e se desenvolve esta participação, no sentido de promover a segurança eficaz e valorizar o compartilhamento de cada momento com o paciente[29].

Assim, tais questões são pontos de partida para reflexão entre as lideranças organizacionais:
- O paciente deve ser envolvido ou responsabilizado por sua segurança?
- O paciente tem habilidade para verificar todos os processos a que está exposto?

- O paciente tem condições para perceber as diferentes situações em que é submetido?
- O paciente tem conhecimento das evidências que precisam ser buscadas para garantir a segurança da sua assistência?

Não há dúvidas que o paciente pode e deve contribuir para a qualidade dos cuidados à sua saúde, pois dele provem informações importantes a respeito de si e é ele quem interage com todos os profissionais que lhe tratam e cuidam. Neste raciocínio, ele deve ser estimulado a participar e encorajado a fazer questionamentos, pois é ele que tem conhecimento de seu histórico, da progressão de sua doença, seus sintomas e suas experiências com os tratamentos aos quais já foi submetido[29].

Ninguém mais do que o paciente tem interesse e motivação em obter um resultado assertivo, satisfatório e breve; portanto qualquer sinal, sintoma de mudança, efeito colateral, incomodo, falha, incidente e até mesmo o evento adverso com dano, o paciente é o primeiro prejudicado e o primeiro a solicitar e permitir soluções imediatas[6] para evitar a recorrência e injurias a outros pacientes.

Entretanto, há situações em como promover o envolvimento na terapia nutricional dos pacientes pediátricos ou dos pacientes psiquiátricos? Estes, não têm maturidade e tampouco condições legais para assumir quaisquer responsabilidades. Há também os pacientes em situações de tratamento intensivo, de emergência e sob efeito anestésicos que permanecem impossibilitados de tomar decisões[29], se envolver, acompanhar ou aferir os cuidados e a alimentação que lhes são oferecidos.

De qualquer maneira, alguns itens serão apresentados a seguir, para contribuir na elaboração dos princípios de segurança[29] e na reflexão sobre a política do envolvimento do paciente na terapia nutricional dentro organização:

- Os pacientes têm o direito de escolher a instituição e os profissionais que lhe cuidarão;
- O paciente tem o dever de comunicar seus sintomas, história, alergia e tratamento para receber um diagnóstico rápido e preciso. A consulta deve ser criteriosa, sem interrupção, com atenção focada nas palavras do paciente e sem restrição de tempo;
- Compartilhar as decisões sobre a dieta, alimentos, alimentos e variações de cardápio;
- Averiguar a interface da TN com o uso dos medicamentos, aprimorando a segurança;
- Permitir ao paciente ler as anotações sobre sua assistência no prontuário, integrando as responsabilidades do cuidado com toda a equipe multiprofissional;
- Informar o paciente sobre todas as etapas do cuidado: identificação por pulseira, dieta recebida, medicamento e interação com as refeições e alimentos, ingesta e restrição quanto a líquidos, sal, açúcar, carboidratos, cítricos, lácteos e outros;
- Os pacientes devem ser encorajados a perguntar sobre a dieta, tipo, nutrientes, valor calórico e outros para contribuir e alertar quando houver algum lapso ou deslize no processo;
- No caso de um evento adverso, é fundamental o envolvimento do paciente o quanto antes. Para isso é necessário estabelecer previamente a política do *disclosure* ou revelação na organização;
- O estimulo ao autogerenciamento em pacientes com doenças crônicas contribui para estabelecer o plano de alta mais seguro e efetivo em relação a sua dieta e retorno ao cotidiano[30].

O redesenho dos serviços reorganiza um lugar seguro para o armazenamento, a elaboração, preparação e distribuição das dietas, envolve a estrutura da área com a sequência correta dos fluxos de trabalho, onde o ambiente e o sistema promovam a sintonia das ações, a prevenção de erros, e a capacidade de perceber falhas e interceptá-la antes que chegue ao paciente.

A avaliação dos processos de trabalho, especialmente no serviço de nutrição é requisito essencial para otimizar a forma como a nutrição clínica e de produção é realizada; no qual se almeja concomitantemente que o paciente possa estar cada vez mais envolvido.

O Ambiente como Oportunidade para Riscos e Erros 67

• Considerações finais

O gerenciamento efetivo da segurança hospitalar, no que tange ao ambiente como oportunidade para riscos e erros inclui o planejamento, educação, monitoramento e controle da Estrutura, do Processo e Resultados organizacionais.

A diretoria planeja o ambiente, os equipamentos, os recursos financeiros, logísticos, humanos e administrativos necessários para dar suporte aos serviços de atendimento, ou seja, é a base da Estrutura[26].

Os recursos humanos, profissionais e colaboradores terceirizados são capacitados e treinados quanto ao ambiente organizacional e sobre o setor de serviço. Nesta oportunidade percebem como identificar e reduzir os potenciais riscos, minimizar e monitorar as condições instáveis, como também relatam situações frágeis, fatores de risco e eventos adversos que podem ocasionar os danos e prejuízos lastimáveis[5,6] a instituição. A este se denomina Processo.

Portanto, a elaboração e análise dos critérios de avaliação dos recursos estruturais, dos processos de trabalho e dos resultados[26] com foco na gestão da segurança, pode ser mensurada periodicamente, e assim, ser uma fonte de dados para preservação da qualidade no atendimento ao paciente e eliminação de danos organizacionais, aos clientes, aos profissionais e ao meio ambiente[6,26].

Por isso, o gerenciamento de riscos deve fazer parte da cultura da assistência em saúde, de cada organização prestadora de serviços, na medida em que preserva da melhor forma a vida do indivíduo, bem como favorece a estabilidade diminuindo os agravos da saúde do paciente. Protege o patrimônio empresa e contribui para que o estresse, a falta de atenção, o nível de conhecimento, a variabilidade emocional, o baixo empenho entre outros, esteja sobre monitoramento, controle e correção buscando a maximização de resultados.

• Referências bibliográficas

1. Agência Nacional de Vigilância Sanitária (ANVISA). Cartilha sobre boas práticas para os serviços de alimentação. 3ª Ed. Brasília (DF): ANVISA; 2004.
2. Agência Nacional de Vigilância Sanitária (ANVISA). RDC nº50. Dispõe sobre o regulamento técnico para planejamento, programação, elaboração e avaliação de projetos físicos de estabelecimentos de saúde. Brasília. 2002.
3. Agência Nacional de Vigilância Sanitária (ANVISA). RDC nº216. Cartilha de boas práticas para serviço de alimentação. Brasília. 2004.
4. Centro de Vigilância Sanitária do Estado de São Paulo. Portaria nº 18 de 09 de setembro de 2008.
5. D´Innocenzo, M.(coord) Indicadores, auditorias, certificações: ferramentas de qualidade para gestão em saúde. São Paulo: Martinari, 2006.
6. Feldman LB (organizadora). Gestão de Risco e Segurança Hospitalar. Prevenção de danos ao paciente, notificação, auditoria de risco, aplicabilidade de ferramentas, monitoramento. 2ª ed. São Paulo: Martinari, 2009.
7. Associação Brasileira de Normas Técnicas ABNT NBR ISO 31000 sobre Gestão de riscos – Princípios e diretrizes.São Paulo, 2009. 24 pg.
8. Nettina, SM. Prática de enfermagem. 7ªed. Rio de Janeiro: Guanabara Koogan, 2003.
9. Vieira, VL. Segurança alimentar e nutricional das crianças no município de São Paulo: desafios na formação do nutricionista. Doutorado. Universidade de São Paulo. 2011.
10. Institute Healthcare Improvement (IHI). Prevenindo pneumonia associada à ventilação mecânica. Cambridge (England), 2008.
11. Smeltzer SC, O'Connell, Bare BG. Brunner & Suddarth: Tratado de enfermagem médico-cirúrgica. 10ª ed. Rio de Janeiro: Guanabara Koogan, 2005.
12. Alves VLS, Feldman LB. Gestores da saúde no âmbito da qualidade. Atuação e competências- Abordagem multidisciplinar. São Paulo: Editora Martinari, 2011. 248 p.

13. Agência Nacional de Vigilância Sanitária (ANVISA). Infecções do trato respiratório: orientações para a prevenção de infecções relacionadas à assistência à saúde. Brasília (DF). 2009.
14. Associação Paulista de Estudos em Controle de Infecção Hospitalar (APECIH). Diagnóstico e prevenção de IRAS em neonatologia. São Paulo. 2011.
15. Rede Brasileira de Enfermagem e Segurança do Paciente REBRAENSP. Cartilha dos 10 passos para Segurança do Paciente. Conselho Regional de Enfermagem de São Paulo-COREN-SP, 2010.
16. Agência Nacional de Vigilância Sanitária (ANVISA). Banco de leite humano: funcionamento, prevenção e controle de riscos. Brasília. 2007.
17. Agência Nacional de Vigilância Sanitária (ANVISA). Pediatria: prevenção e controle de infecção hospitalar. Brasília. 2006.
18. Agência Nacional de Vigilância Sanitária (ANVISA). Neonatologia: critérios Nacionais de infecção relacionada a assistência à saúde. Brasília. 2010.
19. Matsuba CST, Magnoni D. Enfermagem em terapia nutricional.São Paulo: SARVIER, 2009.
20. Agência Nacional de Vigilância Sanitária (ANVISA). Corrente sanguínea: critérios nacionais de infecções relacionadas à assistência à saúde. Brasília. 2009.
21. Institute Healthcare Improvement (IHI). Prevenindo infecções em cateter venoso central. Cambridge (England). 2008.
22. Lins L, Barrios W, Freire RBM. O gestor do serviço de gastronomia e nutrição. In: Alves VLS, Feldman LB. Gestores da saúde no âmbito da qualidade. Atuação e competências- Abordagem multidisciplinar. São Paulo: Editora Martinari, 2011. 248 p.
23. Dutra JS. Competências: conceitos e instrumentos para a gestão de pessoas na empresa moderna. São Paulo; Atlas, 2004.
24. Cunha KC. Gestão de pessoas: foco na enfermagem atual. São Paulo: Martinari, 2008.
25. Balsanelli AP, Cunha ICKO, Feldman LB, Ruthes RM. Competências gerenciais: desafio para o enfermeiro. São Paulo; Martinari, 2008.
26. Feldman LB, Cunha ICKO. Identificação dos critérios de avaliação de resultados do serviço de enfermagem nos programas de acreditação hospitalar. Rev. Latino-Am. Enfermagem, jul./ago. 2006, vol.14, no.4, p.540-545.
27. Kern AE, Jeronimo RAS. Gestão de Segurança: o papel dos indicadores de qualidade. In: Matsuba CST, Magnoni D. Enfermagem em Terapia Nutricional. São Paulo: Sarvier, 2009.
28. Fleury A, Fleury MTL. Estratégias empresariais e formação de competências. 2ª Ed. São Paulo: Atlas, 2001.
29. Bohomol E. Envolvimento do paciente no gerenciamento de risco. In: Feldman LB (organizadora). Gestão de Risco e Segurança Hospitalar. Prevenção de danos ao paciente, notificação, auditoria de risco, aplicabilidade de ferramentas, monitoramento. 2ª ed. São Paulo: Martinari, 2009.
30. Fonseca AS, Peterlini FL, Costa DA. Segurança do Paciente. São Paulo (SP): Martinari, 2014. p.276.

CAPÍTULO 9

A Atuação do Médico no Gerenciamento de Riscos

Telma Sígolo Roberto

• Gerenciamento de riscos

Segundo classificação da Agência Nacional de Vigilância Sanitária, entende-se por risco, toda probabilidade de ocorrência de dano e a gravidade do mesmo.

Quando um risco deixa de ser probabilidade e se materializa, torna-se um evento adverso que por definição é nocivo e não intencional, mas pode resultar em injúria física passível de monitoramento, tratamento, hospitalização e até mesmo morte[1]. Como se trata de probabilidade, um evento adverso pode e deve ser evitado na maioria das situações.

Toma-se por gerenciamento de risco, todas as medidas e ações institucionais capazes de prevenir o dano ou de reduzir sua gravidade. O plano de gerenciamento de riscos deve englobar a "aplicação sistêmica e contínua de políticas, procedimentos, condutas e recursos na avaliação de riscos e eventos adversos que afetam a segurança, a saúde humana, a integridade profissional, o meio ambiente e a imagem institucional"[5].

Além do impacto clínico associado a tais eventos adversos, estes também relacionam-se a maior custo da internação hospitalar e consequentemente, maior desperdício de recursos financeiros e humano[4].

Apenas 10% a 20% de eventos adversos e indesejados são relatados e destes, 95% não causam malefício ao paciente, porém, o primeiro passo para implantação de processos para gerenciamento de risco inclui, necessariamente o aumento das notificações ativas e oficiais, pois só é possível mudar e melhorar o que se conhece para que na finalidade do processo os erros potencialmente graves sejam evitáveis[1].

Considerando-se que poucos processos intra-hospitalares são deflagrados sem que haja uma "ordem" ou prescrição médica e isto se explica pela autoridade legal deste profissional sobre o ser humano que ali se apresenta para tratamento, torna-se de fundamental importância o envolvimento do corpo clínico nos processos de qualidade.

Só através da atuação deste, é possível a criação e disseminação de protocolos preventivos para determinadas doenças de alta prevalência e potencialmente letais, tais como infarto agudo do miocárdio (IAM), tromboembolismo pulmonar (TEP), sepse, entre outros. O envolvimento do médico permite tanto o embasamento científico necessário para a aceitação ampla e irrestrita de tais protocolos institucionais quanto maior adesão e disseminação dos mesmos entre seus pares e colaboradores.

Em resumo, o principal papel do corpo clínico nos processos de gerenciamento de risco encontra-se na capacidade de adesão dos mesmos aos protocolos institucionais que visam melhorias de forma que este envolvimento efetivo é diretamente proporcional ao caminho para melhores resultados em qualidade e segurança ao paciente[2].

Além dos aspectos clínicos, os médicos é que são responsáveis pela maior parte da receita de um hospital, através de suas atividades diárias e procedimentos, de forma que a padronização de processos também se relaciona a maior otimização de custos e receitas.

Apesar de todos os aspectos citados acima, ainda se faz presente um grande dilema na maneira mais convincente para o engajamento nestes processos, pois historicamente o envolvimento do corpo clínico com os processos de qualidade sempre foi conflituoso já que muitas vezes, para o médico, há a sensação de que os processos de qualidade são contrários aos seus próprios interesses a medida em que tais documentos podem tornar suas atuação e rotina e mais burocratizadas e demoradas.

De acordo com a experiência de sucesso relatada por alguns dos principais hospitais americanos e britânicos, o instituto para melhorias nos cuidados de saúde de Cambridge (*Institute for Health Care Improvement* – IHI) sugere que a adoção de seis conceitos básicos sabidamente associam-se ao maior envolvimento do corpo clínico com os processos de qualidade e gerenciamento de riscos, descritos a seguir.

- **Estabelecimento de propósitos comuns entre instituição e corpo clínico**
  - Desfecho clínico favorável para o paciente – inegavelmente, tanto instituição quanto corpo clínico, desejam o melhor resultado para o doente.
  - Redução de aborrecimentos e perda de tempo – ao propor melhorias no fluxo do trabalho diário no que diz respeito à logística intra-hospitalar do paciente desde admissão, evolução, acompanhamento diário, preenchimento de documentação até a alta hospitalar, entende-se que os profissionais de saúde, incluindo o médico, poderão contar com mais tempo livre para dedicação à assistência efetivamente.
  - Difusão da cultura organizacional – só a partir de um perfeito conhecimento e entendimento das crenças, normas e valores institucionais é possível esperar uma homogeneidade mais consistente no que tange a assistência em saúde.
  - Entendimento de oportunidades – a evolução da qualidade intra-hospitalar tanto pode significar oportunidade financeira para médicos que se especializam neste tipo de assistência em instituições dispostas a pagar por esse serviço quanto aumento de demanda em atendimentos na medida em que esta instituição se torna referência em serviços prestados em assistência a saúde, com índices internos de menor morbimortalidade.

- **Reforço de crenças e valores institucionais**
  - Tornar médicos parceiros e não clientes – este item associa-se a uma mudança cultural grande, porém, é de fundamental importância que se tenha um entendimento comum de que o paciente é o único cliente. A partir desse princípio básico, torna-se mais fácil convocar médicos para liderar e difundir a cultura da segurança com protocolos sempre baseados em evidências científicas.

- Responsabilizar tanto sistema como indivíduo pela qualidade – isso implica, na prática, em descentralizar algumas decisões clínicas da figura do médico. Culturalmente, esta condição também acarreta em grande mudança estrutural no desenvolvimento da assistência, porém, a transferência do foco das atuações do indivíduo para processos institucionais de gatilho, tratamento e acompanhamento de diversas patologias e condições prevalente, desde que previamente discutidos e apoiados por todo corpo clínico, garante melhores resultados.

• Planejamento do comprometimento em etapas

Neste item, é fundamental que a instituição elenque as principais questões em que a interação com o corpo clínico é fundamental, tais como, elaboração de protocolos assistenciais e posterior adesão aos mesmos e outros que se relacionam com a evolução do doente em ambiente intra-hospitalar e a partir daí, elaborar um plano de adesão das equipes a esses itens específicos. Para o planejamento desta condição, quatro perguntas importantes devem ser respondidas.

Quais os projetos e iniciativas que mais precisam da adesão do corpo clínico?

Deve-se priorizar assuntos de maior urgência previamente estabelecidos e acordados em reuniões de lideranças e planejamento estratégico para definição de planos de ações específicos (por exemplo, implantação de protocolo para tratamento precoce da sepse, prevenção de infecção pulmonar associada a ventilação mecânica, prevenção do desenvolvimento de úlceras por pressão, entre outros).

Qual o papel específico do médico para cada iniciativa proposta?

Para esta pergunta, deve-se identificar quais membros do corpo clínico estão aptos a assumir as seguintes posições: médico autoridade no assunto e protocolo específico que se quer abordar, sendo que dentro deste contexto, este indivíduo deve ter coragem e conhecimento amplos para encarar e reverter divergências; médico líder de projeto, capaz de difundir e a cultura e unir a teoria dos protocolos de qualidade com a prática assistencial diária; médico líder estrutural que deve se apoiar ou fazer parte das comissões internas obrigatórias por lei, tais como a CCIH (comissão de controle de infecção hospitalar) ou EMTN (equipe multiprofissional de terapia nutricional) para agregar maior embasamento científico e ajuda na difusão das práticas protocoladas; médicos capazes de adotar os protocolos institucionais e dentre deste perfil, identificar os que são mais resistentes para trabalho diário de convencimento a adesão.

Quais médicos se encaixam nos perfis descritos acima?

Através de análise detalhada do corpo clínico, é possível chegar aos nomes dessas lideranças, porém, é sabido que 20% da equipe médica é responsável por 80% dos serviços prestados (regra 20/80) e esta composição deve ser levada em conta na escolha desses indivíduos.

Qual o plano da instituição para equipar e apoiar esses profissionais no alcance dos objetivos propostos?

A instituição deve estar disposta a ouvir as dificuldades relatadas pelos profissionais diretamente envolvidos no processo e acima de tudo, estar apta para oferecer os recursos humanos e financeiros para resolução de problemas.

- **Métodos para melhor adesão**
  - Padronizar apenas o que é padronizável – metas baseadas em evidências científicas e aplicadas através de parâmetros mensuráveis (tais como, meta glicêmica, meta calórico-proteica, entre outros) costumam ser melhor aceitas.
  - Usar dados de forma racional – a divulgação de indicadores resultantes do sucesso dos processos aplicadas deve ser feita de forma a exaltar os resultados positivos para a instituição e não deve, de forma alguma, servir para comparar resultados entre indivíduos e equipes diferentes.
  - Aplique questões fáceis de serem tentadas para que não sejam consideradas de risco pelo corpo clínico e tragam resistência imediata aos protocolos propostos. Além disso, é importante sempre deixar claro que as mudanças sempre serão testadas e avaliadas em sua eficácia antes de serem implementadas definitivamente.
  - Aplique questões fáceis de serem realizadas de forma que não acarretem em desperdício de tempo e recursos.

- **Demonstração de coragem**

  É necessário que todos os colaboradores envolvidos com a qualidade sejam capazes de confrontar com clareza e respeito àqueles que não aderem às orientações do comitê de qualidade de forma a transmitir a mensagem clara de comprometimento institucional com tais mecanismos de defesa de danos aos pacientes, mesmo que esta condição entre em conflito com as principais equipes do corpo clínico. Se não houver cobrança e auditoria na adesão às novas rotinas, todos os outros colaboradores também se sentirão confortáveis para não aderirem ao movimento.

- **Adoção de uma estratégia de comprometimento do corpo clínico**

  É importante considerar que os valores emocionais e psicológicos dos profissionais médicos podem dificultar o comprometimento do processo de implantação da qualidade e neste sentido, vale ressaltar as seguintes orientações:
  - Envolva o corpo clínico desde o início do processo, pois desta forma, as decisões não serão impostas e também, de mais fácil aceitação;
  - Trabalhar com os líderes reais que não são necessariamente, os médicos mais titulados da instituição e sim os que têm a capacidade de intermediar as negociações entre diretoria, qualidade e corpo clínico, considerando prós e contras de cada parte. Também devem ser envolvidos os médicos que aderem mais precocemente aos protocolos e que por isso, são considerados potenciais difusores da cultura de qualidade;
  - Escolher as palavras adequadamente e também quem as transmite é fundamental para credibilidade do processo;
  - Tornar o envolvimento do corpo clínico evidente traz maior credibilidade a todo processo e facilita a adesão de outros médicos que não necessariamente participaram das etapas iniciais da implantação de protocolos, mas que são peças-chave na efetivação do processo;
  - Construa confiança em cada etapa da implantação da qualidade, a medida que se observa resultados positivos na evolução dos pacientes. Dessa forma, fica clara a evidência de que a qualidade atua efetivamente na melhor evolução do doente;
  - Busque a comunicação sempre, mesmo que problema a ser debatido seja de difícil resolução;
  - Mostre que a instituição está aberta a debate sobre problemas e dificuldades relatadas pelo corpo clínico, mostrando que o seu envolvimento com a qualidade não significa apenas "perda de tempo" e sim, também melhora a comunicação interinstitucional.

As sugestões propostas acima, fazem parte de um programa de sucesso sugerido e aplicado pelo IHI, conforme citado antes, porém, não são regras sem exceções, pelo contrário, é altamente recomendada a análise profunda do perfil institucional do corpo clínico para que a partir daí sejam feitas adaptações e novas propostas a este modelo de implantação do envolvimento dos médicos nos processos de qualidade.

O conceito mais importante a ser lembrado, é que dificilmente uma instituição terá um plano de qualidade efetivo sem a participação direta e objetiva do corpo clínico já que é a partir da ação deste profissional que se deflagram a maior parte de condutas que geram procedimentos e receita, de forma que todos os esforços devem ser empregados no envolvimento deste grupo de profissionais com a qualidade em serviço de saúde, voltada ao ambiente hospitalar.

• Referências bibliográficas

1. Griffin FA, Resar RK. IHI Global Trigger Tool for Measuring Adverse Events (Second Edition). IHI Innovation Series white paper. Cambridge, MA: Institute for Healthcare Improvement; 2009. (Available on www.IHI.org)
2. Reinertsen JL, Gosfield AG, Rupp W, Whittington JW. Engaging Physicians in a Shared Quality Agenda. IHI Innovation Series white paper. Cambridge, MA:Institute for Healthcare Improvement; 2007. (Available on www.IHI.org)
3. Anvisa. Boletim Informativo de Tecnovigilância – BIT. Agência Nacional de VigilânciaSanitária. Setembro – 04/2004. 36 p.
4. World Alliance for Patient Safety. Summary of the evidence on patient safety: implications for research. The Research Priority Setting Working Group of the World Alliance for Patient Safety. Espanha. 2008; 118 p.
5. http://www.sbrafh.org.br/site/public/temp/510f0a460507f
6. Chronic Care Model. http://www.improvingchroniccare.ora/change/index/html

CAPÍTULO 10

A Atuação do Nutricionista no Gerenciamento de Riscos

Rosana Perim Costa • Maria Beatriz Ross Fernandes • Camila Andrade Pereira

• **Os conceitos de segurança**

O principal propósito de uma instituição de saúde é o cuidado ao paciente, devendo considerar a assistência como parte de um sistema integrado de serviços, profissionais de saúde e níveis de cuidado, assim compondo a continuidade do cuidado.

Médicos, enfermeiros, farmacêuticos, fisioterapeutas, nutricionistas e outros profissionais da saúde têm um papel claramente definido no processo de assistência ao paciente.

A qualidade e a segurança estão fundamentadas no trabalho diário de cada profissional de saúde e de outros profissionais da instituição.

A melhoria integral ou global da qualidade corresponde à redução contínua dos riscos para pacientes e profissionais.

Tanto os programas de melhoria da qualidade, quanto os relativos à segurança do paciente têm os seguintes atributos:
- São conduzidos pelas lideranças;
- Procuram mudar a cultura da instituição;
- Identificam e reduzem risco e variações de maneira pró-ativa;
- Utilizam dados para manter o foco nas questões prioritárias;
- Procuram demonstrar melhorias sustentáveis.

A palavra "segurança" tem origem no latim, língua na qual significa "sem preocupações". Em definição global a segurança está referida a "um mal a evitar", por isso segurança é a ausência de risco, a previsibilidade e, portanto a certeza sobre o futuro[1].

A segurança do paciente é, na atualidade, uma questão de grande interesse para os gestores públicos e privados, para os operadores de planos de saúde, médicos, enfermeiros, demais profissionais de saúde, clientes/pacientes e público em geral. A maioria dos gestores de organizações de saúde se sente inseguro em assumir explicitamente a responsabilidade pela segurança e qualidade assistencial[2].

Existem vários conceitos sobre segurança do paciente, até porque se trata de uma ciência nova no âmbito da assistência à saúde.

Segurança do paciente é a redução e a mitigação de atos não seguros no sistema de assistência à saúde, assim como a utilização das melhores práticas que conduzem a resultados ótimos para o paciente[2].

Esse conceito se revela útil, principalmente pelo caráter prático: reduzir situações indesejáveis decorrentes da assistência ao paciente e, no caso da ocorrência, dispor de medidas que limitem o dano e restrinjam a chance de repetição do fenômeno. A segurança do paciente, portanto, alude à extensão em que um serviço de saúde pode minimizar um dano inadvertido e evitar riscos potenciais para o paciente.

Como a segurança da assistência aos pacientes nas organizações de saúde parece tão óbvia, tem-se a falsa impressão que se trata de um assunto banal. Entretanto, quando são noticiados os incidentes médicos-assistenciais, como: cirurgia em parte errada do corpo, procedimento errado, superdosagem de medicação, queda, aquisição de uma doença infecciosa durante uma internação hospitalar, erro na composição/administração da dieta, a primeira reação, como regra, é de espanto e perplexidade[2].

Há ainda o evento sem dano, que é aquele em que ao acontecer não resulta em dano real, embora o potencial para o dano possa estar presente.

Também há de se definir o quase-acidente, eventos nos quais as consequências indesejáveis foram revertidas porque se descobriu com antecedência e se corrigiu a falha, planejada ou não planejada[2].

A segurança alimentar compreende fases que devem ser avaliadas de forma multidisciplinar. Ela se inicia com a individualização do paciente e avaliação das suas necessidades nutricionais, passando pelo adequado preparo das dietas, até a finalização do processo que se faz com a administração dos nutrientes por via oral, por meio de sondas ou diretamente na veia[3].

O conceito de "alimento seguro" está em evidência, não somente pela importância para a saúde pública, mas também pelo seu papel no comércio internacional[4].

Os processos de preparação, manipulação, armazenamento e distribuição de alimentos devem ser seguros e estar de acordo com as leis, regulamentos e práticas aceitas atualmente.

A legislação em segurança do alimento é geralmente entendida como um conjunto de procedimentos, diretrizes e regulamentos elaborados pelas autoridades, direcionados para a proteção da saúde pública.

A HACCP (*Hazard Analysis and Critical Control Points*) ou APPCC é a sigla para análise de perigos e pontos críticos de controle, que consiste em uma abordagem sistemática para garantir a segurança do alimento. Inicialmente foi uma ferramenta desenvolvida pelo setor privado para garantir a segurança do produto e atualmente está sendo introduzida na legislação de vários países[5].

Todo serviço de Nutrição Hospitalar deve atender às exigências mínimas para fornecimento de alimentos, *in natura* ou industrializados.

Portanto o objetivo final da segurança alimentar é fornecer nutrientes adequadamente selecionados e manipulados, como também isentos de contaminação física, química ou microbiológica.

Por isso, a percepção de risco por parte de um indivíduo deve ser levada em consideração em uma avaliação mais detalhada e a exposição ao risco deve ser controlada e monitorada[6].

O "método dos 5S" é um conjunto de cinco atividades que buscam aperfeiçoar o comportamento dos funcionários no ambiente de trabalho mediante a mudança de seus hábitos e atitudes.

O conceito "5S" foi criado no Japão e em japonês, representam as palavras cujos cinco itens básicos se iniciam com a letra "S". No Brasil, com objetivo de manter os S originais, inseriu-se a expressão "senso de...". Tem-se, portanto:
- *Senri* (Senso de utilização): ensina o funcionário a não desperdiçar;

- *Seiton* (Senso de organização): ensina a manter os objetos em locais adequados;
- *Seiso* (Senso de limpeza): ensina a manter o local de trabalho limpo;
- *Seiketsu* (Senso de higiene): ensina a fazer o asseio permanente do local de trabalho;
- *Shitsuke* (Senso de compromisso): ensina a cumprir as rotinas estabelecidas.

"Com a implantação do método "5S", permite-se o envolvimento de todos, gerência e funcionários, possibilitando uma maior motivação, contribuindo para melhorar o ambiente de trabalho, combater o desperdício, diminuir os acidentes de trabalho e reduzir as quase-falhas, resultando em maior produtividade e redução de custo para a empresa[7].

• Gerenciamento de riscos em nutrição clínica

No ambiente hospitalar, a prescrição da dieta é realizada pelo médico e cabe ao nutricionista traduzi-la em prescrição dietética, de modo a atender às necessidades e preferências alimentares do paciente, como parte do tratamento proposto[8]. A partir disso, há de se considerar os possíveis riscos ou eventos que podem interferir na recuperação do paciente.

Muitas falhas de comunicação ocorrem entre a prescrição médica da dieta e a oferta de alimentação ao paciente. Mesmo que os profissionais de saúde tenham o compromisso e a disposição de fazer o bem e utilizar o melhor do conhecimento, que são fatores essenciais para o cuidado, não são suficientes para evitar falhas e acidentes na assistência prestada aos clientes/pacientes[2].

Em geral, cada serviço de alimentação possui um manual de dietas, que serve como guia para racionalizar o trabalho, otimizar e uniformizar as prescrições médicas e dietéticas[9]. Nestes manuais, utilizados como ferramenta prática, estão definidas as composições de cada uma das dietas nas cinco refeições oferecidas ao paciente por dia.

Nos serviços de alimentação em hospitais, a operacionalização da prescrição dietética é feita por funcionários, tais como auxiliares de cozinha e copeiros. Já foi constatado que estes colaboradores possuem baixa qualificação profissional por falta de treinamento, motivação e atualização, e, portanto, sujeitos a erros[10].

Near miss *ou quase-falhas e eventos adversos*

No dia a dia dos nutricionistas que atuam na área clínica é possível observar que há um longo e trabalhoso processo focado na eficácia em oferecer ao paciente uma dieta que o satisfaça e que também atendas às suas exigências clínico-nutricionais[11].

A implantação de um gerenciamento de risco é essencial para aperfeiçoar este processo, identificando em que etapas ele pode falhar. A análise de risco tem o objetivo de avaliar possíveis situações de falha no processo e concentrar esforços para eliminar ou, pelo menos, minimizar os efeitos que estas falhas possam ocasionar. A partir da identificação dos pontos críticos, devem ser adotadas soluções técnicas de segurança em cada fase do processo[11].

Há pelo menos duas décadas, pesquisadores estudam de forma sistemática um fenômeno relacionado a problemas de qualidade nos serviços de saúde. Os chamados *near miss* (quase-falhas) vêm sendo documentados e sua ocorrência crescente tem provocado um debate sobre a segurança do paciente. Além disso, representam também um grave prejuízo financeiro[12].

As quase-falhas (QF) configuram qualquer variação de um processo que não afeta um resultado, mas cuja recorrência acarreta grande chance de uma consequência adversa grave. Quando considerada a alimentação de um paciente internado, pode-se citar como exemplo ele receber uma dieta errada e não chegar a consumi-la.

Os chamados eventos adversos (EA) vêm sendo documentados e sua ocorrência crescente tem provocado um debate sobre a segurança do paciente.

É definido pela *Joint Commission International* (JCI) como uma ocorrência imprevista, indesejável ou potencialmente perigosa na instituição de saúde[13].

Em nutrição clínica pode-se considerar um evento adverso o consumo pelo paciente de uma dieta errada, acarretando em prejuízo de seu estado clínico.

As quase-falhas e os eventos adversos em nutrição clínica são bastante comuns. Entretanto, não são mensuradas de forma sistemática e estão relacionadas, principalmente, a erros na interpretação da prescrição dietética realizadas pelo colaborador operacional e à inexata transcrição das informações contidas no manual de dietas do serviço para a bandeja de refeição do paciente, além de problemas de identificação da dieta.

O panorama mundial mostra que além dos danos físicos e emocionais causados aos pacientes e seus familiares e a perda da confiança nas instituições de saúde, as quase-falhas e os eventos adversos acarretam também elevados custos. Devido ainda ao baixo número de dados estatísticos, inclusive por sub-notificações, os números encontrados não espelham a verdadeira escala potencial do problema[11].

Estudos de revisão bibliográfica sobre gerenciamento de risco relacionam quase-falhas e eventos adversos com a teoria de erro humano[14].

Teoria do erro humano

Os erros humanos podem ser estudados sob dois pontos de vista: aproximação pessoal e aproximação do sistema, cada qual possui um modelo próprio de causa dos erros, e consequentemente cada um apresenta uma filosofia diferente de gerenciamento, tais como: esquecimentos, desatenção, baixa motivação, falta de cuidado, negligência e imprudência, e assim as medidas preventivas estão dirigidas no sentido de se restringir a variabilidade indesejável do comportamento humano. Estes métodos incluem campanhas por meio de pôsteres, escrever novos procedimentos ou alterar os existentes, medidas disciplinares e capacitação profissional. Os seguidores desta teoria tratam o erro como um papel moral, assumindo que coisas ruins acontecem com pessoas ruins[15,16].

Na aproximação do sistema considera-se que os humanos falham e os erros são esperados, mesmo nas melhores organizações. Os erros são considerados mais como consequências do que como causas, tendo suas origens não na natureza perversa do ser humano, mas em fatores sistêmicos que estão acima destes. As medidas de segurança baseiam-se no fato de que não podemos mudar a natureza humana, mas sim as condições sob as quais os seres humanos trabalham. A ideia central é a dos sistemas de defesa, ou seja, toda tecnologia perigosa possui barreiras e salvaguardas. Quando um evento adverso ocorre o importante não é quem cometeu o erro, mas sim como e porque as defesas falharam[15].

Há inúmeras teorias sobre o erro humano. Os erros ocorridos em processos de serviços podem ser enfocados sob a ótica de quando as defesas entre os perigos e os danos são perfuradas. Dessa forma, as empresas tendem a mudar suas atitudes reativas, após o evento adverso, por exemplo, para ações pró-ativas, com consequente diminuição no impacto deste fenômeno no cuidado a saúde.

O modelo do "Queijo Suíço", proposto por Reason está baseado nesta segunda corrente, ou seja, defesas, barreiras e salvaguardas que ocupam uma posição chave. Sistemas de alta tecnologia, assim como modelos de assistência à saúde, têm muitas camadas defensivas. A maioria das defesas, barreiras e salvaguardas funcionam bem, mas sempre existem fraquezas. Em um contexto hipotético, cada camada de defesa, barreira ou salvaguarda deveria estar íntegra, entretanto, via de regra, elas são mais como as fatias de um queijo suíço, cheias de buracos. Porém, de forma diferente do queijo, esses buracos estão continuamente abrindo e fechando em diferentes momentos. Como se pensam em camadas, estes buracos em uma camada, são inofensivos, mas quando ocorre um alinhamento destes buracos nas diferentes camadas do sistema de defesas, barreiras ou salvaguardas há a possibilidade de ocorrência de um evento perigoso, conforme Figura 10.1[15].

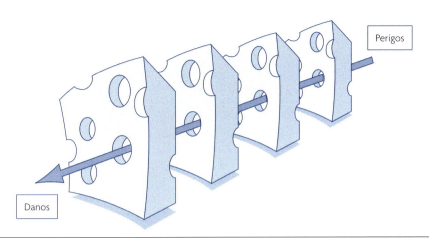

Figura 10.1: Modelo do "Queijo Suíço", mostrando como as defesas, barreiras e salvaguardas podem ser penetradas por um perigo ocasionando danos.

Em serviços de nutrição as quase-falhas e até mesmo os eventos adversos são subnotificados, mas são de extrema importância, uma vez que estão diretamente inseridos na política de qualidade. O envolvimento e treinamento da equipe são fundamentais para a correta notificação dos dados. O gerenciamento das informações promove o aperfeiçoamento dos processos, e por consequência a excelência.

- ## Como criar e implantar um modelo de gerenciamento de riscos em nutrição clínica para dietas via oral

Cada serviço de nutrição deve identificar as etapas onde o processo de operacionalização das prescrições dietéticas pode falhar. Este é, sem dúvida nenhuma, o primeiro e mais importante passo.

As descrições a seguir constam de um pouco da experiência do Setor de Nutrição do HCor em identificar estas etapas, medir as falhas e algumas das soluções que foram encontradas para cada um dos problemas levantados.

Sistema de distribuição de refeições

Há tempos estão definidos tipos de distribuição de refeições em serviços de nutrição hospitalares. Todos apresentam inúmeras vantagens e desvantagens. De forma geral, são conceituados da seguinte forma:
- Sistema descentralizado: a refeição é preparada na cozinha, acondicionada em carros térmicos para serem transportadas para as copas, onde é feito o porcionamento, a identificação e distribuição das refeições. Este sistema utiliza uma área física maior, além de utilizar mais equipamentos e utensílios. Por muito tempo, este tipo de serviço foi predominante nos hospitais;
- Sistema centralizado: a refeição é preparada, porcionada, identificada na própria cozinha e distribuída em carros térmicos. Este sistema exige apenas minicopas para a distribuição de complementos a dietas ou alimentações fora dos horários padronizados. Esta parece uma tendência atual em todos os grandes hospitais;
- Sistema misto: parte da distribuição é centralizada e parte é descentralizada (Mezomo, 2002).

O sistema descentralizado e o sistema misto representam certa fragilidade na questão da segurança, tendo em vista que as refeições são montadas nas copas. Esta foi uma das primeiras observações feitas pelo Setor de Nutrição no HCor em relação à garantia da dieta certa para o paciente certo.

Abaixo, uma figura esquemática (Figura 10.2) em que estão elucidados as etapas dos sistemas descentralizado e centralizado de distribuição de refeições no HCor.

No sistema descentralizado: todos os pacientes recebem as dietas conforme a prescrição dietética proposta pela nutricionista e escolhem os cardápios das refeições principais (almoço e o jantar) de acordo com suas preferências alimentares.

Após escolhidas, a nutricionista elabora as etiquetas de identificação da refeição por meio de um sistema de informática próprio e as encaminha para área de produção e montagem.

Prontas, as refeições são enviadas até as copas de apoio das unidades de internação em temperatura ambiente, junto com os demais itens que compõem a dieta do paciente como: sucos, sobremesa, saladas e outros.

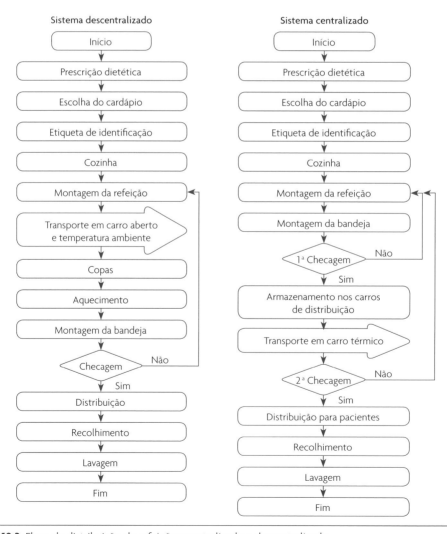

Figura 10.2: Fluxo de distribuição de refeições: centralizado e descentralizado.

Na copa de apoio, a copeira inicia o aquecimento das refeições em forno de micro-ondas e a montagem da bandeja de cada paciente, respeitando as informações nutricionais contidas no "Mapa de Alimentação".

Essas informações deverão ser observadas cuidadosamente e com atenção para que não ocorram falhas durante a montagem da bandeja.

Nesse momento não há a presença de um líder ou nutricionista para acompanhamento.

Finalizada a montagem da bandeja com todos os itens necessários, começa o processo de distribuição das refeições. Quarenta minutos após, ela recolhe as bandejas e inicia a lavagem das louças.

Com relação às refeições intermediárias (desjejum, lanche da tarde e ceia), os itens que compõem as dietas são separados na área de produção e encaminhados às copas de apoio para o processo de montagem que também será realizado mediante as informações do "Mapa de Alimentação". A distribuição e recolhimento se dão semelhantes ao almoço e jantar.

No sistema centralizado: a escolha do cardápio, a confecção das etiquetas e a montagem das refeições seguem a mesma rotina do sistema descentralizado.

As mudanças significativas nesse processo são: a copeira faz a montagem da bandeja de todas as refeições na área de produção, acondiciona em carros térmicos garantindo as características sensoriais e a temperatura dos alimentos e a operação é supervisionada por nutricionista.

O carro térmico é encaminhado para as unidades e as refeições são distribuídas aos pacientes, sem necessidade de passagem em copa de apoio para aquecimento e/ou finalização da montagem das bandejas.

Portanto todas as refeições são montadas e conferidas em um único ambiente permitindo menor risco de falhas.

A refeição é recolhida e os utensílios lavados da mesma forma que no sistema descentralizado.

Tendo em vista que sistema centralizado parecia ser mais seguro e econômico em relação ao sistema descentralizado foram realizadas coletas de informações e levantamento das quase-falhas das refeições oferecidas aos pacientes internados nas principais unidades de internação do HCor. Os erros de dietas foram definidos como quase-falhas porque se fosse encontrada alguma não conformidade na refeição do paciente, imediatamente, a mesma era corrigida, evitando que o paciente recebesse a dieta errada.

Foram levantadas as principais falhas que poderiam ocorrer com as dietas e as mesmas foram definidas para checagem da seguinte forma:

- **Dieta oferecida ao paciente incompatível com a prescrição dietética (D1):** quando todos os itens presentes na bandeja de refeição não são compatíveis com a prescrição dietética. Ex.: prescrição dietética solicita dieta líquida e paciente recebe dieta pastosa.
- **Item alimentar não compatível com a dieta prescrita (D2):** excesso ou ausência dos itens alimentares que compõe a prescrição dietética. Ex.: prescrição dietética solicita dieta geral para diabetes e paciente recebe a dieta sem adoçante.
- **Identificação errada da dieta (D3):** etiqueta de identificação da refeição do paciente possui algum erro ocasionando troca na entrega das dietas. Ex.: nome do paciente não compatível com o número do leito em que se encontra internado.
- **Conteúdo da refeição incompatível com a dieta (D4):** quando há erro na etiqueta de identificação que ocasione a montagem da dieta com algum alimento não permitido. Ex.: prescrição dietética solicita dieta geral sem leite e derivados e paciente recebe preparação com queijo.
- **Conteúdo da refeição incompatível com a etiqueta de identificação (D5):** quando há erro na montagem da refeição que ocasione conteúdo incompatível com a etiqueta de identificação. Ex.: prescrição dietética solicita macarrão ao sugo e paciente recebe macarrão alho e óleo.

É evidente que este modelo foi desenhado para atender as demandas do Setor de Nutrição do HCor. Assim, a amostra foi baseada em nosso número de refeições e as conferências em nosso Manual de Dietas.

Baseado em *benchmarking* realizado com outras instituições hospitalares da cidade de São Paulo, considerou-se que a meta de refeições conferidas seria de 2% a 3% do total de refeições produzidas e a meta de quase-falhas estipulada em 3%. Portanto, aproximadamente, 700 refeições são conferidas por mês.

Observou-se que após o processo de centralização houve uma redução significativa das falhas encontradas. Exceto o mês de implantação do sistema centralizado (setembro de 2010), todos os meses avaliados posteriormente ficaram abaixo da meta de 5%.

Esses resultados confirmaram as impressões de que o sistema centralizado era mais seguro e econômico que o sistema descentralizado ou misto. Além disso, comprovou que este sistema permite maior supervisão dos processos por todos ocorrerem em um único local, ser realizado pela mesma equipe com treinamento específico para esses colaboradores, garantindo ao paciente um cuidado nutricional mais seguro.

Informatização dos processos em nutrição clínica

Cada vez mais a informatização de processos hospitalares auxilia na garantia da qualidade e segurança do paciente.

Em nutrição clínica é comum os serviços utilizarem Mapas de Alimentação e etiquetas de identificação de dietas, como formas de comunicação entre a equipe e segurança do paciente, respectivamente.

Os Mapas de Alimentação são ferramentas em que são descritos os pacientes em seus respectivos leitos, sua dieta e suas preferências e aversões alimentares. Geralmente, são utilizados em duas vias, sendo uma para uso das nutricionistas de clínica e outra via para a copeira. Entretanto, quando a atualização destes documentos é manuscrita, está mais sujeita a falhas.

Na experiência HCor foi constatado que falhas de transcrição entre Mapas de Alimentação eram bastante comuns e acarretavam em falta de segurança para o paciente.

Apesar de inúmeras possibilidades de *softwares* no mercado hospitalar, o Setor de Nutrição do HCor, em parceria com o Setor de Tecnologia da Informação, optou por customizar um sistema completamente informatizado onde estes Mapas pudessem ser atualizados concomitantemente. Além desta ferramenta, o sistema dispõe também do histórico do paciente em casos de reinternação, minimizando mais uma vez as chances de falhas.

As etiquetas de identificação das refeições são uma ferramenta que, quando utilizadas corretamente, auxiliam na segurança do paciente, garantindo a dieta certa para o paciente certo. Em geral, é responsabilidade da copeira conferir os dados do Mapa de Alimentação com os da etiqueta de identificação.

No Setor de Nutrição do HCor, até a implantação do sistema informatizado referido acima, as etiquetas de identificação de refeições eram confeccionadas em Word. Havia um considerável trabalho burocrático das nutricionistas em digitar os dados básicos de identificação dos pacientes. Além disso, muitas informações referentes à identificação completa e necessidades nutricionais do paciente não cabiam na etiqueta, sendo necessário o uso de abreviaturas, aumentando assim o risco de erro e maior dificuldade de interpretação das informações pela copeira ao montar a refeição ou a bandeja do paciente.

No Sistema Nutrição Refeição, acima citado, os dados de identificação, tipo de dieta e preferências e aversões alimentares dos pacientes são carregados automaticamente do Mapa de Alimentação para as etiquetas. As nutricionistas de clínica, então, precisam apenas manter os Mapas atualizados e entrar com o dado do número da opção de cardápio que o paciente escolheu no almoço e jantar. As etiquetas das refeições intermediárias – desjejum, lanche e ceia – são geradas automaticamente pelo sistema, bastando realizar a impressão diária.

Treinamento e capacitação dos colaboradores

Sabe-se que o setor de nutrição emprega colaboradores com nível de conhecimento técnico básico, muitas vezes sem experiência e com dificuldades de entendimento dos diferentes tipos de dietas hospitalares.

Em vista dessa problemática, o setor de nutrição HCor desenvolveu um curso de capacitação de copeiros para montagem de dietas e elevação das competências técnicas individuais. O curso foi realizado concomitante ao início do processo de centralização da distribuição de refeições. A carga horária foi de 24 horas com aulas teórico/práticas ministradas semanalmente e duração total de três meses.

Horizontalização das unidades de cuidado ao paciente

Foi implantado no mesmo período da centralização, um modelo de internação de pacientes de acordo com o diagnóstico da doença e respectiva unidade, ou seja, no andar encontravam-se pacientes com as mesmas patologias, facilitando o cuidado multidisciplinar e também nutricional, reduzindo as quase-falhas, quando comparada com unidades com doenças variadas, exigindo maior conhecimento e atenção devido à diversificação das necessidades do cuidado.

Durante todo o processo de centralização, todas as nutricionistas foram desenvolvidas e capacitadas pela gerência e coordenação de nutrição para entender que para prevenir o erro é necessário saber como o processo acontece. Isso requer mecanismos de identificação, compreensão e notificação de erro, bem como uma cultura que valoriza a vertente da aprendizagem em detrimento da culpa ou da punição. Esse processo, realmente aconteceu e teve sucesso quando a nutricionista e a equipe de copa trabalharam em parceria com o enfoque na assistência ao paciente e na minimização dos eventos adversos e quase-falhas em dietas por via oral.

• Conclusão

A segurança do paciente deve ser o tema principal do gerenciamento de riscos em serviços de alimentação hospitalares. É um tema abrangente, que implica empenho político e organizacional dos profissionais, bem como de todos os envolvidos no processo do cuidado. É urgente implementar mudanças que promovam esta cultura e tornem todas as atividades de cuidado aos pacientes, desde a entrada até à saída, seguras e redutoras do risco de sofrer eventos adversos.

• Referências bibliográficas

1. Matos LS. Instituto de Filosofia da Linguagem; 2007. [acesso em março de 2011]. Disponível em: www.ifl.pt.
2. Quinto Neto A. Segurança dos pacientes, profissionais e organizações: um novo padrão de assistência à saúde. Revista de Administração em Saúde. 2006; (8).
3. Lopes ARC, Freire AMN, Aguiar E, Moreno PJ. Segurança Alimentar no ambiente Hospitalar. Manual de Biossegurança. 2001;171.
4. Bennet WL. "An integrated approach to food safety." Quality Press. 1999 (32).
5. Jouve JL."Principles of food safety legislation." Food Control. 1998 (9).
6. OPAS - Organização Pan-Americana da Saúde. Saúde e Ambiente. Gerenciamento de Riscos; 2007. [acesso em março de 2011]. Disponível em: http://www.opas.org.br/ambiente/temas.
7. Abreu ES, Spinelli MGN, Zanardi AMP.Gestão de Unidades de Alimentação e Nutrição: Um modo de fazer. São Paulo: Metha; 2003.

8. HC-FMUSP – Hospital das Clínicas da Faculdade de Medicina da Universidade de São Paulo. Divisão de Nutrição e Dietética. Manual de Dietas do Complexo H.C.; 1980.
9. Caruso L, Symoni RS, Silva ALND. Dietas Hospitalares - uma abordagem na prática clínica. Atheneu: São Paulo; 2002.
10. Borges CBN, Rabito EI et.al. Desperdício de alimentos intra-hospitalar. Revista de Nutrição; 2006 (18).
11. Florence G, Calil SJ. Uma nova perspectiva no controle dos riscos da utilização de tecnologia médico-hospitalar. Multiciência. Revista Interdisciplinar dos Centros e Núcleos da Unicamp; 2005.
12. Mendes W, Travassos C, Martins M, Noronha JC. Revisão dos estudos de avaliação da ocorrência de eventos adversos em hospitais. Revista Brasileira de Epidemiologia; 2005.
13. CBA – Consórcio Brasileiro de Acreditação- Padrões de Acreditação para. Joint Comission in Acreditation of Hospitals; 2011.
14. Kohn LT, Corrigan JM., Donaldson M.S, McKay T.; Pike K.C. To err is human. Washington, DC: National Academy Press; 2000.
15. Reason J. Human error: models and management. BMJ. 2000; 320; 768-770.
16. Correa CRP, Cardoso Junior MM. Análise e classificação dos fatores humanos nos acidentes industriais. Revista Brasileira de Engenharia de Produção. 2007;17.

CAPÍTULO 11

A Atuação do Enfermeiro no Gerenciamento de Riscos

Claudia Satiko Takemura Matsuba • Suely Itsuko Ciosak

• Introdução

Na atenção a saúde, a segurança é um princípio básico e um requisito para a qualidade do cuidado[1]. Define-se a segurança do paciente, como a redução de risco de danos desnecessários associados à atenção a saúde, até o mínimo aceitável, pois considerando a complexidade de procedimentos e tratamentos, o potencial para o dano é real[2].

Desde 1993, o Reino Unido vem trabalhando a chamada Cultura de Segurança do paciente que implica em valores, atitudes, competências e padrões de comportamentos individuais e grupais, os quais determinam o compromisso, o estilo e a eficiência de uma organização saudável e segura (*Health and Safety Comission*, 1993). A organização de saúde que adota uma cultura de segurança, reconhece a eficácia de medidas preventivas, que devem ser adotadas em todos os processos que envolvem cuidado com o indivíduo e comunidade.

A Terapia Nutricional (TN), instituída para manter ou melhorar o estado de doentes com comprometimento nutricional, é uma prática complexa que envolve diversas etapas desde a sua prescrição até a administração final e não é isenta de riscos, sendo sujeita a inúmeros eventos adversos (EA), que interferem tanto na evolução do estado nutricional do paciente, como podem leva-lo óbito, exigindo portanto, a atenção e o comprometimento do enfermeiro, da equipe de enfermagem e de toda equipe de saúde.

O cuidado seguro, resulta tanto de ações corretas dos profissionais de saúde, como de processos e sistemas adequados nas instituições e serviços, assim como, de políticas regulatórias governamentais, que exigem esforço coordenado e permanente dos envolvidos[4].

Apesar da impossibilidade de eliminar totalmente os riscos, a sua identificação e as causas, são essenciais para propor intervenções e diretrizes para ações, que visem um cuidado seguro e com qualidade, daí a necessidade de instituir o que, atualmente, denominamos de Gerenciamento de Riscos.

Em meados da década de 1970, Butterworth (1974)[5], descrevia o termo "desnutrição iatrogênica", identificada por 14 práticas de cuidados de saúde considerados como inaceitáveis, como interpretamos abaixo:
- Falha ao registrar o peso, estatura do paciente e outros dados antropométricos;
- Alta rotatividade dos membros da equipe de saúde;
- Diluição das responsabilidades no cuidado do paciente;
- Uso prolongado de soluções intravenosas e glicose como única fonte de energia;
- Ausência de registro alimentar na evolução dos pacientes;
- Jejum frequente para exames diagnósticos;
- Administração de dietas enterais de composição incerta, por sondas em quantidade insuficiente e condições de higiene inadequadas;
- Desconhecimento na composição dos alimentos, inclusive vitaminas e quantidades nutricionais;
- Falta de reconhecimento do aumento das necessidades nutricionais devido à gravidade da doença ou doença subjacente;
- Procedimentos cirúrgicos sem avaliação prévia do estado nutricional e falha no suporte nutricional no período pós-operatório;
- Falta de percepção quanto à importância da nutrição na prevenção e tratamento da infecção e confiança excessiva no uso de antibióticos;
- Falta de comunicação e interação entre o médico e os profissionais da equipe multiprofissional;
- Atraso no início da TN expondo em risco irreversível de desnutrição;
- Limitação de testes laboratoriais para avaliação do estado nutricional do paciente com falha na utilização dos exames disponíveis.

Atualmente, mesmo com os avanços tecnológicos e a adoção de protocolos, as considerações de Butterworth perpetuam-se no ambiente hospitalar, com impacto desfavorável no estado geral do paciente, custos adicionais para o sistema de saúde e previdenciário e, grande ônus social.

Sabe-se que os profissionais das organizações de saúde têm subestimado falhas e acidentes nas intervenções assistenciais, seja por temor ou por tentar preservar a imagem de que "não se erra" na assistência à saúde[6].

• O enfermeiro na terapia nutricional

A TN faz parte do cuidado ao paciente em risco de desnutrição ou àqueles já desnutridos, seja por meio da terapia nutricional enteral (TNE) ou terapia nutricional parenteral (TNP) e deve ser desenvolvida por uma equipe multiprofissional especializada, comprometida e responsável pela triagem nutricional, avaliação nutricional, elaboração e implementação de um plano de cuidados sistematizado, monitoramento do paciente e das respostas à terapia e reavaliação do plano de cuidados para finalização ou preparo para alta domiciliar (Figura 11.1)[7].

Em nosso meio, as legislações vigentes sobre a TN, orientam o cumprimento de todas as etapas desde a indicação e prescrição médica; prescrição dietética; preparação, conservação e armazenamento das soluções enterais e parenterais; transporte; administração; controle clínico laboratorial e avaliação final.

A Portaria nº 272/1998 e a Resolução nº 63 (2000)[8,9] do Ministério da Saúde regulamentam as boas práticas de TNP e da TNE, com a obrigatoriedade da formação de equipes multiprofissionais de terapia nutricional (EMTNs) em todos os hospitais brasileiros, com a seguinte composição mínima: enfermeiros, médicos, nutricionistas e farmacêuticos, permitindo também, a inclusão de fonoaudiólogos, psicólogos e fisioterapeutas.

O enfermeiro possui papel de destaque na EMTN por estabelecer a interface entre os diferentes profissionais, além do contato inicial com o paciente e os subsequentes, observando

A Atuação do Enfermeiro no Gerenciamento de Riscos

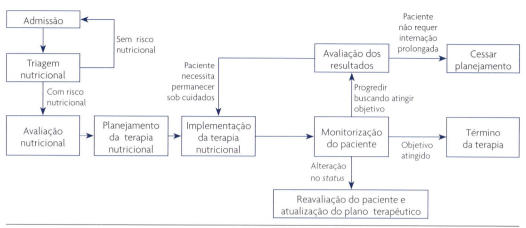

Figura 11.1: Processo de Cuidado Nutricional.
Fonte: Standards for Specialized Nutrition Support: Adult Hospitalized Patients. Nutr Clin Practice 2002[7].

e avaliando sinais e sintomas do risco para desnutrição e, após instituída a TN, monitorando os seus efeitos durante todo o processo da terapêutica.

A atuação deste profissional na TN pode ser resumida em: proteger o indivíduo e família com risco potencial para alteração do estado nutricional, promover a otimização da oferta proteico-calórica, prevenir doenças relacionadas às injúrias, minimizar o sofrimento pelo diagnóstico e o tratamento[6].

Atendendo a legislação vigente e pactuada nas EMTNs, cabe ao enfermeiro em cumprimento a cada uma das etapas: preparar o paciente, o material e o local para o acesso enteral; proceder ou assegurar a colocação da sonda oro/nasogástrica ou transpilórica, punção venosa periférica, incluindo a inserção de cateter central por via periférica (PICC); assegurar e avaliar o recebimento das soluções de NE e NP e a manutenção das vias de administração observando os princípios de assepsia até a completa administração; prescrever e sistematizar os cuidados de enfermagem na TNE e TNP em nível hospitalar, ambulatorial e domiciliar, procurando garantir o volume prescrito rigorosamente e avaliando quantitativamente as necessidades de infusão; promover atividades de treinamento permanente com a equipe de enfermagem garantindo efetividade na administração da TN; aplicar indicadores de qualidade que em conjunto com o nutricionista permitam identificar risco nutricional; participar do processo de seleção, padronização licitação e aquisição de equipamentos e materiais utilizados na administração e controle da TN; aplicar sistemas de controle que permitam detectar; registrar e comunicar as intercorrências de qualquer ordem técnica e ou administrativa procurando minimizar riscos de interações droga-nutrientes, riscos ao paciente e ou profissional da área da saúde; zelar pelo bom funcionamento dos dispositivos e equipamentos relacionados; garantir o registro claro e preciso de informações relacionadas à administração e à evolução do paciente quanto ao peso, sinais vitais, tolerância digestiva e orientar o paciente, a família ou o responsável legal quanto à utilização e controle da TN[8,9].

• Eventos adversos na terapia nutricional

Por muito tempo, erros na área da saúde era considerado um tabu, pois se acreditava que não deveriam existir no cuidado ao ser humano, sendo motivo de vergonha, desaprovação ou punição.

Os erros, para Kohn (2000), podem ocorrer durante a assistência ao usuário e são caracterizados como falhas na ação planejada a ser alcançada ou no emprego equivocado de um plano para atingir o objetivo desejado[11].

Segundo Edwards (1994), o EA é definido como lesão que resulta em incapacidade temporária ou permanente e/ou prolongamento do tempo de permanência ou morte em serviços de saúde, como consequência do cuidado prestado[12].

Um importante estudo denominado Estudo Médico de Harvard enfatizou esta condição demonstrando sérios prejuízos iatrogênicos ocorridos em 3,7% das internações[13].

Baseado nestes resultados, Leape et al. (1993), estimou que os danos contribuíram para a ocorrência de 180.000 óbitos por ano nos Estados Unidos, sendo quatro vezes superior ao número de mortes por acidentes de tráfego, já as injúrias médicas não fatais, que resultaram em incapacidade ou permanência hospitalar prolongada, ocorreram em 1,3 milhão de pacientes por ano. O mesmo relato, coloca que apesar dos médicos, enfermeiros e outros profissionais de saúde, conscientemente esforçarem-se para evitar "enganos", verificou-se que 2/3 das injúrias assistenciais seriam preveníveis no padrão prevalente da assistência atual[14].

Publicação do *Institute of Medicine* (IOM) dos Estados Unidos da América, em meados dos anos de 1990, apresentou resultados de vários estudos com dados agravantes relacionados à segurança do paciente, no qual apontou que 44.000 a 98.000 pacientes morreram em consequência de eventos adversos em uma população de 33,6 milhões de pacientes hospitalizados[15].

Malik (2006), destaca um fato importante ao analisar o universo de possibilidades. Neste contexto, uma boa estrutura pode favorecer processos adequados aumentando a probabilidade de atingir resultados desejados, mas nem sempre processos desenvolvidos com o rigor de técnica permitem contar com resultados favoráveis e nem a realização de processos sem total adequação inviabilizar os resultados esperados[16].

Ao descrevermos este cenário no ambiente hospitalar, destacamos consequências indesejáveis que poderão interferir no tratamento e recuperação do paciente, mesmo com altas tecnologias e equipamentos sofisticados, aumentando as taxas de comorbidade e mortalidade hospitalar.

É possível verificarmos possibilidades de erros nas diferentes etapas da TN como na prescrição de uma dieta enteral, na dispensação de soluções de nutrição parenteral e até na ausência de monitoramento, mesmo diante dos processos de qualidade e gerenciamento da segurança implantada em hospitais acreditados.

Na prática clínica acredita-se que eventos adversos possam ser frequentes e distribuídos de forma heterogênea pela TN envolver várias etapas e diferentes profissionais, desde a prescrição médica até a administração final da terapia, tendo consequências leves até fatais.

Em estudo que avaliou 4.730 prescrições médicas com nutrição parenteral (NP) verificou erros em todas as etapas da respectiva terapia, sendo que um caso (1%) ocorreu durante a prescrição e detectado antes da preparação; 29 (39%) na transcrição; 18 (24%) na preparação e 26 (35%) na administração; resultando em danos nos 8% dos casos[17].

Um relatório emitido por um sistema anônimo de notificação da Farmacopeia dos Estados Unidos da América (USP Medmarx®) e pelo Instituto para Práticas Seguras de Medicamentos do respectivo órgão (USP-ISMP) demonstrou 24 incidentes envolvendo fórmulas enterais e outras soluções administradas em rotas erradas nos períodos de 1º de janeiro de 2000 a 31 de dezembro de 2006. Destes incidentes, oito (33%) resultaram em eventos sentinela (lesão permanente e ameaçadora e ou morte). Apesar do número absoluto não ter sido grande, o nível de severidade associada ao erro foi crítico, pois resultou da dispensação, preparo ou administração de medicamentos para acesso enteral e conexão inadvertida para a via intravenosa[18].

Diante deste cenário, nos últimos anos percebe-se uma grande mobilização por parte das sociedades norte-americanas quanto à divulgação dos eventos adversos na TN.

Eventos mais graves e irreversíveis têm sido noticiados nos meios de comunicação, causando revolta e indignação da população, como o da morte de uma paciente hospitalizada por administração acidental de café com leite no acesso intravenoso por estagiária de enfermagem no seu 3º dia de estágio, sendo que a aluna nunca havia injetado qualquer tipo de medicamento antes; o alimento estava acondicionado em seringa juntamente com medicamentos para via intravenosa e sem acompanhamento de outro profissional responsável[19]. Em outro caso, paciente idosa evoluiu a óbito após o profissional de enfermagem trocar a via de administração da sonda de alimentação pelo cateter intravenoso, infundindo sopa pelo acesso intravenoso periférico[20].

As publicações têm revelado grandes fragilidades na atuação dos profissionais da equipe de enfermagem, principalmente na administração da dieta enteral, causadas por falta de atenção, ausência de fluxo de atendimento, dispositivos inseguros e uso de "adaptações" nas linhas dos acessos enterais e até mesmo falta de treinamento e monitoramento.

Estas ocorrências podem causar impacto negativo na qualidade assistencial não somente na recuperação do paciente, com repercussões que poderão aumentar a hospitalização, custos e causar insatisfação do paciente e seus familiares, como afetar o prognóstico podendo levá-lo a morte.

Em decorrência destes incidentes, profissionais da área da saúde tem-se envolvido efetivamente em estratégias de prevenção, procurando alcançar elevados padrões assistenciais, com iniciativas tanto individuais como organizacionais, quanto no emprego de novas tecnologias[21], seja ela, leve, leve-dura ou dura, lembrando que o conhecimento, o compromisso e vínculos, são ferramentas imprescindíveis para adesão de protocolos e o alcance da resolutividade e qualidade da assistência[22].

Iniciativas governamentais e não governamentais também têm procurado desenvolver processos permanentes de avaliação e de certificação da qualidade dos serviços de saúde permitindo o aprimoramento contínuo da atenção ao usuário, a qualidade na assistência à saúde e o cuidado humanizado[23].

• Gerenciando riscos em terapia nutricional

Gerência de riscos é o processo de planejar, organizar, dirigir e controlar os recursos humanos e materiais de uma organização, no sentido de minimizar os efeitos dos riscos sobre essa organização ao mínimo possível.

Balestrin (2003), descreve que o gerenciamento de risco (GR) é o mapeamento e o rigoroso controle de fluxos de atividades e da implantação da cultura de compartilhamento de responsabilidades, com objetivo de promover a cooperação entre as equipes e a atenção intensiva e próxima aos usuários[21]. Para Mcclelland (1996), pode ser o conjunto de condições que reduzem ou eliminem erros ou não conformidades ao mínimo possível, estabelecendo padrões de qualidade no atendimento ao usuário em qualquer instituição de saúde[22] e aplicação sistêmica e contínua de políticas, procedimentos, condutas e recursos na avaliação e controle de riscos e dos EA que afetam a segurança, a saúde humana, a integridade profissional, o meio ambiente e a imagem institucional[24].

A gestão de riscos, de acordo com a norma AS/NZS 4360:2004 elaborada pelo Comitê OB-007 de Gestão de Riscos, da *Standards Australia e Standards New Zealand*, é parte integrante de uma boa administração e também um elemento essencial da boa governança corporativa, podendo ser aplicada nos níveis estratégico, tático e operacional. Os principais elementos do processo de gestão de risco são: estabelecimento de contextos, identificação dos riscos, análise de riscos, avaliação de riscos, tratamento dos riscos, monitoramento e análise crítica e comunicação e consulta[25].

Nas últimas décadas os hospitais são considerados unidades de negócio e pela alta competividade no mercado, percebe-se uma grande mobilização dos gestores de saúde na busca da cultura da segurança, visto que de acordo com Fleming, a implantação da cultura de segurança nas instituições de saúde tem sido o primeiro passo para estabelecer um ambiente seguro, com consequente segurança do paciente, integração das atividades de gestão de risco, comunicação entre os membros da equipe, desenvolvimento da comunicação e audição com os pacientes, gerando aprendizado e compartilhamento das lições de segurança e implementação das ações que evitem danos aos pacientes[26].

Em 2004, foi criada a Aliança Mundial para Segurança do Paciente, de uma parceria de grupos de pacientes e gestores de saúde, visando conscientização e a socialização dos conhecimentos e soluções por meio de campanhas internacionais, procurando garantir a segurança dos pacientes no mundo e reduzir eventos adversos no cuidado à saúde e consequências sociais advindas do cuidado inseguro[27].

No Brasil, iniciativas sobre manejos em TN, estão sendo desenvolvidas por órgãos como a Agência Nacional de Vigilância Sanitária (ANVISA), o Instituto para Práticas Seguras no Uso de Medicamentos (ISMP) e a Câmara de Apoio Técnico do Conselho Regional de Enfermagem - São Paulo, como a publicação recente, de recomendações sobre prevenção dos erros de conexão e manejo das conexões corretas entre cateteres e sondas[28,29,30].

O erro humano pode ser conceituado como uma falha na sequência de atividades físicas ou mentais para alcançar um resultado desejado e a origem dos erros está associada a uma ação intencional decorrente de dois tipos de falhas[31]:
- Falha no planejamento: ocorre por engano, onde a ação foi realizada conforme planejado, mas o plano estava errado e o resultado desejado não será alcançado;
- Falha na execução: causada por deslize ou lapso, na qual a ação não foi realizada como pretendida no plano, mas o resultado pode ou não ser alcançado.

Algumas teorias procuram explicar os mecanismos de análise de causa-efeito e defesa nos ambientes hospitalares, sendo essenciais para a garantia da segurança do paciente e do profissional da área da saúde.

O modelo de Reason ou Modelo do Queijo Suíço é um dos mais difundidos e aplicado na área da Enfermagem, sendo o modelo de segurança mais adaptado ao cenário da saúde e pelas instituições hospitalares, consideradas empresas de alto risco, por envolverem vários processos de caráter multifatorial, que levam a falhas em segurança (Figura 11.2)[32].

Segundo Reason (2000), os mecanismos de defesa, barreira e proteção são as chaves fundamentais da proposta da abordagem sistêmica, sendo categorizados de acordo com as funções para as quais foram projetados e implementados para alcançar seu objetivo[34].

Estes mecanismos podem exercer uma ou mais funções como[34]:
- Criar conhecimentos e consciência de locais de riscos;
- Direcionar claramente como operar com segurança;
- Prover alarmes e advertências quando houver perigo iminente;

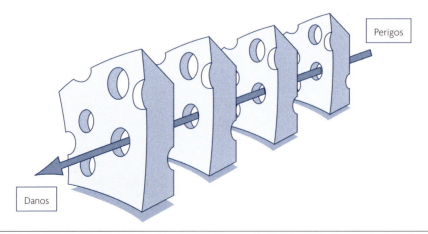

Figura 11.2: Modelo do queijo suíço de James Reason.
Fonte: Reason J. Human error: models and management. BMJ. 2000; (320): 768-7033.

- Restabelecer o sistema par um estado seguro em uma situação anormal;
- Interpor barreiras de segurança entre os riscos e os potenciais danos;
- Conter e eliminar os perigos, caso estes escapem das barreiras antepostas;
- Providenciar meios de escape ou salvamento quando as barreiras falharem.

Neste modelo, fazendo analogia das barreiras necessárias para evitar as injúrias ao paciente com as fatias do queijo cheio de "falhas" ou de "buracos", no qual para ocorrer um evento, seria necessário o alinhamento de diversas "falhas" seja no gerenciamento, descuido dos profissionais, comportamentos inseguros. Outros fatores, também devem ser considerados como os indivíduos envolvidos nos eventos, as condições de trabalho, as falhas latentes (associadas às decisões gerenciais e ao processo organizacional da instituição) e falhas ativas (associadas com ações inseguras individuais, com efeito, imediatamente adversos como omissões, lapsos, falhas de memória e violação de regras)[35].

Aplicando-se a teoria do Queijo Suíço na área da Enfermagem em TN, podemos exemplificar o primeiro formato ao elencar as possíveis causas de um evento adverso (Figura 11.3).

A Figura 11.4 apresenta o segundo formato do modelo de queijo suíço, que estabelece as barreiras de defesa utilizadas pelo enfermeiro da EMTN (Hospital do Coração-HCor).

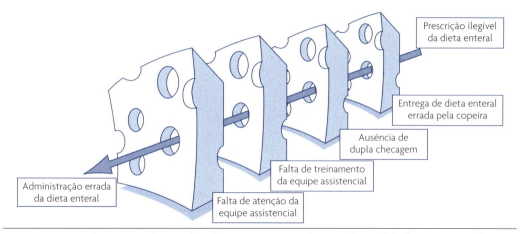

Figura 11.3: Causas de eventos adversos da enfermagem em TN, sob a ótica do Modelo do queijo suíço de James Reason.

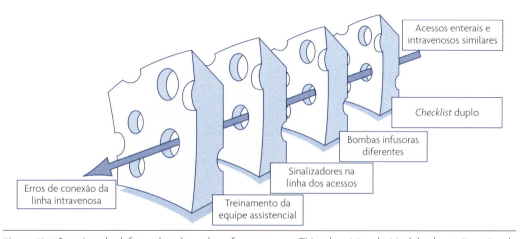

Figura 11.4: Barreiras de defesa adotadas pela enfermagem em TN, sob a ótica do Modelo do queijo suíço de James Reason (EMTN-Hospital do Coração/HCor).

Apesar das legislações vigentes, do papel definido no processo da TN e dos avanços decorrentes do aprimoramento tecnológico utilizado para sua administração, a efetividade da terapia poderá ser comprometida como nas situações em que não houver possibilidade de progressão da infusão da dieta, como na instabilidade clínica do próprio paciente ou intolerância à dieta; diante de alguma complicação decorrente do uso da TNE e TNP, que impeça a continuidade ou quando não houver cumprimento das normas estabelecidas seja por desconhecimento ou falta de adesão às boas práticas, tornando-se um grande problema gerencial nas instituições.

Recomendações para as boas práticas de enfermagem

Para a efetiva administração da TN, deve-se utilizar um conjunto de ações para minimizar riscos e eventos adversos, garantindo segurança e qualidade no cuidado aos pacientes e aos profissionais da equipe de enfermagem.

Vale ressaltar que alguns aspectos relevantes no cuidado geral de enfermagem a todos os pacientes, devem ser sempre relembrados e intensificados nas boas práticas da administração da TN, dos quais gostaríamos de enfatizar:

- **Higienização das mãos**, que é com certeza, uma das práticas de maior relevância no cuidado à saúde;
- **Identificação do paciente**, o estabelecimento de práticas seguras de identificação permite que a complexidade de ações característica da atenção a saúde e que envolvem vários profissionais e múltiplos procedimentos, fluam de forma rápida e segura;
- **Comunicação efetiva**, tanto verbal, escrita, como na eletrônica, pois ela permeia todas as atividades que integram a assistência ao paciente. Deve ser clara e precisa, disponível e acessível, principalmente na era digital em que vivemos. A comunicação ineficaz corresponde a mais de 70% de erros na atenção a saúde[36].

As principais recomendações para o gerenciamento da TN, devem ser baseadas nas Diretrizes em Nutrição Parenteral e Enteral (DITEN) e nas da *American Society of Parenteral and Enteral Nutrition*, as quais apresentamos a seguir[37,38]:

• Aspectos relacionados aos dispositivos em terapia nutricional enteral

- A escolha do acesso enteral deve ser baseada na condição clínica do paciente, na previsão do tempo de uso da terapia e na avaliação dos riscos de complicações.
- As sondas naso e oroenterais são recomendadas por curto período de tempo, com duração prevista até três a quatro semanas.
- As sondas nasojejunais deverão ser utilizadas nas situações em que houver intolerância gástrica.
- As sondas de gastrostomias são recomendadas quando a TNE está prevista para exceder três a quatro semanas e não houver risco de aspiração. Nos casos de risco de aspiração, são recomendados jejunostomias.
- Para a posição enteral, a medida da sonda deve ser definida pela distância da ponta do nariz ao lóbulo da orelha até o apêndice xifoide e se estender até a cicatriz umbilical.
- O posicionamento da sonda em posição gástrica ou jejunal deve ser confirmado por radiografia, antes de ser iniciada a administração da dieta enteral e documentado em prontuário médico.
- As sondas enterais devem ser de poliuretano ou silicone, radiopaco e, preferencialmente, com conexão em Y. As sondas de cloreto de polivinila (PVC) de maior calibre não devem ser utilizadas para a terapia nutricional enteral.
- Protocolos deverão ser elaborados para prevenir obstruções do acesso enteral.

- Protocolos devem ser elaborados para prevenir, diagnosticar, auxiliar e monitorar riscos de infecção causados por equipamentos e dispositivos utilizados para sua administração.
- A linha do acesso enteral deverá ser acompanhada desde o ponto de origem até a inserção.
- As sondas deverão possuir rotas diferentes da linha de acesso intravenoso, ou seja, padronizando direções, como por exemplo, linha intravenosa no sentido superior e linha enteral no sentido inferior.
- Os conectores para acesso enteral só deverão ser adquiridos se não permitirem a conexão com *luer* da linha intravenosa.
- Recomenda-se padronizar seringas que não permitam conexões nas linhas intravenosas.
- O acesso enteral deverá ser irrigado antes e após a administração de medicamentos, nos intervalos de acordo protocolos institucionais.
- O controle do tipo, a locação e a marcação externa da sonda deverão ser documentados no prontuário médico e exame de seguimento.
- Rótulos ou código por cores dos acessos enterais e conectores e a educação da equipe de saúde deverão estar incluídas no processo de gerencia institucional.

• Aspectos relacionados aos dispositivos em terapia nutricional parenteral

- Recomenda-se via exclusiva para administração da NP e, qualquer uso excepcional do cateter para administração de qualquer outra solução injetável, deverá ser feita sob consenso da EMTN.
- A subclávia é a via preferível de acesso venoso central. O procedimento de inserção deve ser realizado por médico treinado.
- Se houver utilização de um cateter de múltiplo lúmen, deverá ser designada uma via exclusiva para administração da NP.
- A osmolaridade da fórmula de nutrição parenteral deverá ser compatível com o local de infusão e o tipo de cateter intravenoso.
- Após a inserção do cateter central é recomenda a radiografia de tórax para verificação da posição das pontas.
- Sempre que possível, é recomendada a passagem do cateter central sob fluoroscopia ou guiada por ultrassonografia.
- Para reduzir riscos de infecção, é recomendado que a passagem dos cateteres por pessoal treinado, em ambiente cirúrgico e com rigor asséptico (uso de gorro, máscara, luvas, avental e campos estéreis), denominado de "barreira máxima".
- O álcool isopropil a 70%, o polivinil pirrolidônio iodo (PVPI) a 10% e o gliconato de clorexidina a 2% são as soluções antissépticas recomendadas para uso na passagem do cateter.
- O polivinil pirrolidônio iodo (PVPI) a 10% é recomendado no caso de alergia a clorexidina.
- O curativo dos cateteres deve ser oclusivo com almofada de gaze, fixa por adesivo hipoalergênico ou com filme transparente semi-impermeável.
- A troca do curativo dos cateteres deve ser realizada a cada 48 horas, ou mais frequente, se necessário. Em caso de uso de filme transparente, a troca poder ocorrer a cada cinco a sete dias.
- Para manutenção de cateter de longa permanência temporariamente sem uso, pode ser usada uma solução com baixa dose de anticoagulante.
- O uso de antimicrobiano no cateter venoso central pode auxiliar na diminuição do risco de infecções.
- Protocolos devem ser elaborados para prevenir, diagnosticar, auxiliar e monitorar riscos de infecção causados por equipamentos e dispositivos utilizados para sua administração.
- Uso de bombas infusoras específicas para NP.

- A linha do cateter deverá ser acompanhada desde o ponto de origem até a inserção.
- Os cateteres deverão possuir rotas diferentes da linha de acesso enteral, ou seja, padronizando direções, como por exemplo, linha intravenosa no sentido superior (sentido da cabeça do paciente) e linha enteral no sentido inferior (sentido dos pés do paciente).

- **Recomendações comuns para nutrição enteral e parenteral**[39,40]
    - Não adicionar medicamentos ao frasco da NE ou NP. A adição dessas soluções pode acarretar incompatibilidade droga-nutriente, potencializando riscos de contaminação da solução e até mesmo formação de trombo, como nos casos de NP. Se houver necessidade de uso concomitante de soluções, como vitaminas ou oligoelementos na NP, elas deverão ser preparadas à parte e administradas em outro acesso intravenoso ou em outra via.
    - Promover limpeza e desinfecção periódica das bombas infusoras, conforme norma institucional e as recomendações do serviço de controle e infecção hospitalar. Na prática clínica, muitas instituições utilizam álcool a 70% com desinfecção recomendada uma vez a cada plantão de seis horas.
    - Verificar as condições de limpeza e funcionamento das bombas infusoras antes do início da sua utilização.
    - Registrar as operações de limpeza, desinfecção, calibração e manutenção das bombas infusoras.
    - Manter a bolsa e o equipo da NP distantes de fontes geradoras de calor.
    - Exigir do fornecedor, documento comprobatório do controle de qualidade da bolsa de NP.
    - Realizar dupla checagem na instalação da dieta enteral e ou nutrição parenteral.
    - Estabelecer fluxo de monitoramento que envolva a avaliação da prescrição médica pelo farmacêutico e pelo enfermeiro, o tempo de entrega e disponibilização da solução ao enfermeiro para a administração final. Em algumas instituições hospitalares, a instalação da bolsa de NP é realizada por dois enfermeiros, permitindo dupla checagem com anotação de data e hora da instalação/data e horário da validade/aspectos da bolsa[43].
    - Estabelecer gerenciamento de riscos por meio da implantação de indicadores de qualidade, como: controle de perda de acesso intravenoso, volume de administração em tempo programado e taxa de permanência de acesso intravenoso.
    - Não administrar a NP na presença de alguma anormalidade no aspecto da solução e contatar o farmacêutico responsável por sua preparação. Devolver a bolsa ao setor de farmácia e o enfermeiro deverá anotar a ocorrência em impresso próprio da instituição.
    - Promover educação permanente de todos os membros envolvidos, seja da equipe médica, de enfermagem, de farmácia ou de nutrição.

Algumas experiências exitosas mostram que esforços, conhecimentos e criatividade da equipe de enfermagem, contribuem para a prevenção de eventos adversos, como ilustraremos a seguir.

A Figura 11.5 apresenta alguns dispositivos que foram instituídos pelos enfermeiros da EMTN-HCor procurando minimizar riscos de EA em TN.

A ausência de bombas de infusão e seringas específicas para administração da dieta enteral, em especial em pediatria e neonatologia, exige criatividade e olhar crítico dos enfermeiros de EMTNs, como pode ser vista na Figura 11.6, onde se observa a estratégia utilizada na administração da dieta enteral, com uso de tarja colorida na seringa da dieta e bomba de infusão e uso de extensor em coloração diferenciada.

A Figura 11.7 apresenta o fluxo de checagem antes da instalação da dieta enteral procurando evitar erros de conexão (frasco de dieta enteral → equipo de dieta enteral → bomba de infusão específico para dieta enteral → conexão do equipo da dieta e sonda enteral).

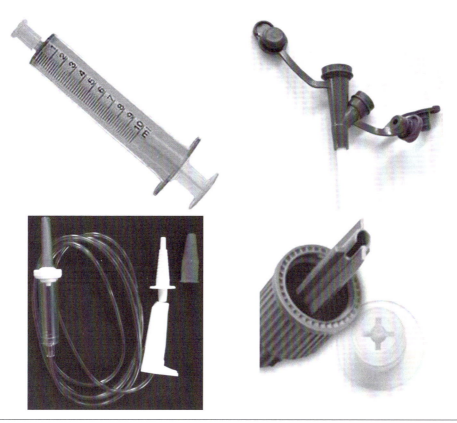

Figura 11.5: Dispositivos utilizados para prevenção de eventos adversos em TN.
Fonte: Arquivo do autor.

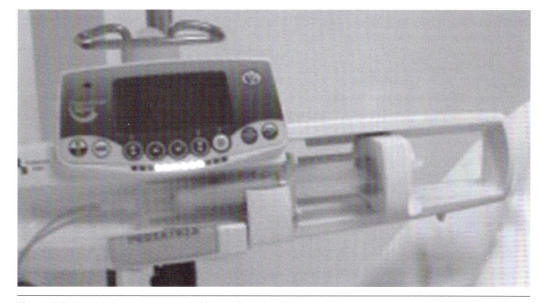

Figura 11.6: Dispositivo para prevenção de eventos adversos em TN.
Fonte: Arquivo do autor.

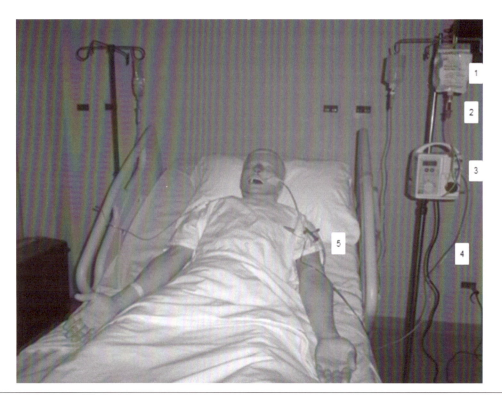

Figura 11.7: Fluxo para instalação da instalação da dieta enteral.
Fonte: Arquivo do autor.

- Conclusão

A terapia nutricional é uma prática complexa que envolve diversas etapas até a administração final, expondo em risco de eventos adversos e interferência no estado nutricional do paciente, exigindo, portanto, do comprometimento do enfermeiro e da equipe de enfermagem.

Por manter interface constante com os profissionais da área multiprofissional e permanecer durante longos períodos na assistência, acreditam que os enfermeiros estejam desenvolvendo gerenciamento de riscos com as melhores práticas, seja na criação de novos protocolos assistenciais, seja na inovação de materiais ou no seu monitoramento.

A sistematização do cuidado de enfermagem na TN é uma estratégia essencial para que as ações sejam efetivas tanto na prevenção e identificação má nutrição, como no seguimento e avaliação da terapêutica implementada, garantindo qualidade no cuidado e segurança nos processos assistenciais e, com isso auxiliar na redução do tempo de internação hospitalar, trazendo satisfação a todos os envolvidos e principalmente, nos tempos atuais, melhorar a relação custo-benefício.

- Referências bibliográficas

1. WHO. Fifty-fifty. Word Health Assembly. A55/13. Quality of care: patient safety. Geneva: WHO; 2002 [acesso em 2013 Mar 10]. Disponível em: http://www.who.int/patientsafety/about/wha_resolution/en/index.html

2. WHO. Marco conceptual de la clasificasion internacional para la seguridad del paciente.Versión 1.1 Informe técnico definitive. Geneva: WHO; 2009 [acesso em 2013 Mar 5]. Disponível em: www.who.int/.../icps/icps_full_report_es.pdf
3. Health & Safety Commission (HSC). "ACSNI Study Group on Human Factors. 3rd Report: Organizing for Safety." London: HMSO, 1993.
4. Brasil. Ministério da Saúde. Portaria no 4.279, de 30 de dezembro de 2010. Estabelece diretrizes para a organização da Rede de Atenção à Saúde no âmbito do Sistema Único de Saúde (SUS). Brasília: 2010 [acesso em 2013 Maio 5]. Disponível em: http://bvsms.saude.gov.br/bvs/saudelegis/gm/2010/prt4279_30_12_2010.html
5. Butterworth CE. Malnutrition in the hospital [Editorial]. JAMA 1974; 230:879.
6. Neto AQ. Segurança dos pacientes, profissionais e organizações: um novo padrão de assistência à saúde. RAS 2006; 8(33): 153-8.
7. Mueller C, Compher C, Ellen MD et al. Nutrition Screening, Assessment, and Intervention in Adults. JPEN J Parenter Enteral Nutr. 2011; 35 (1): 16-2.
8. Brasil. Portaria n° 272, de 08 de abril de 1998. Aprova o Regulamento Técnico para fixar os requisitos mínimos exigidos para a terapia de nutrição parenteral. Diário Oficial da União da Republica Federativa do Brasil, Brasília. 15 abr; 1999.
9. Brasil. Resolução da Diretoria Colegiada-RDC n. 63 de 06 de julho de 2000. Aprova o Regulamento Técnico para fixar os requisitos mínimos exigidos para a terapia de nutrição enteral. Diário Oficial da União da Republica Federativa do Brasil, Brasília, 7 jun. 2000. Seção 1.
10. DiMaria-Ghalili RA, Bankhead R, Fisher AA et al. Standards of Practice for Nutrition Support Nurses. Nutrition in Clinical Practice. 2007; 22:458–465.
11. Kohn LT, Corrigan JM, Donaldson MS. To Err is Human. Washington (D.C.): Commitee on Quality of Health Care in America: 2000.
12. Edwards R, Biriell C. Harmonization in pharmacovigilance. Drug Saf 1994; 10(2): 93-102.
13. Brennan TA, Leape LL, Laird NM, Hebert, Localio AR, Lawthers AG, Newhouse JP, Weiler PC, Hiatt HH. Incidence of adverse events and negligence in hospitalized patients. Results from the Harvard Medical Practice Study I. N Engl J Med 1991;(324):370-6.
14. Leape LL, Lawthers AG, Brennan TA, Johnson WG. Preventing medical injury. QRB Qual Rev Bull 1993; (19):144-9.
15. Institute of Medicine (IOM). To err is human: building a Safer Health System. Washington National Academy Press; 2000.
16. Malik AM. Qualidade e avaliação nos serviços de saúde: uma introdução. In: D'Innocenzo M. coordenadora. Indicadores, auditorias, certificações: ferramentas da qualidade para gestão em saúde. São Paulo: Martinari; 2006. p.21-35.
17. Sacks GS et al. Frequency and severity of harm of medication errors related to the parenteral nutrition process in a large university teaching hospital. Pharmacoterapy 2009, 29: 966-74.
18. Guenter P, Peggi Guenter; Rodney W. Hicks, Debora Simmons; Jay Crowley; Stephanie Joseph; Richard Croteau, M.D.; Cathie Gosnell; Nancy G. Pratt; Timothy W. Vanderveen. Enteral Feeding Misconnections: A Consortium Position Statement. The Joint Commission Journal on Quality and Patient Safety 2008; 34(5): 285-92.
19. Estagiária que aplicou café com leite na veia de idosa admite falta de preparo. Jornal Globo News [Internet]. 2012 dez. 15 [citado 2012 dez.20]. Disponível em: http://veja.abril.com.br/noticia/brasil/mulher-morre-apos-receber-cafe-com-leite-na-veia
20. Mulher de 88 anos morre após receber sopa na veia em hospital do RJ. Jornal Hoje [Internet]. 2012 out. 12 [citado 2013 set..18]. Disponível em:http://g1.globo.com/jornalhoje/noticia/2012/10/mulher-de88-anos-morre-apos-receber-sopa-na veia-em-hospital-do-rj.html
21. Lima RPM. Percepção da equipe multidisciplinar acerca de fatores intervenientes na ocorrência de eventos adversos em um hospital universitário. [Dissertação de Mestrado]. São Paulo: Escola de Enfermagem da Universidade de São Paulo; 2011.
22. Merhy EE. Saúde: a cartografia do trabalho vivo. 2ª ed. São Paulo: Hucitec; 2005.
23. Padrões de Acreditação da Joint Commission International para Hospitais. Consórcio Brasileiro de Acreditação de Sistemas e Serviços de Saúde, editor. Rio de Janeiro: CBA: 2010.

24. Balestrin F. Gerenciamento de risco legal em saúde não evita apenas erro. Consultor Jurídico [periódico na Internet]. 2003 março 11 [citado 2014 jul. 6]. Disponível em: http://www.conjur.com.br/2003-nov07/importancia_gerenciamento_risco_legal_saude
25. Standards Australia and Standards New Zealand. AS/NZS 4360: 2004, Risk Management/Standards Australia e Standards New Zealand, 2004- Sidney, NSW.
26. Fleming M. Patient safety culturre measurement and improvement: A "How To" Guide. Health care Quarterly. 2005; (8): 146-50.
27. World Health Organization (WHO). The World alliance for patient safety [Internet]. 2004 oct 27 [citado 2014 jul. 29]. Disponível em: http://who.int/patientsafety/worldalliance/en/
28. Agência Nacional de Vigilância Sanitária- Núcleo de Gestão do Sistema Nacional de Notificação e Investigação em Vigilância Sanitária e Unidade de Tecnovigilância. Alertas de Tecnovigilância, Alerta 1195. 26/10/2012.
29. Boletim do Instituto para Prática Seguras no Uso de Medicamentos (ISMP); v.2, n.3, Março 2013.
30. Câmara de Apoio Técnico-COREN SP, Projeto COREN SP 2010, Segurança do Paciente.
31. Reason J. Human error. London: Cambridge University Press; 2009.
32. Vincent C, Adams ST, Stanhope N. Framework for analyzing risk and safety in clinical medicine. British Medical Journal 1998; 316(7138): 1154-57.
33. Reason J. Human error: model and management. West. J. Med. 2000; 172(6): 393-6. 28.
34. Reason J. Managing the risk of organizational acidentes. 2ª ed. Burlington: Ashgate Publishing; 1998.
35. Carvalho REFL. Adaptação transcultural do Safety Attitudes Questionaire para o Brasil- Questionário de Atitudes de Segurança. [Tese-Doutorado em Enfermagem]. Ribeirão Preto: Universidade de São Paulo; 2011.
36. The Joint Commission (US). Sentinel event data root cause by event type 2004- 2012. Oakbrook Terrace IL. The Joint Commission: 2012 [acesso em 2013 Mar 12]. Disponível em: http://www.jointcommission.org/Sentinel_Event_Statistics/
37. Matsuba CST. Acessos para Nutrição Parenteral e Enteral. In: Simões R. Programa de Atualização Baseado em Diretrizes da AMIB (PRODIRETRIZES). Porto Alegre: Artmed, 2010.
38. Mirtallo J et al. Safe practices for parenteral nutrition. JPEN J Parenter Enteral. 2004; 28: S39.
39. Matsuba CST, Magnoni. Enfermagem em Terapia Nutricional. São Paulo: Sarvier, 2009.
40. O'Grady NP, Alexander M, Burns LA, Dellinger EP, Garland J, Heard SO et al. Guidelines for the prevention of intravascular catheter-related infections. Clin Infect Dis. 2011 May; 52 (9): 162-93.

CAPÍTULO 12

A Atuação do Farmacêutico no Gerenciamento de Riscos

Valéria Cristina Rossi Fontes • Mariza Tobias da Silva • Marcelo Fornitano Murad

• Introdução

A profissão farmacêutica vem passando por profundas transformações. Ao longo do século XX, a atividade farmacêutica era desenvolvida pelo boticário, que preparava e vendia os medicamentos, orientando os clientes[1]. O farmacêutico era o profissional que atuava em todas as etapas do ciclo de medicamentos, sendo referência para sociedade[2].

Com o desenvolvimento da indústria farmacêutica por volta de 1950, a farmácia passou a ser somente um canal de distribuição de medicamentos industrializados. Com o passar do tempo e o desenvolvimento da farmácia hospitalar houve nesta área uma mudança nas funções do farmacêutico que além de questões relacionadas à aquisição e distribuição, passou a fornecer informações para equipes de saúde, participar de comissões, atuar auxiliando o médico na terapia medicamentosa[3].

A evolução da profissão farmacêutica no Brasil foi semelhante à dos Estados Unidos e Europa, porém com maior lentidão no desenvolvimento da farmácia clínica que vem crescendo nos últimos anos e que tem por objetivo prevenir e monitorar reações adversas, contribuir com o tratamento farmacológico considerando inclusive questões econômicas, colaborar com a equipe multiprofissional, promover a saúde obtendo resultados clínicos positivos com melhora na qualidade de vida dos pacientes[4,3].

A origem da terapia nutricional também remete ao século XX, já que anteriormente as tentativas não foram bem-sucedidas devido à falta de conhecimentos em aspectos como natureza química dos nutrientes, regulação do balanço acidobásico, e outros conceitos fundamentais para terapia intravenosa como apirogenicidade e esterilidade[5].

Após alguns estudos, a nutrição parenteral foi administrada em cachorros que ganharam peso e se desenvolveram normalmente quando comparados com o grupo que recebeu apenas ração, sendo posteriormente utilizada também com sucesso em humanos. Nomes como Dudrick podem ser citados ao longo do início da terapia nutricional[4,6].

No Brasil o primeiro caso relatado foi em 1973, quando uma criança estabilizou após o uso de nutrição parenteral, devido a correção das alterações metabólicas causadas pela doença de Van Gierke (glicogenose tipo1) da qual era portadora permitindo a realização de uma cirurgia[5,7].

As manipulações nesta época eram feitas por enfermeiros e clínicos que adicionavam vários componentes em frascos de vidro em ambiente asséptico[5].

Desde a década de 1970, ocorreram muitos avanços relacionados com nutrientes, materiais e técnicas para aumentar a segurança na terapia nutricional parenteral incluindo em 1975, a criação da Sociedade Brasileira de Nutrição Parenteral e em 1976, da ASPEN (Sociedade Americana de Nutrição Enteral e Parenteral), o que iniciou o desenvolvimento de guidelines e padrões de qualidade para área. Em 1998, o Ministério da Saúde do Brasil criou a Portaria 272 que determina requisitos mínimos para terapia nutricional parenteral, normatizando indicação, prescrição, preparo farmacêutico (que abrange avaliação farmacêutica, manipulação, requisitos ambientais, controle de qualidade, conservação e transporte), administração, controle clínico e laboratorial, tornando inclusive obrigatória nos hospitais brasileiros, a formação de uma Equipe Multiprofissional de Terapia Nutricional (EMTN) composta por médico, nutricionista, farmacêutico e enfermeiro[4,6,5].

A nutrição parenteral quando utilizada de forma errada pode causar sérios danos aos pacientes e por isto, é considerada um medicamento de alto risco, sendo assim, é importante garantir a segurança em todo o processo, obtendo resultados positivos com o menor risco[8].

O erro evidencia falha no processo, oferecendo oportunidade de revisão das barreiras de proteção.

O gerenciamento de risco envolve a implantação de medidas de prevenção e controle adotadas para eliminar, prevenir ou minimizar um ou vários pontos críticos do processo.

Um fator fundamental para o gerenciamento de risco é a mudança na cultura organizacional, onde não se deve buscar culpados e sim o aprendizado com a investigação da real causa do problema, pois conhecendo os problemas podem ser implantadas medidas de prevenção.

• Barreiras de segurança na terapia nutricional

Existem vários profissionais envolvidos no processo de terapia nutricional. De forma geral, o médico é responsável pela prescrição, o farmacêutico pela análise, manipulação e dispensação e a enfermagem pela administração. Todos os profissionais devem entender que fazem parte do processo e suas ações podem interferir na saúde do paciente.

As barreiras de segurança no processo devem existir para que o erro jamais chegue até o paciente.

Prescrição

O médico é o profissional responsável pela prescrição, indicação, método de administração e acompanhamento clínico da terapia com nutrição parenteral[9].

Dentro das instituições de saúde, os erros de medicação podem ser provenientes de vários processos e a prescrição médica muitas vezes pode contribuir para que estes erros ocorram. Em levantamento realizado de outubro de 2008 a março de 2009 pela FAMAP, empresa especializada em produção de nutrição parenteral localizada em Minas Gerais sobre a ocorrência de falhas encontradas em prescrições de nutrição parenteral, foi constatado que mais de 80% destas falhas estão relacionadas à ausência ou ilegibilidade de informações necessárias à administração da fórmula ao paciente[10].

Outros estudos também demonstram redução de 61% a 89% dos erros após implantação da prescrição informatizada[5].

A organização norte-americana *National Coordinating Council for Medication Error Reporting and Prevention* (NCCMERP) possui ações voltadas para a detecção e prevenção de erros de medicação e recomenda que para a segurança durante a elaboração de prescrições é necessário que a mesma possua, por exemplo:
- Legibilidade;
- Utilização de sistema métrico;
- Idade e peso do paciente quando apropriado;
- Descrição exata e concentração (evitar abreviaturas).

Em uma prescrição de nutrição parenteral é preciso que as informações sejam claras para que se possa conferir a adequação de dosagens e prestar efetiva assistência ao paciente, antes da dispensação.

Assim, sistemas informatizados de prescrição podem contribuir para diminuir os erros relacionados à nutrição parenteral com relação a fatores como ilegibilidade da prescrição médica manual e instabilidades físico-químicas, possibilitando inclusive a utilização de soluções já padronizadas, onde a equipe médica pode escolher dentre as formulações disponíveis, aquela que mais seja adequada às necessidades de seus pacientes. Salienta-se que, neste sistema, caso as necessidades do paciente não se enquadrem nas fórmulas padronizadas, o médico tem a liberdade de prescrever uma fórmula individualizada para seu paciente.

A partir do ano 2000, o prontuário médico manuscrito vem sendo substituído por programas informatizados, disponibilizando as informações diretamente nas telas dos computadores e resolvendo alguns dos problemas responsáveis pelos erros de medicação como: má qualidade da grafia médica, uso de abreviaturas não padronizadas, utilização de diferentes sistemas de pesos e medidas, informações médicas incompletas e confusas, múltiplas transcrições de prescrições, interpretações de dosagens, falhas de comunicação para suspensão de medicamentos e ordens médicas verbais[12].

Alguns programas de prescrição médica informatizados não permitem finalizar a prescrição se estiver faltando algum dado, o que aumenta a segurança do processo[13].

Avaliação farmacêutica da prescrição

O farmacêutico deve revisar as prescrições de nutrição parenteral quanto à adequação, concentração e compatibilidade físico-química dos componentes. Caso ocorra necessidade de qualquer alteração na formulação, o farmacêutico deverá entrar em contato com o médico responsável[12].

Manipulação e controles no processo

O farmacêutico é o responsável pela supervisão da preparação da nutrição parenteral que necessita utilizar procedimentos padronizados e validados assegurando a qualidade dos componentes e segurança no processo, para isto o profissional deve possuir conhecimentos científicos e experiência prática na atividade.

A obtenção e a manutenção da esterilidade da nutrição parenteral e preparações estéreis são dependentes dos seguintes itens[12]:
- Qualidade dos componentes aditivados;
- Rigorosa técnica asséptica de manipulação;
- Condições ambientais em que o processo é realizado.

De acordo com a Portaria 272/98 compete ao farmacêutico:
- Garantir a aquisição de produtos farmacêuticos, correlatos e materiais de embalagem com qualidade assegurada;
- Manipular a nutrição parenteral de acordo com a prescrição médica e os procedimentos adequados para que seja obtida a qualidade exigida;

- Aprovar os procedimentos relativos às operações de preparação e garantir a implementação dos mesmos;
- Garantir que a validação do processo e a calibração dos equipamentos sejam executadas e registradas e que os relatórios sejam colocados à disposição;
- Garantir que seja realizado treinamento inicial e contínuo dos funcionários e que os mesmos sejam adaptados conforme as necessidades;
- Garantir que somente as pessoas autorizadas e devidamente paramentadas entrem nas áreas de manipulação.

Após a manipulação devem ser realizados testes de controle de qualidade nas soluções preparadas contemplando controles físicos, pesagem, controle de partículas, verificação de fissuras nos recipientes, determinação do pH e controles químicos e microbiológicos[12].

Os hospitais que não possuem as condições para manipulação previstas na legislação quanto à estrutura física, organizacional e recursos humanos capacitados, podem contratar empresas terceirizadas para fornecimento de nutrições parenterais.

Rotulagem e embalagem

Após a manipulação, os recipientes contendo as nutrições parenterais devem ser inspecionados visualmente, embalados, identificados, protocolados para serem entregues na unidade solicitante[9].

Devem existir procedimentos operacionais escritos para as operações de rotulagem e embalagem de NP.

Toda NP deve apresentar rótulo com as seguintes informações[9]:
- Nome do paciente, número do leito e registro hospitalar;
- Composição qualitativa e quantitativa de todos os componentes;
- Osmolaridade;
- Volume total;
- Velocidade da infusão;
- Via de acesso;
- Data e hora da manipulação;
- Prazo de validade;
- Número sequencial de controle;
- Condições de temperatura para conservação e transporte;
- Nome e CRF do farmacêutico responsável.

A nutrição parenteral já rotulada deve ser acondicionada em embalagem impermeável e transparente para manter a integridade do rótulo e permitir a sua perfeita identificação durante a conservação e transporte.

Conservação e transporte

Após serem envasadas e rotuladas as nutrições devem ser guardadas em ambiente refrigerado de 2 °C a 8 °C. O transporte deve ser feito em recipientes térmicos exclusivos, em condições preestabelecidas e a temperatura deve ser mantida entre 2 °C e 20 °C, sendo aconselhado o tempo máximo de 12 horas para o transporte[9,12].

Armazenamento e dispensação

Nos casos de serviço de manipulação terceirizado, ao chegar no hospital as bolsas manipuladas devem ser conferidas com a prescrição médica e armazenadas em locais predeterminados até a dispensação.

As bolsas prontas para uso (produzidas pela indústria farmacêutica) também devem ser armazenadas sob condições adequadas para manutenção de sua integridade e estabilidade.

A estocagem deve minimizar perdas por vencimento, facilitar a sua localização para utilização, sem riscos de troca de produtos.

O armazenamento e a dispensação devem ser supervisionados por um farmacêutico.

A dispensação também é um processo importante e deve dispor de mecanismos de segurança como conferência da solicitação dos produtos com a prescrição ou através da leitura de código de barras, garantindo que o item solicitado é o mesmo que está sendo dispensado.

Administração

É o último processo a ser realizado, portanto, a última oportunidade de se evitar o erro.

Antes da administração o produto deve ser conferido com a prescrição médica, o nome do paciente e se possível mais um identificador, como por exemplo, a data de nascimento do paciente também deve ser confirmada.

A equipe de enfermagem também precisa possuir experiência com a terapia de nutrição parenteral e os dispositivos de infusão.

Medicamentos de alta vigilância

De acordo com o *Instituto for Safe Medication Practices* os medicamentos conhecidos como potencialmente perigosos, também denominados de alto risco, alta vigilância ou *high-alert medication*, são aqueles que possuem maior risco de provocar danos significativos aos pacientes em decorrência de falhas no processo de utilização, e a nutrição parenteral por ser considerada de alta vigilância deve ter procedimentos diferenciados para dispensação e administração, como por exemplo, deve conter etiquetas sinalizando alerta para maior atenção no preparo e administração, e ainda possuir dupla checagem.

Avaliação de fornecedores

Os fornecedores de produtos para a nutrição parenteral devem passar por um processo de avaliação e qualificação para que possam fornecer seus produtos ao hospital.

O farmacêutico é responsável por qualificar estes fornecedores e assegurar a qualidade dos produtos utilizados na instituição e que a entrega dos produtos seja acompanhada de certificado de análise emitido pelo fabricante[9].

Padronização de materiais e medicamentos

A adaptação, substituição e/ou improvisação inadequada de materiais seja por inexistência ou má qualidade podem expor os pacientes a riscos desnecessários[13].

A criação de uma Comissão de Padronização de Materiais, multiprofissional, pode contribuir para padronizar materiais adequados, tecnicamente compatíveis com sua finalidade, com preço acessível. A instituição deve possuir materiais adequados, de qualidade e em quantidade suficiente para atender aos pacientes internados[13].

O mesmo deve ocorrer na padronização de medicamentos, através de uma comissão multiprofissional, denominada de Comissão de Farmácia e Terapêutica, que deve avaliar antes da padronização, a eficácia e segurança dos itens, além dos aspectos econômicos.

Comunicação

A comunicação é a base entre ideias e opiniões, e a falta dela representa a causa da maioria dos conflitos pessoais e profissionais, podendo levar a falhas no processo[3].

O processo de comunicação é complexo e podem existir barreiras como falta de atenção, de expressão, da capacidade de escutar ou analisar, excesso de informação entre outros. Para evitar problemas relacionados à comunicação, sugere-se por exemplo repetir a mensagem recebida para comprovação entre emissor e receptor[3].

Semelhança de nomes e sons de medicamentos

Muitos itens têm nomes semelhantes quanto à grafia ou sonoridade, podendo levar os profissionais de saúde a cometerem erros[12].

Podem ser feitas listas de alerta contendo os medicamentos com nomes semelhantes ou alterações nas letras (por exemplo, diferenciar com letras maiúsculas) de alguns itens através da prescrição informatizada.

Treinamento

Os funcionários devem ser adequadamente treinados nos processos, inclusive sobre onde consultarem os documentos em casos de dúvidas[13]. Todos os funcionários devem participar de programas de educação continuada e de atividades que tenham como objetivo melhorar suas habilidades e competências[3].

O treinamento contínuo fundamentado na aquisição de conhecimentos e habilidades individuais e do trabalho em equipe, podem também aprimorar a capacidade de lidar com situações de risco[13].

• O farmacêutico na equipe multiprofissional

As equipes multidisciplinares são compostas de profissionais de diferentes especialidades que trabalham na mesma tarefa, de forma independente, avaliando pacientes, definindo objetivos e sugerindo cuidados em benefício dos pacientes[3,5].

Unir as diferentes equipes profissionais é um passo importante para compartilhar conhecimento e responsabilidades[13].

A terapia nutricional oferece ao farmacêutico uma das maiores possibilidades de atuação em uma equipe multidisciplinar contribuindo para melhora na eficácia e segurança da farmacoterapia, mediante detecção e resolução dos problemas relacionados a medicamentos e os relacionados com a própria nutrição parenteral[15].

A intervenção farmacêutica pode ser definida como ações que possam contribuir com a terapia medicamentosa do paciente em conjunto com outros profissionais, e tenham possibilidade de prevenir problemas relacionados com medicamentos[3].

O farmacêutico da EMTN deve analisar todas as prescrições de nutrição parenteral quanto à estabilidade, compatibilidade, volume e possíveis interações medicamentosas. A monitorização do paciente deve ser realizada e se necessário o farmacêutico poderá sugerir intervenções para contribuir com o progresso do paciente[3].

Estudos publicados demonstram que em hospitais com a presença de EMTN ocorre a indicação mais adequada de NP, a redução da incidência de infecção, de complicações metabólicas e mecânicas, e diminuição dos custos, porém o Brasil ainda não atende a legislação de forma integral, em um estudo de 2008, na região metropolitana de São Paulo, apenas 44% das instituições possuíam a EMTN constituída[5].

• Análise de processo

Os processos fazem parte da gestão de operações, portanto, quando são descritos tornam possível a avaliação dos recursos humanos, físicos e de estrutura de uma organização. Podem ser descritos de diversas formas, dependendo da abordagem necessária[16].

Uma das formas para facilitar a gestão do processo é o seu desenho ou mapeamento que descreve como as atividades estão relacionadas. A mais básica é conhecida como *fluxograma*, que permite a representação dos processos por meio de símbolos, o desenho se possível deve conter uma legenda. O entendimento do fluxograma por parte de todos os envolvidos é fundamental[16].

Os processos de trabalho também precisam estar descritos de forma detalhada, para garantir que possam ser lidos e seguidos, caso contrário podem acabar sendo modificados com o tempo[13].

Para garantir a segurança na terapia nutricional, todo o processo deve ser analisado pela equipe, que deve identificar os pontos críticos, que necessitam maior atenção e implementar medidas que possam reduzir as taxas de erros preveníveis, em alguns casos com o mapeamento enxerga-se a necessidade de mudança no processo ou exclusão de algumas etapas.

• Fatores relacionados à ocorrência de erros

Segundo o *National Coordinating Council for Medication Error Reporting and Prevention* (NCCMERP - 1998), erro de medicação pode ser definido como:

"Qualquer evento evitável que pode causar ou induzir ao uso inapropriado do medicamento ou prejudicar o paciente, enquanto a medicação está sob o controle de um profissional de saúde, paciente, ou consumidor. Tais eventos podem ter relação com a prática profissional, produtos, procedimentos e sistemas de atendimento a saúde, incluindo prescrição, comunicação, rótulos, embalagem e nomenclatura do produto, bem como composição, preparo, distribuição, administração, educação, monitorização e utilização."

Os erros podem trazer como consequências para os pacientes: aumento dos custos pela internação prolongada, solicitação extra de procedimentos e exames, possibilidades de sequelas entre outras[17].

Os erros de medicação são considerados um problema de fatores variáveis envolvendo sistemas de saúde, processos e tecnologias, sendo uma preocupação de administradores, profissionais de saúde e autoridades de diversos países[8].

Os profissionais de saúde normalmente entendem as falhas nas suas atividades com vergonha, sentimentos de culpa e humilhação, perda de prestígio e medo de punições[13]. Pesquisas mostram que a maioria dos eventos adversos podem ser evitados, e com isto existe a possibilidade de vidas serem salvas, sofrimentos evitados e economia de recursos[18].

O erro humano pode ocorrer nas diversas áreas da saúde, em decorrências de fatores isolados ou múltiplos, podendo ser inerente ao paciente, de ordem institucional, financeira, de materiais/equipamentos, de recursos estruturais de planta física e de fatores humanos, o que faz destes eventos fenômenos complexos e de difícil abordagem[13].

Alguns autores destacam como principais causas dos erros: falha de técnica, desvio de padrões estabelecidos, inexperiência, problemas de comunicação, pressa, estresse, distração, demanda de trabalho, procedimento não familiar, cuidado inadequado e falha na checagem do cuidado[13].

Os fatores que contribuem com os erros podem ser classificados de forma geral como humanos (habilidades/conhecimento, fisiológicos, psicológicos), institucionais/organizacionais (falhas e manutenção de equipamentos, materiais, gerenciamento) e ambientais (barulho, agitação, estímulos visuais) conforme demonstrado na Figura 12.1.

O conhecimento de fatores humanos que contribuíram para ocorrência de erros possibilita o gerenciamento de risco através do desenvolvimento de estratégias adequadas e assim oferecer assistência com qualidade e menor risco[13].

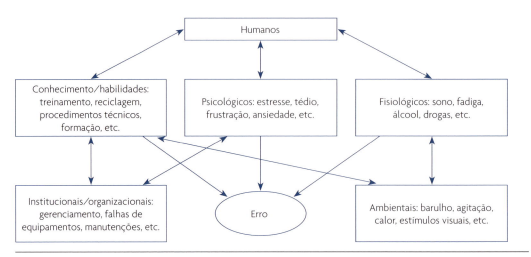

Figura 12.1: Classificação dos erros.
Fonte: Harada et al. O erro humano e a segurança do paciente. São Paulo: Atheneu, 2006.

• Gerenciamento de risco: a prevenção dos erros

O risco pode ser definido como possibilidade de perigo previsível e incerto, representando ameaça de danos para clientes/pacientes, trabalhadores e/ou instituição e visitantes[13].

O gerenciamento de risco pode ser feito através da prevenção dos erros realizada com base na detecção, análise, ação e avaliação, visando à redução da frequência e dos eventos negativos tanto para os clientes/pacientes, como para a instituição de saúde[13].

Algumas medidas para prevenção dos erros incluem[13]:
- Melhorar a comunicação entre os membros da equipe multiprofissional;
- Desenvolver e implantar um sistema efetivo para registro dos erros ocorridos, incentivando o registro voluntário, descrevendo uma cultura de segurança e não de punição;
- Avaliar e investigar as causas dos erros e implantar medidas de prevenção;
- Dispor e utilizar recursos tecnológicos como prescrição eletrônica, código de barras nos itens a serem dispensados e administrados e nas pulseiras de identificação dos pacientes, o que permite identificar em tempo real o paciente, medicamento, dose, horário, via de administração, ou seja, os "cinco certos de medicação";
- Utilizar protocolos clínicos e assistenciais e dispor de rotinas de trabalho descritas e de fácil acesso;
- Adequar qualitativa e quantitativa de recursos humanos;
- Capacitar os profissionais em todo o processo de medicação;
- Criar barreiras de segurança para que o erro não chegue ao paciente;
- Melhorar a segurança do processo para o uso dos medicamentos potencialmente perigosos;
- Dispor da presença do farmacêutico clínico nas unidades;
- Criar um comitê de segurança multidisciplinar.

• A segurança dos pacientes

A segurança dos pacientes tem sido assunto de interesse mundial, principalmente nas duas últimas décadas.

Os pacientes e familiares desejam se sentir seguros e os profissionais de saúde tem como missão prestar cuidado com efetividade. De acordo com alguns autores, as falhas na segurança podem impactar na perda da confiança por parte dos doentes nas organizações de saúde e seus profissionais, aumento dos custos sociais e econômicos, redução da possibilidade de alcançar os resultados esperados, com consequência na qualidade do cuidado prestado[19].

A gestão de risco dos pacientes pode ser feita através do conhecimento de eventos adversos decorrentes da prestação de cuidados da saúde, com o objetivo de implantar estratégias de prevenção para redução ou eliminação destes eventos e estabelecer prioridades de atuação.

A cultura organizacional deve estar voltada para qualidade, a conscientização e a valorização da segurança devem ser entendida por todos, administradores, profissionais e funcionários, o que exigem anos de esforços e investimentos para melhoria contínua dos padrões de qualidade nas organizações de saúde[13]. O farmacêutico pode contribuir de diversas maneiras conforme abordado neste capítulo para aumentar a segurança do paciente.

A segurança do paciente deve ser uma preocupação, um desafio e uma responsabilidade compartilhada com todos os profissionais da instituição.

- Referências bibliográficas

1. Vieira FS. Ciências & Saúde Coletiva, 12 (1):213-20, 2007.
2. Gomes MJVM, Reis AMM. Farmácia Hospitalar: histórico, objetivos e funções In: Ciências Farmacêuticas: uma abordagem em farmácia hospitalar. São Paulo: Editora Atheneu, 2003; 275-87.
3. Ferracini FT, Borges Filho WM. Prática farmacêutica no ambiente hospitalar. São Paulo: Editora Atheneu; 2005.
4. Lara VG, Martinez MAR. Manual de introducción a la farmacia clinica. Granada: Editorial Universidad de Granada; 2003.
5. Shoshima AHR, Fontes VC, Marques TF. Composição das Fórmulas Parenterais. In: Enfermagem em Terapia Nutricional. São Paulo: Sarvier. 2009; 104-123.
6. Rollins CJ. Basics of enteral and parenteral nutricion. In: Nutricion in Pharmacy Practice. Washington: Apha, 2002; 213-306.
7. Kfouri Filho M, Akamine D. Terapia Nutricional Parenteral. São Paulo, Editora Atheneu, 2005.
8. Hernández MVC, Ochando MS. Estándares e práctica del farmacéutico de hospital en el soporte nutricional especializado: desarrollo y criterios de evaluacion. Farm Hosp. 2009;33.
9. Brasil, Ministério da Saúde. Portaria 272 de 08 de abril de 1998. Aprova o Regulamento Técnico para fixar os requisitos mínimos exigidos para a Terapia de Nutrição Parenteral. Diário Oficial da União da república Federativa do Brasil, Brasília, 07 de julho 2000.
10. FAMAP. [acesso em março de 2012]. Disponível em: http://www.famap.com.br/nutricaoparenteral/index.php?pg2=informes_destaques&id=2
11. National Coordenating Council for Medication Error Reporting and Prevention" (NCCMERP). [acesso em março de 2012]. Disponível em: http://www.nccmerp.org/aboutNCCMERP.html
12. Storpirtis S, Mori ALPM et al. Farmácia Clínica e atenção farmacêutica. Rio de Janeiro: Guanabara Koogan, 2008.
13. Harada MJCS, Pedreira MLG, et al. O Erro Humano e a Segurança do Paciente. São Paulo: Editora Atheneu, 2006.
14. Institute for Safe Medication Practices. Huntingdon Valley (PA): ISMP;2009. [acesso em março de 2012]. Disponível em: http://ismp.org/Tools/highalertmedications.pdf
15. Sanches DS, Alsina MMP et al. Intervención farmacéutica en el ámbito de la nutrición parenteral. Farm Hosp. 2010;9-15.
16. Paes LRA. Gestão de operações em saúde para hospitais, clínicas, consultórios e serviços de diagnóstico. São Paulo: Editora Atheneu, 2011.
17. Optiz, SP. Sistemas de Medicação: análise dos erros nos processos de preparo e administração de medicamentos em um hospital de ensino. Tese de doutorado – Escola de Enfermagem de Ribeirão Preto;2006. 187.
18. Rosa MB, Perini E. Erros de Medicação: Quem foi? Ver Assoc Med Brás 2003; 335-41.
19. Sousa P, Uva AS, Serranheira S. Investigação e Inovação em Segurança do Doente. Ver. Port. Saúde Pública. 2010; (10):89-95.

CAPÍTULO 13

Gerenciamento na Reabilitação

José Ribamar do Nascimento Junior • Fernanda Iotti Fernandes • Luzia Noriko Takahashi Taniguchi

• Gerenciamento

O modelo assistencial de gerenciamento do cuidado multidisciplinar é pautado na integralidade das áreas de saúde preventivas de risco, de recuperação e reabilitação do indivíduo, treinando-o para o cuidado com a saúde, desenvolvido de forma contínua, integrada e humanizada[1].

• Gerenciamento nas disfagias

A deglutição é caracterizada por um processo fisiológico complexo relacionado a passagem do alimento da boca até o estômago, podendo se referir ao fluxo do bolo alimentar ou até mesmo a saliva[2,3].

Qualquer alteração que possa interferir a integralidade desse processo é definida como disfagia podendo apresentar alterações tanto no que diz respeito a fase oral (preparação, organização do bolo alimentar; tempo de trânsito oral; vedamento labial, estase em cavidade oral) e no que diz respeito a fase faríngea da deglutição (contato de base de língua com parede posterior da faringe; elevação e estabilização do complexo hiolaríngeo, presença de estase em orofaringe; penetração e/ou aspiração de alimento em qualquer momento da deglutição). As alterações podem ser tanto a nível oral quanto faríngeo ou até mesmo de forma orofaríngea.

Em relação à classificação conforme a doença de base, em caso de comprometimento neurológico é classificada como disfagia neurogênica e caso apresente como consequência alguma alteração mecânica, como por exemplo nos casos de cabeça e pescoço quando há a retirada de estrutura e/ou até mesmo nas sequelas do tratamento como: radioterapia e/ou quimioterapia, estas podem ser classificados como disfagia mecânica.

As disfagias orofaríngeas são altamente prevalentes podendo se instalar entre 37% e 78% dos pacientes pós-acidente vascular encefálico e de 23% a 47,5% nas outras doenças[4].

O gerenciamento nas disfagias orofaríngeas é um conceito que se refere a qualquer ação direta ou indireta ao paciente disfágico, incluindo, triagens para grupos de risco da disfagia (podendo ser aplicada por toda equipe multiprofissional), triagem para disfagia propriamente dita (vinculada à intervenção fonoaudiológica), avaliação clínica da deglutição, acompanhamento nas avaliações instrumentais da deglutição (videofluoroscopia e nasolaringofibroscopia funcional), avaliação de seguimento, terapia fonoaudiológica propriamente dita, via oral assistida, orientações, supervisão e capacitação profissional, educação continuada, aspectos administrativos de atuação (gestão do trabalho) e organização institucional[2].

Todo o gerenciamento ao paciente disfágico tem como objetivo entender o paciente de forma geral, desde a sua queixa inicial e/ou principal, buscando a melhor forma de diagnóstico, permitindo uma melhor identificação das reais alterações, partindo para a preparação de um programa de reabilitação direcionado e por fim garantir melhores condições para nutrição oral e até mesmo direcionando o paciente a realização de compensações durante a função da alimentação garantindo assim uma melhor qualidade de vida e realização das suas funções.

O gerenciamento se processa desde o primeiro contato com o paciente podendo se estender após o tratamento, com a realização de orientações periódicas em relação ao cuidado, como por exemplo, nos doentes crônicos[5].

No paciente de âmbito hospitalar é de grande importância que a equipe multiprofissional que o assiste participe de forma contínua e sincronizada para que possa garantir o melhor programa de reabilitação e recuperação priorizando o atendimento precoce e a minimização das possíveis sequelas.

A intervenção fonoaudiológica precoce visa à identificação rápida da disfagia e prevenção de complicações clínicas advindas da mesma, podendo reduzir o tempo de uso das vias alternativas de alimentação, o tempo de hospitalização, e contribuir para a melhora do quadro pulmonar[3].

Garantir uma condição de alimentação por via oral (parcial ou total), condições nutricionais favoráveis e até mesmo condições clínicas do quadro geral de forma efetiva, tem grande importância na recuperação do paciente bem como favorecimento do programa terapêutico proposto garantindo melhores condições na recuperação e desospitalização mais precoce.

Programas de reabilitação fonoaudiológica e o seu gerenciamento favorece o quanto mais precoce a detecção da disfagia e a intervenção minimiza os riscos de agravamento do quadro clínico do paciente e maiores são as chances de um prognóstico positivo, o fonoaudiólogo elabora programas de reabilitação com técnicas específicas (ativas e/ou passivas), para restabelecer o funcionamento das estruturas envolvidas no processo da deglutição até a autoalimentação quando possível, prevenindo e diminuindo a incidência de broncopneumonia aspirativa[6].

Alguns fatores podem interferir na evolução do paciente com relação à ingestão de alimentos por via oral, como: a piora clínica do doente no decorrer de sua hospitalização, as intercorrências clínicas e o rebaixamento do nível de consciência[3].

A identificação e o uso apropriado das medidas de resultados funcionais; o conhecimento das políticas de aprimoramento de qualidade estabelecidas pelos órgãos de acreditação; e os métodos usados para medir e monitorar a qualidade de importantes processos e resultados são essenciais para garantir um melhor conhecimento e seguimento no gerenciamento das disfagias[7].

Para uma melhor detecção do paciente com disfagia e para que se possa garantir sua sinalização para equipe que o assiste faz necessário a utilização de alguns roteiros de fácil aplicabilidade e monitoramento.

Além disso a inserção do profissional fonoaudiólogo nos protocolos institucionais de riscos (risco de broncoaspiração e de alimentação de via oral de forma segura) e até mesmo nos protocolos que visam a melhor reabilitação e/ou garantam melhores condições de conforto (cuidados paliativos; AVE; decanulação; oncologia, dentre outros) permite traçar melhores programas terapêuticos garantindo o tratamento de forma eficaz.

Abaixo segue roteiros propostos[5]:
- A triagem de risco (Anexo 13.1) é de fácil aplicabilidade e pode ser realizada por qualquer profissional da área de saúde desde que seja treinado e orientado. Este instrumento tem a funcionalidade de servir como sinalizador inicial dos possíveis riscos para disfagia;
- A triagem específica para disfagia (Anexo 13.2) é um procedimento rápido e executado pelo fonoaudiólogo profissional capacitado para avaliação da biomecânica da deglutição, com intuito de rastreio dos sinais clínicos de aspiração ou sinais da disfagia. A sua aplicação favorece e determina um roteiro para avaliação propriamente dita direcionada na queixa do paciente;
- A avaliação clínica da deglutição (Anexo 13.3) é um processo ais detalhado, envolve toda o histórico clínico, avaliação do sistema estomatognático e avaliação funcional da biomecânica da deglutição com diferentes consistências alimentares e utensílios de acordo com capacidade do paciente em relação à alimentação por via oral segura. Vale ressaltar que esta avaliação clínica quando bem realizada é soberana frente aos dados obtidos durante esse processo, porém em alguns casos faz-se necessário a utilização de avaliações complementares como por exemplo as avaliações instrumentais como a videofluoroscopia da deglutição (Anexo 13.6) permite a visualização da dinâmica da deglutição em tempo real a partir da ingestão das várias consistências - néctar, mel, pudim, liquido e sólido, e visualiza todos os momentos da deglutição, sua realização deve ser criteriosa devido a exposição do paciente a radiação e a nasofibrolaringoscopia da deglutição realizada juntamente com o médico, também permite a visualização da deglutição porém não consegue visualização da fase oral e também não permite a visualização do momento durante a deglutição e nem a quantificação do conteúdo penetrado e/ou aspirado.

A partir dos resultados obtidos na realização da avaliação da deglutição o profissional fonoaudiólogo define o programa de reabilitação favorável de acordo com cada paciente (exercícios ativos e/ou passivos; estimulações sensoriais; adaptações de manobras para facilitação da deglutição; adaptação de dispositivos como por exemplo a válvula de fala quando paciente traqueostomizados), e até mesmo programas de orientações favorecendo o cuidado ao paciente. Para garantir melhor adesão nesse processo, a atuação da família e/ou cuidador junto ao paciente se faz de forma imprescindível.

• Propostas terapêuticas

A abordagem terapêutica nas disfagias pode ser dividida em: terapia indireta (quando utilizada estimulação proprioceptiva e exercícios sem a presença do bolo alimentar como aliado terapêutico) com objetivo de maximizar frequência de deglutição e maximizar tônus, força, mobilidade e sensibilidades das estruturas envolvidas no processo de deglutição (lábios, língua, bochechas, palato duro e mole, faringe, laringe, articulação temporomandibular, dentre outros) e a terapia direta a qual possui o mesmo objetivo da terapia indireta podendo utilizar os mesmos princípios, porém a utilização do alimento pode ser mais um recurso a ser utilizado.

As manobras facilitadoras da deglutição devem ser inseridas no programa de reabilitação, quando possível, uma vez que o estado cognitivo e de alerta é primordial para realização conforme descritas abaixo[5].

As manobras podem ser divididas em:
- Posturais: **cabeça fletida** (queixo encostado no peito), **cabeça estendida** (direcionada para trás), **rotacionada** e **inclinada**;

- Proteção de vias aéreas: **supraglótica**; **supersupraglótica**;
- Maximizar força da musculatura laríngea: **Shaker** e **Mendelsohn**;
- Manobras de indução da deglutição: **colher vazia**; **massagem submandibular**; **estimulação digital** em cavidade oral;
- Manobras de limpeza faríngea: **deglutição com esforço**; *Masako*; **deglutição múltipla, tosse, escarro, alternância de consistências emissão de fonemas que permitam mobilidade da faringe** podem ser utilizadas.

O desenvolvimento de orientações específicas aos cuidadores e a equipe sobre o cuidado durante a alimentação (consistências, volumes, utensílios, posicionamento e ritmo, higiene oral, modo e preparo das consistências por meio de adaptações com a utilização do espessante de alimento comercial); sobre a realização dos exercícios específicos entendendo a sua fisiologia; utilização das manobras facilitadoras, fazem parte também do processo de assistência e gerenciamento das disfagias[5].

Para mensurar a eficácia da reabilitação em disfagia orofaríngea escalas funcionais de controle de ingestão oral podem ser utilizadas, norteando a evolução do paciente, mediante a reintrodução da via oral de forma segura e as suas possíveis compensações/adaptações.

A *Functional Oral Intake Scale* – FOIS (Anexo 13.4) gradua em níveis específicos a quantidade de ingesta alimentar por via oral, pode ser aplicada ao longo de todo o processo de intervenção, monitorando a evolução do paciente (nível 1 ao nível 7)[5,8].

A escala de deglutição ASHA NOMS (Anexo 13.5), utilizada para medir o nível de supervisão do processo de alimentação e o nível de dieta ingerida, reflete em dados sobre o ganho funcional, sendo esta escala também de sete pontos (nível 1 ao nível 7)[9].

Fisioterapia na reabilitação

O fisioterapeuta é parte essencial da equipe multidisciplinar para identificação de risco à broncoaspiração por motivo de disfagia e seu monitoramento está correlacionado ao quadro respiratório do paciente.

A avaliação fisioterapêutica deve se atentar aos seguintes fatores de risco para a broncoaspiração:
- Presença de comorbidades como doenças pulmonares, doenças neurológicas, intubação ou traqueostomização, pós-operatórios, refluxo gastroesofágico, idade avançada[10,11];
- Rebaixamento do nível de consciência e com grau de dificuldade de manutenção adequada das vias aéreas;
- Avaliação de alterações do sistema respiratório como o padrão respiratório, expansibilidade torácica e pulmonar, presença de secreção e qualidade da tosse.

Durante sua anamnese o fisioterapeuta deve observar alguns sinais como:
- Tosse: se o paciente consegue realizar ou está ausente. Na presença de tosse verificar a eficiência, com a capacidade de mobilizar as secreções e posteriormente deglutir ou expectorar ou se ainda há necessita de aspirações para a higienização. Observar também se há sinais como tosse reflexa durante e/ou após a deglutição[12].

A aspiração traqueobrônquica é um recurso amplamente utilizado em pacientes de unidade de terapia intensiva, sob ventilação mecânica ou não, ou em pacientes de leito hospitalar que não consegue expelir voluntariamente as secreções pulmonares e ou saliva, é um procedimento invasivo, que favorece a melhora na permeabilidade das vias aéreas e, consequentemente a ventilação pulmonar[15].

Naqueles pacientes que estão recebendo nutrição enteral, interromper a sua administração 15 minutos antes e durante o procedimento de aspiração, para prevenção de vômitos e aspiração pulmonar[15].
- Voz: se ao falar o paciente tem dificuldade para deglutir a saliva e/ou secreção durante exercício respiratório, ou se a voz se apresenta molhada ou pastosa durante o mesmo[12].

Padrão respiratório: a queda na saturação, aumento da frequência respiratória, sinais de desconforto respiratório e a cianose constitui sinais clínicos mais comuns dos diferentes graus de insuficiência respiratória, podendo ser decorrentes de uma hipoxemia por aspirações.

- A incoordenação entre a deglutição e a respiração em pacientes taquipneicos ou dispneicos aumenta o risco de aspiração, pois estes podem não são capazes de tolerar períodos de apneia durante a deglutição. Assim como a perda no mecanismo da deglutição e redução dos movimentos peristálticos de alguns pacientes, que conduzem o alimento pelo sistema digestivo, e também um maior tempo entre o trânsito oral e faríngeo pode resultar em aspiração de alimentos, levando a dificuldade respiratória e infecção pulmonar[12].
- Broncoespasmo: Alguns autores hipotetizam que a aspiração do alimento pode causar reflexos de broncoespasmo, ocasionando, portanto, um estreitamento de vias aéreas inferiores e um aumento da produção do muco, que leva à insuficiência respiratória, tosse e hipóxia, percebido por meio de sibilos na respiração e sinais de desconforto respiratório[12].
- Força muscular respiratória: a avaliação da força muscular respiratória vem sendo estudada por diversos autores, sendo um importante parâmetro na prática clínica, já que os músculos são os principais responsáveis pelo trabalho respiratório, ou seja, pelo desempenho da mecânica ventilatória[16].

Os principais métodos de avaliação da força muscular respiratória são mensurações das pressões expiratórias e inspiratórias máximas (PEmáx e PImáx) por meio de manovacuômetro, avaliando a força do conjunto dos músculos expiratórios e a função pulmonar[16]. Durante a inspiração, os músculos atuantes são o diafragma, intercostais externos e os acessórios e, na expiração, participam alguns músculos da parede abdominal, os intercostais internos e outros[16].

Outra mensuração cotidiana da força muscular respiratória é o pico de fluxo expiratório, sendo avaliado por meio do *peak flow*. Trata-se de um pequeno aparelho portátil feito de material plástico, contendo um sistema graduado de medidas que avalia a velocidade da saída de ar dos pulmões em L/min, de acordo com os valores previstos por idade[17].

O fisioterapeuta deve ter atenção quanto ao posicionamento da paciente, mantendo a cabeça alinhada com o tronco e a cabeceira acima de 30° e reforçar esta recomendação à equipe de atendimento, aos familiares e cuidadores. Deve, também, acompanhar a pausa na infusão da dieta pelo menos 15 minutos antes das aspirações ou exercícios que permitam abaixar a cabeceira[13].

Frequentemente, os pacientes fazem uso de cânulas traqueais ou de traqueostomia. Nestas situações, o fisioterapeuta deverá ficar atento ao posicionamento dessas cânulas e à pressão do *cuff*[13].

O paciente criticamente enfermo em intubação orotraqueal ou traqueostomizado pode necessitar, na maioria dos casos, de ventilação mecânica invasiva. As cânulas utilizadas possuem o *cuff*, que pode atuar como um reservatório de secreções da orofaringe, predispondo à pneumonia associada à ventilação mecânica[13].

O desenvolvimento de pneumonia aspirativa está associado ao aumento da permanência hospitalar e dos índices de mortalidade[13].

Para o tratamento da pneumonia são necessários controles frequentes e manutenção da pressão do balonete dentro da variação de valores aceitáveis; pressões maiores que 25 cmH$_2$O evitando a aspiração do conteúdo orofaríngeo e gastroesofágico, considerando-se 20 cmH$_2$O como limite mínimo (valor abaixo poderia levar a broncoaspiração e pressão maior que 30 cmH$_2$O, comprometeria a perfusão da traqueia)[12,15]. Neste caso, recomenda-se que ao insuflar o balonete, utilizar menor quantidade de ar capaz de vedar o espaço entre o balonete e a parede traqueal e no momento da verificação manter a cabeceira elevada a 30° - 45°, aspirando a cavidade oral antes da verificação da pressão do *cuff*, para evitar que secreções migrem para o trato respiratório inferior[13].

A fisioterapia respiratória e motora tem interferência positiva e reabilitadora nas limitações dos pacientes, com ação significativa no controle das condições de estabilidade, modificação e restabelecimento de suas atividades de vida diária, diminuindo assim suas restrições físicas e inserindo novamente esse indivíduo na sociedade[18].

O treinamento da musculatura respiratória tem como função habilitar músculos específicos a realizarem com maior facilidade a função para quais são destinados, objetivando tanto força muscular quanto *endurance*.

O fortalecimento da musculatura inspiratória pode ser realizado por meio de respiração contra resistida com dispositivos de carga linear, sendo o método mais utilizado é o Threshold®IMT[19].

A fisioterapia motora enfoca a terapia no ganho da capacidade funcional que se refere à potencialidade para desempenhar as atividades de vida diária ou para realizar determinado ato sem necessidade de ajuda, imprescindíveis para proporcionar uma melhor qualidade de vida tais como tomar banho, vestir-se, realizar higiene pessoal, transferir-se, alimentar-se e caminhar uma certa distância[20-22].

Este também inclui exercícios que previnem complicações como encurtamentos, fraquezas musculares e deformidades osteoarticulares, promovem melhora da composição corporal, diminuição de dores articulares, aumento da densidade mineral óssea, melhora da utilização de glicose, aumento da capacidade aeróbia, ganho de força e de flexibilidade, diminuição da resistência vascular, ganho do equilíbrio diminuindo risco de quedas. Além de benefícios psicossociais como alívio da depressão, o aumento da autoconfiança, a melhora da autoestima durante e após a hospitalização. Seus ganhos funcionais podem ser avaliados pela escala de Barthel, Escala de Equilíbrio de Berg, Teste de Tinetti, Timed - up&go, senta e levanta dentre outros.

Interface fisioterapia e fonoaudiologia no protocolo de decanulação

A qualidade do atendimento da equipe multiprofissional é de grande importância para garantir a qualidade da assistência prestada ao paciente nos programas de reabilitação.

A partir da necessidade e da garantia no atendimento prestado minimizando as possíveis sequelas e ampliando a sua recuperação e qualidade de vida, o seguimento do atendimento a partir de protocolos institucionais conduz para maior assertividade na recuperação e/ou reabilitação do paciente.

Sendo assim as equipes de Fisioterapia e Fonoaudiologia estão interligados juntamente com equipe médica e de enfermagem no seguimento do paciente traqueostomizado e na definição de uma conduta especializada.

No início do protocolo de decanulação o enfermeiro(a) da unidade notifica a equipe multidisciplinar e identifica a partir de critérios absolutos e relativos a possibilidade de inclusão do paciente como candidato a decanulação. Esta identificação deverá ser em até 12 horas.

Critérios absolutos

Resolução da indicação de traqueostomia (fator primário, que levou a indicação da traqueostomia, solucionado)

Nível de consciência adequado para proteção vias aéreas

Estabilidade hemodinâmica (frequência cardíaca e pressão arterial)

Ausência de sinais de desconforto respiratório (frequência respiratória < 35 rpm, sem uso de musculatura acessória, boa expansibilidade)

Ausência de quadro séptico ativo

Tosse eficaz

Tolerância ao *cuff* desinsuflado

Sem obstrução de vias aéreas (traqueomalácia, granuloma traqueal, estenose traqueal)

Critérios relativos

Tamanho de cânula

Independente de pressão positiva (em uso de pressão positiva apenas como exercício por no máximo 2 horas)

Padrões gasométricos adequados por 5 dias

Quando os todos os critérios absolutos descritos acima forem preenchidos, o fisioterapeuta ou o fonoaudiólogo entrará em contato com o médico assistente para informar que o paciente está apto a ser incluído no protocolo e solicitar autorização para conduzir o processo conforme Anexo 13.7.

• Conclusão

Garantir a integralidade da assistência permitindo maior segurança do paciente no processo de reabilitação das suas funções vitais, é um passo importante no que diz respeito ao atendimento interdisciplinar, multidisciplinar e até mesmo transdisciplinar entre as equipes com o foco direcionado ao paciente.

• Anexo 13.1: Instrumento de rastreio para disfagia

Data da coleta:

Nome:

Registro: Leito:

Gênero: Data nascimento: ____/____/____   Idade:

Data internação: Dias de UTI:

Motivo:

Queixa	Deglutição	( ) sim	( ) não
	Voz	( ) sim	( ) não
	Fala	( ) sim	( ) não
	Linguagem	( ) sim	( ) não
Mecanismos de proteção de via aérea	Possui alguma doença respiratória? ( ) sim ( ) não | Qual: Já teve pneumonia? ( ) sim ( ) não | N° de episódios: Apresenta sinais clínicos de aspiração? ( ) sim ( ) não Qual? ( ) tosse ( ) dispneia/esforço respiratório ( ) voz molhada Fez ou faz uso de Traqueostomia? ( ) sim ( ) não Tempo:		
Respiração	( ) ar ambiente	( ) oxigenodependente _____mL	
Ventilação mecânica:	( ) Invasiva ( ) Simv ( ) AC Tempo:	Intubado: ____/____/____	
	( ) Não invasiva ( ) CPAP ( ) BIPAP Tempo:	Extubado: ____/____/____	

Função cerebral   Possui algum diagnóstico de doença neurológica? ( ) sim ( ) não
Apresenta rebaixamento cognitivo/falta de atenção/não segue comandos verbais ( ) sim ( ) não

Confusão: ( ) sim ( ) não | Glasgow: | Ramsay | Apache II

Nutrição e hidratação
Peso: Altura:
Perdeu peso atualmente?   ( ) sim ( ) não Quanto: _____
Reduziu a ingestão de líquido?   ( ) sim ( ) não
Apresenta doença do refluxo esofágico? ( ) sim ( ) não
Utiliza via alternativa de alimentação? ( ) sim ( ) não
         Qual?   ( ) SOG   ( ) SNG   ( ) SNE   ( ) gastrostomia   ( ) jejunostomia   ( ) dieta parenteral
Parcial VO:

Sinais Vitais
SPO$_2$: ____ PA: _____ Temp.: _____ Freq. respiratória (FR): _____ Freq. cardíaca (FC): _____

Prazer e motivação
Sente dor ao engolir? ( ) sim ( ) não
Sente desconforto ou desprazer ao engolir? ( ) sim ( ) não
Apresenta sensação de boa seca? ( ) sim ( ) não

Aspectos estruturais e funcionais
a) Apresenta alteração na dentição (perda de dentes, estado de conservação, próteses dentárias) ( ) sim ( ) não
b) Apresenta anomalias estruturais orofaringolaríngeas? ( ) sim ( ) não
c) Apresenta dificuldades para mastigar? ( ) sim ( ) não
d) Apresenta dificuldades para engolir? ( ) sim ( ) não
e) Sente o alimento parado na garganta? ( ) sim ( ) não
f) Modificou a consistência da dieta? ( ) sim ( ) não Modificação: _____
g) Modificou o tempo da refeição? ( ) sim ( ) não Modificação: _____
1. Tem risco para alteração de disfagia? ( ) sim ( ) não

Observações:

Medicamentos

Nome	Dose	Um	Via	Freq./Dia	Obs.

Avaliador:_____

Functional Oral Intake Scale – FOIS (Crary et al., 2005)

Nível 1: Nada por via oral ( )

Nível 2: Dependente de via alternativa e mínima via oral de algum alimento ou líquido ( )

Nível 3: Dependente de via alternativa com consistente VO de alimento ou líquido ( )

Nível 4: Via oral total de uma única consistência ( )

Nível 5: Via oral total com múltiplas consistências, porém com necessidade de preparo especial ou compensações ( )

Nível 6: Via oral total com múltiplas consistências, porém sem necessidade de preparo especial ou compensações, porém com restrições alimentares ( )

Nível 7: Via ora total sem restrições ( )

Furkim et al. In Susanibar F, Parra D, Dioses A. Tratado de Evaluación de Motricidad Orofacial y áreas afines. Madrid. EOS, 2014.

- **Anexo 13.2: Triagem à beira do leito segura da deglutição**

Avaliador:_____ CM:_____ CC:_____ Passou ( ) Falhou ( )

1. Dados de Identificação – R:_____ Q:_____ DA:_____

1.1 Nome:_____

Idade:_____ 1.3 Sexo: ( ) F ( ) M

2. Especialidade: ( ) Neurologia ( ) Pneumologia
( ) Cardiologia ( ) Gastroenterologia
( ) Nefrologia ( ) Vascular ( ) Onco-hemato
( ) Clínica-médica ( ) Endocrinologia
( ) Outra _____

3. Doença de base:

4. Motivo da internação:

5. Outras comorbidades:
( ) HAS ( ) DM ( ) Encefalopatia
( ) DPOC ( ) ICC ( ) IAM ( ) AVE prévio
( ) Tabagista ( ) etilista ( ) Cirrose
( ) Outra. Qual?_____

6. Via de alimentação:
( ) via oral ( ) SNE ( ) SOG ( ) gastrostomia
( ) jejunostomia ( ) parenteral ( ) mista

7. Avaliação nutricional:
( ) eutrofia ( ) desnutrição
( ) sobrepeso ( ) desidratação
Perdeu peso ( ) sim ( ) não Quanto: _____

8. Escala de coma de Glasgow
( ) 3 ( ) 4 ( ) 5 ( ) 6 ( ) 7 ( ) 8
( ) 9 ( ) 10 ( ) 11 ( ) 12 ( ) 13 ( ) 14
( ) 15

9. Respiração:
( ) ambiente ( ) cateter de O_2 ___l/min
( ) traqueostomia - plástica ( ) traqueostomia - metálica
( ) VMNI_____ ( ) VMI
_____ Tempo de suporte:_____

10. Problemas gastrointestinais:
( ) Hérnia de Hiato ( ) DRGE ( ) Dor retroesternal ( ) Pirose ( ) Halitose ( ) Tumor gastrointestinal
( ) Obstipação

11. Problemas relatados de alimentação:
11.1. Se alimenta bem?
_____
11.2. Fez alterações na dieta: postura, consistência, volume, utensílio?
_____

11.3. Tem vontade de comer?
_____

13. Avaliação estrutural
13.1 Dentição:
a. Número de dentes: Higiene oral: ( ) Bom   ( ) Regular   ( ) Ruim
b. Tipo e classe de mordida:
c. Uso de próteses: ( ) Não   ( ) Parcial   ( ) Total
d. Adaptação da prótese: Percepção do paciente ( ) Boa   ( ) Regular   ( ) Ruim
Impressão da adaptação: ( ) Boa   ( ) Regular   ( ) Ruim

13.1.2 Presença de xerostomia: ( ) Sim ( ) Não

13.1.3
a) Apresenta anomalias estruturais orofaringolaríngeas? ( ) Sim   ( ) Não
b) Apresenta dificuldade para mastigar?   ( ) Sim   ( ) Não
c) Apresenta dificuldade para engolir?   ( ) Sim   ( ) Não
d) Sente o alimento parado na garganta?   ( ) Sim   ( ) Não
e) Modificou a consistência da dieta?   ( ) Sim   ( ) Não | Modificação: _____
f) Modificou o tempo da refeição?   ( ) Sim   ( ) Não | Modificação: _____

14. Prazer/motivação para alimentação
a) Sente dor ao engolir?   ( ) Sim   ( ) Não
b) Sente desconforto ou desprazer ao engolir?   ( ) Sim   ( ) Não
c) Apresenta sensação de boca seca?   ( ) Sim   ( ) Não

15. Tem risco para alteração de deglutição?   ( ) Sim   ( ) Não

16. Medicação:

Medicamento	Dose	Un	Va	Freq/Dia	Obs

Functional Oral Intake Scale – FOIS (Crary et al., 2005)

Nível 1: Nada por via oral ( )

Nível 2: Dependente de via alternativa e mínima via oral de algum alimento ou líquido ( )

Nível 3: Dependente de via alternativa com consistente VO de alimento ou líquido ( )

Nível 4: Via oral total de uma única consistência ( )

Nível 5: Via oral total com múltiplas consistências, porém com necessidade de preparo especial ou compensações ( )

Nível 6: Via oral total com múltiplas consistências, porém sem necessidade de preparo especial ou compensações, porém com restrições alimentares ( )

Nível 7: Via ora total sem restrições ( )

Furkim et al. In Susanibar F, Parra D, Dioses A. Tratado de evaluación de Motricidad Orofacial y áreas afines. Madrid. EOS, 2014.

Gerenciamento na Reabilitação 119

• Anexo 13.3: Avaliação de segurança da deglutição – ASED

1. Identificação

Registro:_____Leito:_____Data de internação:_____/_____/_____
Data da avaliação: _____/_____/_____

Paciente:_____

Idade:_____ DN: _____/_____/_____ Sexo: ☐ M ☐ F Escolaridade: _____

Procedência:_____ Familiar/acompanhante:_____
Contato:_____

1.1. Diagnóstico neurológico:

Tipo e localização da lesão: _____

Início dos sintomas: _____

Tempo de lesão: _____

Já fez fonoterapia: ☐ Não ☐ Sim

Tempo de estimulação:_____

Encaminhamento:_____

1.2. Tumores de cabeça e pescoço:

Tipo:_____

Extensão e localização da lesão:_____

☐ Radioterapia   ☐ Quimioterapia

Cirurgia:_____
Data: _____/_____/_____

Relatório cirúrgico:_____

1.3. Outras comorbidades: ☐ HAS ☐ DM ☐ Cirrose ☐ DPOC ☐ ICC ☐ IAM ☐ Tabagista ☐ Etilista

2. Aspectos clínicos

2.1. Histórico clínico: _____

Medicação: _____

2.3. BCP: ☐ Não ☐ Sim Quantas: _____
2.4. Estado nutricional (Nrs-2002): _____
2.5. Via de alimentação: ☐ Oral ☐ Parenteral
☐ Sne ☐ Sog ☐ Gastrostomia ☐ Sng
☐ Jejunostomia
2.6. Sinais vitais (repouso):

Fc:_____ Fr: _____ Spo$_2$: _____ T: _____ Pa:____

2.7. Respiração:
☐ Ambiente ☐ Oxigenodependente ☐ VM
Intubação:_____ Extubação:_____
Uso de VMNI: ☐ Não ☐ Sim
Tipo: _____ Tempo: _____
Traqueostomia: ☐ Não ☐ Sim
Cuff: ☐ Não ☐ Sim ☐ Insuflado
☐ Parcialmente Insuflado ☐ Desinsuflado
Válvula de fala: ☐ Não ☐ Sim
Tipo:_____

3. Consciência
3.1. Glasgow:
( )3 ( )4 ( )5 ( )6 ( )7 ( )8 ( )9 ( )10 ( )11
( )12 ( )13 ( )14 ( )15 ( ) Na
3.2. Responsivo: ☐ Menos de 15 min.
              ☐ Mais de 15 min.
3.3. NIHss: _____

4. Cognitivo
4.1. Habilidades de comunicação
4.1.1. Afasia: ☐ Não ☐ Sim Tipo:_____
4.1.2. Disartria: ☐ Não ☐ Sim Tipo:_____
4.1.3. Apraxia de Fala: ☐ Não ☐ Sim
4.1.4. Rancho los amigos (Tce)

( )1 ( )2 ( )3 ( )4 ( )5 ( )6 ( )7 ( )8 ( ) Na

5. Observação no repouso
5.1. Controle cervical:
☐ Não ☐ Sim ☐ Assistemático
5.2. Postura: ☐ Decúbito Dorsal ☐ Sentado 45º
☐ Sentado 90º
Adaptações: ☐ Não ☐ Sim _____
5.3. Respiração: ☐ Nasal ☐ Oral ☐ Mista
☐ Ruidosa ☐ Dispneia ☐ Taquipneia
☐ Bradipneia
5.4. Vedamento labial:
☐ Não Eficiente ☐ Eficiente
5.5. Sialorreia: ☐ Não ☐ Sim
5.6. Refluxo nasal: ☐ Não ☐ Sim
5.7. Postura de língua: ☐ Ndn ☐ Protrusão
_____
5.8. Mandíbula: ☐ Continente ☐ Não continente
5.9. Estase de saliva em cavidade oral:
☐ Presente ☐ Ausente
5.10. Oximetria: _____
5.11. Ausculta cervical: ☐ Positiva ☐ Negativa

6. Deglutição espontânea
6.1. Sinais clínicos de aspiração:
☐ Tosse ☐ Dispneia ☐ Voz "molhada"
6.2. Se traqueostomizado:
Blue dye test: ☐ Positivo ☐ Negativo
6.3. Oximetria: _____
6.4 Ausculta cervical: ☐ Positiva ☐ Negativa

7. Avaliação estrutural
7.1. Dentição
7.1.1. Dentição: ☐ Completa
                 ☐ Incompleta: _____
7.1.2. Prótese: ☐ Total ☐ Parcial ☐ Inferior
                ☐ Superior ☐ ndn
7.1.3. Tipo de mordida: ☐ Aberta ☐ Overjet
                        ☐ Overbite ☐ Normal
7.1.4. Oclusão: ☐ Classe I ☐ Classe II 1ª divisão
                ☐ Classe II 2ª divisão ☐ Classe III
7.1.5. Higiene oral: ☐ BEG ☐ REG ☐ PEG

7.2. Sensibilidade
7.2.1. Facial e intraoral (toque – 1. diminuída; 2. exacerbada)
a) Facial: ☐ Normal ☐ Alterada _____
b) Língua: ☐ Normal ☐ Alterada _____
7.3. Reflexos orais
7.3.1. Reflexo de vômito: ☐ Presente ☐ Ausente
                           ☐ Exacerbado
7.3.2. Reflexo palatal: ☐ Presente ☐ Ausente
                         ☐ Exacerbado
7.4. Mobilidade isolada (1-Mobilidade, 2-Velocidade, 3-Amplitude, 4-Força, 5-Precisão)
7.4.1. Língua: ☐ Eficiente
                ☐ Não eficiente: 1-2-3-4-5
7.4.2. Lábios: ☐ Eficiente
                ☐ Não eficiente: 1-2-3-4-5
7.4.3. Bochechas: ☐ Eficiente
                  ☐ Não eficiente: 1-2-3-4-5
7.4.4. Mandíbula: ☐ Eficiente
                  ☐ Não eficiente: 1-2-3-4-5

8. Avaliação vocal
8.1. TMF (média): /a/:_____ Relação s/z:_____
8.2. Tosse voluntária: ☐ Não ☐ Sim
8.3. Qualidade vocal: ☐ Normal ☐ Soprosidade
     ☐ Rugosidade ☐ Voz "molhada"
8.4. Intensidade vocal: ☐ Normal ☐ Reduzida
                        ☐ Aumentada

8.5. Após deglutição de saliva:
☐ Normal ☐ Voz "molhada"
8.6. Ressonância: ☐ Normal ☐ Hipernasal
                  ☐ Hiponasal
8.7. Excursionamento da laringe:
/a/ grave: ☐ Incompetentes ☐ Competente
/i/agudo: ☐ Incompetentes ☐ Competentes

9. avaliação funcional de alimentos
Condições na avaliação e oferta da dieta:
9.1. Posição: ☐ Sentado 90° ☐ Sentado 45°
Com adaptações: ☐ Não ☐ Sim
Quais:_____
9.2. Dieta ofertada: ☐ Líquida: ☐ Água ___mL
☐ Suco___mL ☐ Néctar
☐ Mel ☐ Pudim
☐ Sólida: bolacha água e sal

9.3. Utensílios: ☐ Copo ☐ Canudo
☐ Mamadeira ☐ Seringa
☐ Colher: ☐ Plástico ☐ Metal
☐ Café ☐ Chá ☐ Sobremesa
☐ Sopa
9.4. Observação da alimentação do paciente
9.4.1. Fase antecipatória:
Alimenta-se sozinho: ☐ Não ☐ Sim
Eficiente: ☐ Não ☐ Sim
Com adaptações: ☐ Não ☐ Sim:_____

9. Manobras eficientes

11. Diagnóstico funcional

12. Prognóstico/objetivo terapêutico

13. Conduta

Functional Oral Intake Scale – FOIS (Crary et al., 2005)

Nível 1: Nada por via oral ( )

Nível 2: Dependente de via alternativa e mínima via oral de algum alimento ou líquido ( )

Nível 3: Dependente de via alternativa com consistente VO de alimento ou líquido ( )

Nível 4: Via oral total de uma única consistência ( )

Nível 5: Via oral total com múltiplas consistências, porém com necessidade de preparo especial ou compensações ( )

Nível 6: Via oral total com múltiplas consistências, porém sem necessidade de preparo especial ou compensações, porém com restrições alimentares ( )

Nível 7: Via ora total sem restrições ( )

12. Comentários   13. Conclusão

Escala - ONeil et al., 99 - Dysphagia outcome and severity scale. Full per-oral nutrition (P.O): Normal diet

( ) Nível I. Deglutição normal – Normal para ambas as consistências e em todos os itens avaliados. Nenhuma estratégia ou tempo extra é necessário. A alimentação via oral completa é recomendada.

( ) Nível II. Deglutição funcional – Pode estar anormal ou alterada, mas não resulta em aspiração ou redução da eficiência da deglutição, sendo possível manter adequada nutrição e hidratação por via oral[3]. Assim, são esperadas compensações espontâneas de dificuldades leves, em pelo menos uma consistência, com ausência de sinais de risco de aspiração. A alimentação via oral completa é recomendada, mas pode ser necessário despender tempo adicional para esta tarefa.

( ) Nível III. Disfagia orofaríngea leve – Distúrbio de deglutição presente, com necessidade de orientações específicas dadas pelo fonoaudiólogo durante a deglutição. Necessidade de pequenas modificações na dieta; tosse e/ou pigarro espontâneos e eficazes; leves alterações orais com compensações adequadas.

( ) Nível IV. Disfagia orofaríngea leve a moderada – Existência de risco de aspiração, porém reduzido com o uso de manobras e técnicas terapêuticas. Necessidade de supervisão esporádica para realização de precauções terapêuticas; sinais de aspiração e restrição de uma consistência; tosse reflexa fraca e voluntária forte. O tempo para a alimentação é significativamente aumentado e a suplementação nutricional é indicada.

( ) Nível V. Disfagia orofaríngea moderada – Existência de risco significativo de aspiração. Alimentação oral suplementada por via alternativa, sinais de aspiração para duas consistências. O paciente pode se alimentar de algumas consistências, utilizando técnicas específicas para minimizar o potencial de aspiração e/ou facilitar a deglutição, com necessidade de supervisão. Tosse reflexa fraca ou ausente.

( ) Nível VI. Disfagia orofaríngea moderada a grave – Tolerância de apenas uma consistência, com máxima assistência para utilização de estratégias, sinais de aspiração com necessidade de múltiplas solicitações de clareamento, aspiração de duas ou mais consistências, ausência de tosse reflexa, tosse voluntária fraca e ineficaz. Se o estado pulmonar do paciente estiver comprometido, é necessário suspender a alimentação por via oral.

( )Nível VII. Disfagia orofaríngea grave – Impossibilidade de alimentação via oral. Engasgo com dificuldade de recuperação; presença de cianose ou broncoespasmos; aspiração silente para duas ou mais consistências; tosse voluntária ineficaz; inabilidade de iniciar deglutição.

Fonoaudiólogo Responsável: _____   CRF°: _____

FURKIM et al. In Susanibar F, Parra D, Dioses A. Tratado de evaluación de Motricidad Orofacial y áreas afines. Madrid. EOS, 2014.

• Anexo 13.4: *Functional Oral Intake Scale* – FOIS (Crary et al., 2005)

Nível 1: Nada por via oral ( )

Nível 2: Dependente de via alternativa e mínima via oral de algum alimento ou líquido ( )

Nível 3: Dependente de via alternativa com consistente VO de alimento ou líquido ( )

Nível 4: Via oral total de uma única consistência ( )

Nível 5: Via oral total com múltiplas consistências, porém com necessidade de preparo especial ou compensações ( )

Nível 6: Via oral total com múltiplas consistências, porém sem necessidade de preparo especial ou compensações, porém com restrições alimentares ( )

Nível 7: Via ora total sem restrições ( )

• Anexo 13.5: Escala do nível de deglutição – ASHA NOMS (ASHA, 2003)

Nível 1: O indivíduo não é capaz de deglutir com segurança pela boca. Toda nutrição e hidratação são necessárias através de recursos não orais (ex.: sonda nasogástrica, gastrostomia).

Nível 2: O indivíduo não é capaz de deglutir com segurança pela boca para nutrição e hidratação, mas pode ingerir alguma consistência, somente em terapia, com uso máximo e consistente de pistas. Método alternativo de alimentação é necessário.

Nível 3: Método alternativo de alimentação é necessário, uma vez que o indivíduo ingere menos de 50% da nutrição e hidratação pela boca; e/ou a deglutição é segura com o uso moderado de pistas para uso de estratégias compensatórias; e/ou necessita de restrição máxima da dieta.

Nível 4: A deglutição é segura, mas frequentemente requer uso moderado de pistas para uso de estratégias compensatórias; e/ou o indivíduo tem restrições moderadas de dieta; e/ou ainda necessita de alimentação por tubo e/ou suplemento oral

Nível 5: A deglutição é segura com restrições mínimas da dieta; e/ou ocasionalmente requer pistas mínimas para uso de estratégias compensatórias. Ocasionalmente pode ser auto monitorar. Toda nutrição e hidratação são recebidas pela boca durante a refeição.

Nível 6: A deglutição é segura e o indivíduo come e bebe independentemente. Raramente necessita de pistas mínimas para uso de estratégias compensatórias. Frequentemente se auto monitora quando ocorre dificuldades. Pode ser necessário evitar alguns itens específicos de alimentos (ex.: pipoca e amendoim); tempo adicional para alimentação pode ser necessário (devido à disfagia)

Nível 7: A habilidade do indivíduo em se alimentar independentemente não é limitada pela função de deglutição. À deglutição é segura e eficiente para todas as consistências. Estratégias compensatórias são utilizadas efetivamente quando necessárias.

• Anexo 13.6: Protocolo de avaliação videofluoroscópica da deglutição

OBS: Exame gravado em DVD.

Fgo(a).   Dr.(a)

CRFa.   CRM.

Videofluoroscopia da deglutição

Nome do paciente:

Idade: Gênero: ( ) Masculino   ( ) Feminino

Pedido exame Nº: Data do exame:

Ilmo. Sr. Dr(a).:

História clínica:

Queixa:

1. O Exame foi realizado com o paciente:

1.1 Cognição-comunicação

( ) Alerta   ( ) Ativo   ( ) Reativo   ( ) Contactuante

( ) Comunicativo   ( ) Colaborativo   ( ) Qualidade vocal seca

1.2 Portando:

Sonda p/ alimentação: ( ) Nasal   ( ) Oral   ( ) Gástrica

Prótese dentária: ( ) Bem adaptada ( ) Mal adaptada

Traqueostomia: ( ) Com cânula plástica e *cuff* insuflado   ( ) Metálica

                ( ) Ocluída   ( ) Válvula de fala tipo "Passy Muir"

1.3 Posicionado

  ( ) Sentado   ( ) Em pé   ( ) Em cadeira de rodas   ( ) Na maca

  ( ) Em bebê conforto ( ) Com apoio cervical ( ) Com apoio nos pés   ( ) Com apoio lateral

1.4 Foram realizadas tomadas em visão:

  ( ) Laterolateral direita   ( ) Anteroposterior   ( ) Oblíqua ( ) D ( ) E

2. Quanto ao alimento ofertado

1.1 Foi utilizado contraste baritado OptiBar®, a diluição de 30% com água, para as consistências e volumes:

( ) Líquido: ( ) Gole livre   ( ) 5 mL   ( ) 10 mL   ( ) 20 mL

( ) Néctar: ( ) Gole livre   ( ) 5 mL   ( ) 10 mL   ( ) 20 mL

( ) Mel: ( ) Gole livre   ( ) 5 mL   ( ) 10 mL   ( ) 20 mL

( ) Pudim: ( ) Gole livre   ( ) 5 mL   ( ) 10 mL   ( ) 20 mL

( ) Sólido:

Obs.: Sobre número de ofertas:

1.2. Utensílios utilizados: ( ) Seringa   ( ) Colher de plástico ou   ( ) de Metal   ( ) Copo de plástico

                             ( ) Canudo de plástico   ( ) Mamadeira com bico ortodôntico e furo normal

                             ( ) Copinho com furos no bico.   Outros:

1.3 Alimento foi ofertado por: ( ) Fonoaudiólogo   ( ) Cuidador/familiar   ( ) Técnico de enfermagem

                                ( ) Próprio paciente

3. Análise anatômica funcional da deglutição:

3.1. Fase oral

( ) Captação, formação e propulsão do bolo alimentar adequadas e eficientes.

( ) Vedamento labial eficiente   ( ) Tempo de trânsito oral adequado

3.1.2. Não foi observado escape:

    ( ) Extra oral   ( ) Para orofaringe   ( ) Para nasofaringe   ( ) Cavidade oral

3.1.3. Houve coordenação sucção/deglutição/respiração?   ( ) Sim   ( ) Não

3.1.4. Mobilidade e força da língua precisas e coordenadas com movimento anteroposterior para propulsão do bolo para orofaringe?   ( ) Sim   ( ) Não

Estase de alimento intraoral após a primeira deglutição? (Logemann, 1993)   ( ) Sim   ( ) Não

Reflexos Orais: ( ) Ausentes   ( ) Trancamento   ( ) Procura   ( ) Nauseoso exacerbado

3.1.5. Movimentos mandibulares amplos durante abertura bucal?   ( ) Sim   ( ) Não

3.1.6. Mastigação: ( ) Eficiente   ( ) Unilateral   ( ) Bilateral

3.2. Fase Faríngea

3.2.1. Competência velofaríngea?   ( ) Sim   ( ) Não

3.2.2. Contato da Base da Língua e Faringe Eficaz?   ( ) Sim   ( ) Não

3.2.3. Abertura da transição faringoesofágica (EES) Aparentemente adequada?   ( ) Sim   ( ) Não

3.2.4. Foi observada estase de alimento na parede posterior da faringe e recessos faríngeos (valécula e recessos piriformes) após deglutição?   ( ) Sim   ( ) Não

    ( ) Ausente   ( ) Discreta: < 25% da altura da estrutura

    ( ) Moderada: > 25% e < 50% da altura da estrutura   ( ) Grave: > 50% da altura da estrutura

(Eisenhuber et al., 2002)

3.2.5. Deglutição faríngea iniciada (Martin-Harris et al., 2007, 2008):

    ( ) 0 – No ângulo posterior da mandíbula   ( ) 1 – Na Valécula

    ( ) 2 – Hipofaringe (superior aos recessos piriformes)   ( ) 3 – Nos recessos piriformes

    ( ) 4 – Ausência de resposta

3.2.6. Foi observada penetração de alimento em região laríngea?   ( ) Sim   ( ) Não

3.2.7. Foi observada aspiração de alimento antes, durante ou após deglutição?   ( ) Sim   ( ) Não

3.2.8. Reflexo de tosse, pigarro ou engasgo: ( ) Sim   ( ) Não

Presença de tosse: ( ) Eficaz   ( ) Seca   ( ) Reflexa

3.2.9. Foi observada assimetria durante a passagem do bolo em região faringolaríngea?   ( ) Sim   ( ) Não

3.3 Foi realizada manobra de:

( ) Vedamento labial manual

( ) Estimulação da deglutição com oferta de colher vazia/seca

( ) Massagem submandibular para auxiliar propulsão do bolo alimentar

( ) Estímulo de fúrcula, pressão diafragmática

( ) Queixo baixo

( ) Cabeça virada para o lado prejudicado

( ) Cabeça inclinada para o lado não prejudicado

( ) Cabeça para trás

( ) Manobra supra glótica

( ) Manobra supersupraglótica

( ) Manobra de Mendelshn

( ) Manobra de Masako

( ) Deglutição "dura" ou com esforço

( ) Múltiplas deglutições
( ) Tosse/pigarro
( ) Escarro
( ) Emissão de fonemas guturais

4. Fase Esofágica: avaliada pelo médico radiologista

5. Conclusão

Dinâmica de deglutição evidencia:

( ) Deglutição normal

( ) Disfagia leve: se o controle e o transporte do bolo estiverem atrasados ou se ocorrer leve estase faríngea, sem penetração laríngea;

( ) Disfagia moderada: incluindo alteração no transporte oral, estase faríngea com todas as consistências, penetração laríngea ou leve aspiração com somente uma consistência;

( ) Disfagia grave: se ocorre aspiração substancial ou o paciente não desencadeia deglutição.

Classificação segundo Ott et al., 1996

Escala de penetração e aspiração – Rosenbeck et al., 1996

Categoria	Pontuação	Descrição
Penetração	1	Contraste não entra em VA
	2	Contraste entra até acima das ppvv sem resíduo
	3	Contraste permanece acima de ppvv, visível resíduo
	4	Contraste atinge ppvv, sem resíduo
	5	Contraste atinge ppvv, resíduo visível
Aspiração	6	Contraste passa o nível glótico, mas não há resíduos no nível subglótico
	7	Contraste passa o nível glótico com resíduo no subglótico apesar do paciente responder
	8	Contraste passa a glote com resíduo na subglote, mas o paciente não responde

Escala de severidade da disfagia - O'Neil et al., 1999

Nível 7: normal
Nível 6: deglutição funcional
Nível 5: disfagia discreta
Nível 4: disfagia discreta/moderada
Nível 3: disfagia moderada
Nível 2: disfagia moderada/severa
Nível 1: disfagia severa

Functional Oral Intake Scale – FOIS (Crary et al., 2005)

Nível 1: Nada por via oral ( )

Nível 2: Dependente de via alternativa e mínima via oral de algum alimento ou líquido ( )

Nível 3: Dependente de via alternativa com consistente VO de alimento ou líquido ( )

Nível 4: Via oral total de uma única consistência ( )

Nível 5: Via oral total com múltiplas consistências, porém com necessidade de preparo especial ou compensações ( )

Nível 6: Via oral total com múltiplas consistências, porém sem necessidade de preparo especial ou compensações, porém com restrições alimentares ( )

Nível 7: Via ora total sem restrições ( )

Furkim et al. In Susanibar F, Parra D, Dioses A. Tratado de evaluación de Motricidad Orofacial y áreas afines. Madrid. EOS, 2014.

Anexo 13.7: Critérios para iniciar o desmame

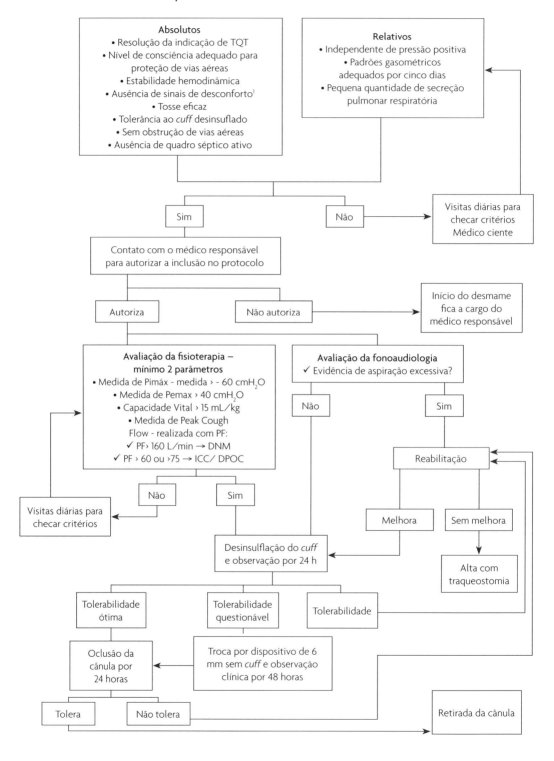

• Referências bibliográficas

1. Costa RT. Antunes CMF. O gerenciamento do cuidado multidisciplinar no acompanhamento de pacientes portadores de doenças crônicas.Rev Bras Med Fam e Com 013 Rio de Janeiro, v.4, n° 13, abr /jun 2008.
2. Ickenstein GW. Introduction to neurogenic dysphagia In Ickenstein GW. Diagnosis and treatment of neurogenic dysphagia. 1st ed. Bremen, 2011. P. 9-25.
3. Inaoka Clarissa, Albuquerque Christiane. Efetividade da intervenção fonoaudiológica na progressão da alimentação via oral em pacientes com disfagia orofaríngea pós-AVE. Rev. CEFAC . 2014. 16: 187-196.
4. Rofes L, Arreola V, Mukherjee R, Clavé P. Sensitivity and specificity of the Eating Assessment Tool and the Volume-Viscosity Swallow Test for clinical evaluation of oropharyngeal dysphagia. Neurogastroenterol Motil. 2014.26:1256-65.
5. Furkim A.M, Nascimento Junior J.R. Gestão e gerenciamento em disfagia orofaríngea In. Marchesan IQ, Silva HJ, Tomé MC. Tratado das especialidades em Fonoaudiologia. 1 ed. São Paulo: Guanabara Koogan, 2014.
6. Abdulmassih EMS, Filho EDM, Santos RS, Jurkiewicz AL. Evolution of Patients with Oropharyngeal Dysphasia in Hospital Environment. Int. Arch. Otorhinolaryngol. 2009;13:55-62
7. Moraes D. P.; Andrade C. R. F. Quality indicators for integrated care of dysphagia in hospital settings. J Soc Bras Fonoaudiol. 2011;23:89-94.
8. Silva RG, Jorge AG, Peres FM, Cola PC, Gatto AR, Spadotto AA. Protocolo para controle de eficácia terapêutica em disfagia orofaríngea neurogênica (PROCEDON). Rev. CEFAC. 2010.
9. American Speech-Language-Hearing Association National Outcome Measurement System (NOMS): Adult Speech-Language Pathology Users guide. ASHA National Center for evidence-Based Pratice in Communication Disorders. 2003. Disponível em:www.asha.org/members/research/noms/.
10. Metheny N.A. Risk factors for Aspiration. JPEN J Parenter Enteral Nutr 2002;26:26-31.
11. Zaloga G.P. Aspiration-related illnesses: definitions and diagnosis. JPEN J Parenter Enteral Nutr 2002; 26:S2-S8.
12. Padovani AR, Moraes DP, Mangili LD, Andrade CRF. Protocolo fonoaudiológico de avaliação do risco para disfagia (PARD). Rev Soc Bras Fonoaudiol. 2007;12:199-205
13. Barbas, Carmen Sílvia Valente, Couto Lara Poletto. Do endotracheal tubes with suction above the cuff decrease the rate of ventilator-associated pneumonia, and are they cost-effective?. Rev. bras. ter. intensiva. 2012.24:320 -321.
14. Costa, Dirceu. Fisioterapia Respiratória Básica. Editora Atheneu: São Paulo, 1999. 1° ed. 127p.
15. Oliveira AC, Armond GA, Tedesco LA. Procedimentos nas vias respiratórias. In: MARTINS, M.A. Manual de infecção hospitalar: epidemiologia, prevenção e controle. 2 ed. Rio de Janeiro: Medsi, 2001, 343-353.
16. Leal , A.H., T Hamasaki T.A. , Jamami, M., Di Lorenzo V.A. , Pessoa, V.. Pressões respiratórias medidas e previstas... Fisioterapia e Pesquisa ,2007; 1 4.
17. Oliveira M., Santos C.L.S, de Oliveira C.F, Ribas D.I.R. Efeitos da técnica expansiva e incentivador respiratório na força da musculatura respiratória em idosos institucionalizadosFisioter Mov. 2013 jan/mar;26:133-40
18. Sampaio L.M., Jamami, M., Di Lorenzo V.A. , Pessoa, Costa D. Força muscular respiratória em pacientes asmáticos submetidos ao treinamento muscular respiratório e treinamento físico. Rev. Fisioter. Univ. São Paulo. 2003:43-48.
19. Souza, E. Velascos Terra E.a L.a, Pereira R., Chicayban L. Sampaio Jorge F. Análise Eletromiográfica do treinamento muscular inspiratório sob diferentes cargas do Threshold®IMT. http://seer.perspectivasonline.com.br/index.php/revista_antiga/article/view/321/0
20. Matsudo SMM. Envelhecimento e Atividade Física. Londrina: Midiograf; 2001.
21. Silva Ana Paula Pereira da, Maynard Kenia, Cruz, Mônica Rodrigues Efeitos da fisioterapia motora em pacientes críticos: revisão de literatura. Rev. bras. ter. intensiva. 2010,.22: 85-91.

CAPÍTULO 14

Lactário e Processos de Segurança

Lillian de Carla Sant'Anna Macedo • Daniella dos Santos Galego • Carollyna Miquelin Martinkoski

- **Definição**

Lactário

Lactário é caracterizado por uma área ligada ao serviço de nutrição dentro de uma estrutura hospitalar que mantém leitos de atendimento pediátrico e berçários para recém-nascidos. Destina-se ao preparo e distribuição de fórmulas lácteas e não lácteas, bem como higienização de mamadeiras, a partir de técnicas seguras e adequadas de preparo, de maneira a oferecer às crianças uma alimentação adequada com o menor risco de contaminação[1,2]. Esta área pode estar associada à sala de preparo de nutrição enteral e banco de leites humanos.

Setor de dietas enterais

O setor de dietas enterais caracteriza-se por uma área ligada o serviço de nutrição dentro de uma estrutura básica de assistência à saúde, responsável pelo preparo e distribuição de produtos destinados a pacientes em terapia nutricional enteral (TNE) e suplementos nutricionais, por meio de técnicas seguras manipulação, oferecendo uma nutrição adequada e com menor risco de contaminação[3,4].

- **Legislação vigente**

No Brasil, o preparo da nutrição enteral é normatizado pela resolução da ANVISA (Agência Nacional de Vigilância Sanitária) RDC 63/2000[3]. Entretanto, para o lactário, não há uma legislação específica no preparo de fórmulas lácteas, mas existem algumas recomendações de boas práticas de manipulação e controles higiênicos sanitários que garantem menor risco de contaminação na área de alimentos como a portaria SMS 2619/11[5] e RDC 216/04[6].

Além disso, a Organização Mundial de Saúde (OMS) possui um guia de orientações para preparação segura, armazenamento e manuseio de fórmulas infantis modificadas em pó, o qual é utilizado como referência na preparação destes produtos em lactários no Brasil[7].

• Planejamento

A localização do lactário e do setor de dietas enterais depende do tipo de hospital, sendo afastados de locais de grande circulação de pessoas, pacientes e visitantes; favorecendo a distribuição das preparações e promovendo menor risco de contaminação, com construção que garanta limpeza e manutenção das condições higiênicas exigidas pelo código de normas sanitárias, além de possibilitar supervisão adequada[5,6].

O dimensionamento da área total destes setores relaciona-se com a produção de fórmulas lácteas ou dietas enterais e suas características, configuração das salas, tipo de equipamentos e os sistemas de distribuição[8].

Segundo as recomendações da ANVISA RDC 50 de 2002[4] e RDC 307 de 2002[9], em hospitais com até 15 leitos pediátricos, o lactário pode ter área mínima de 15 m² com distinção entre área suja e limpa e acesso independente à área limpa feito através de vestiário de barreira. Além disso, estes setores devem ser compostos de (Tabela 14.1):

Tabela 14.1: Composição da área física do lactário

Unidade/ambiente	Quantificação (min)	Dimensão (min)
- Área para recepção, lavagem e descontaminação de mamadeiras e outros utensílios	1	8,0 m²
- Área para esterilização de mamadeiras	1	4,0 m²
Sala composta de: - Área para preparo e envase de fórmulas lácteas e não lácteas; - Área para estocagem e distribuição de fórmulas lácteas e não lácteas.	1	7,0 m²
Nutrição enteral	Deve existir em estabelecimento assistencial de saúde que utiliza nutrição enteral em sistema aberto (preparado para consumo imediato) Quando houver lactário, os ambientes poderão ser compartilhados com este em condições específicas	5,0 m²
Sala de recebimento de prescrições e dispensação de nutrição enteral	1	7,0 m²
Sala de preparo de alimentos in natura	1	6,0 m²
Sala de limpeza e sanitização de insumos (assepsia de embalagens)	1	4,5 m²
Sala de manipulação e envase de nutrição enteral	1	7,0 m²

Fonte: RDC nº 50 de 21 de fevereiro de 2002[4]/Resolução RDC nº 63 de 06 de julho de 2000[3].

• Recursos humanos

Segundo a resolução 380/05[10] do Conselho Federal de Nutricionista, o nutricionista é o responsável técnico habilitado pelo lactário e pelas centrais de terapia nutricional (setor de nutrição enteral). Dentre as atribuições deste profissional estão:
- Planejar, implantar, coordenar e supervisionar as atividades de preparo, acondicionamento, esterilização, armazenamento, rotulagem, transporte e distribuição de fórmulas lácteas, não lácteas e nutrição enteral;
- Garantir a qualidade higiênico-sanitária, microbiológica e bromatológica das preparações lácteas, não lácteas e nutrição enteral;
- Estabelecer e padronizar fórmulas dietéticas assegurando a exatidão e clareza da rotulagem das fórmulas e/ou preparações;
- Estabelecer as especificações para a aquisição de insumos (fórmulas, equipamentos, utensílios, material de consumo e de embalagem) e qualificar fornecedores, assegurando a qualidade dos produtos;
- Promover e participar de treinamento operacional e educação continuada de colaboradores;
- Elaborar o plano de trabalho anual, contemplando os procedimentos adotados para o desenvolvimento das atribuições;
- Colaborar com as autoridades de fiscalização profissional e/ou sanitária.

Com relação aos profissionais responsáveis pelo preparo e distribuição das fórmulas lácteas e não lácteas e das dietas enterais, a lactarista e/ou auxiliar de lactário são os profissionais atualmente mais encontrados nestes setores, apesar de não existir uma legislação que regulamente estas profissões nos hospitais. Algumas instituições possuem outros profissionais como atendente de nutrição, o qual exerceria as atividades de um lactarista, além de auxiliares administrativos ou escriturários[11].

Os critérios técnicos para definição de parâmetros numéricos para o nutricionista e funcionários em lactários e centrais de terapia nutricional dependem (Adaptado de resolução CFN 380/05[10]):
- Unidade de serviço;
- Número de fórmulas produzidas/dia (infantis/enterais);
- Padrão das fórmulas utilizadas na UND (industrializadas/artesanais);
- Volume por tipo de fórmulas infantis e enterais (padronizadas e especiais);
- Sistema adotado para a nutrição enteral: aberto, fechado, misto.

• Boas práticas de manipulação e procedimentos operacionais padrão

As boas práticas são procedimentos que devem ser adotados por serviços de alimentação a fim de garantir a qualidade higiênico-sanitária e a conformidade dos alimentos com a legislação sanitária[6].

Esses procedimentos devem estar descritos em manual de boas práticas, ou seja, documento que descreve as operações realizadas pelo setor, dentre os procedimentos operacionais padrão utilizados em lactários e salas de nutrição enteral destacam-se como itens obrigatórios[5,6]:
- Higienização das instalações, equipamentos, móveis e utensílios;
- Controle da potabilidade da água;
- Higiene e saúde dos manipuladores;
- Manejo de resíduos;
- Manutenção preventiva e calibração de equipamentos;
- Controle integrado de vetores e pragas urbanas;
- Seleção das matérias-primas, ingredientes e embalagens;
- Programa de amostras de alimentos.

Além destes itens é necessário descrever os procedimentos de preparo, envase, esterilização, armazenamento e distribuição das fórmulas destinadas à alimentação infantil e nutrições enterais (NE), com finalidade de assegurar as técnicas de preparo e garantir a qualidade dos alimentos produzidos nestes setores.

Os cuidados higiênicos têm por objetivo evitar a contaminação e eliminar as bactérias potencialmente patogênicas. Com relação aos aspectos de segurança na manipulação de formulações destinadas à alimentação infantil e nutrições enterais, após a higienização da área de preparo, dos equipamentos e utensílios, deve ser feita a separação dos ingredientes/materiais, higienização das mãos e paramentação do manipulador que deve ocorrer conforme Figura 14.1.

Deve ser sempre reforçada a técnica de higienização das mãos, tornando-se necessário estabelecer um monitoramento diário, com implantação de estratégias multimodais na otimização das oportunidades desse processo como os "5 momentos para higiene das mãos"[12]. A adoção da rotina periódica de treinamento relacionado as boas práticas contribui para a produção segura dos alimentos.

O processo de produção das fórmulas lácteas com ou sem mucilagens, complementos segue os passos a seguir[13,14]:

- Checagem das etiquetas de identificação das formulações conforme lista de ordem de produção;
- Verificação do cálculo da quantidade total de cada tipo de fórmula a ser preparada, conforme receituário padrão do lactário;
- Preenchimento do impresso de controle de lote de produção de fórmulas lácteas para rastreamento;
- Pesagem dos ingredientes necessários para iniciar a diluição;
- Envase das formulações, conferindo o volume com o previsto na etiqueta, seguindo a ordem de preparo:
  - Formulações autoclaváveis;
  - Formulações não autoclaváveis.

As formulações lácteas que poderão sofrer o processo de esterilização terminal são colocadas em autoclave e confecciona-se, em toda produção, uma mamadeira teste para acompanhamento da temperatura durante o processo de autoclavagem e resfriamento.

Em formulações infantis modificadas o tratamento térmico utilizando autoclave é de 110 °C por 10 minutos, sob pressão média de 7 libras, visando a garantia da qualidade da sua utilização em ambiente hospitalar, permitindo utilização em 24 horas sob refrigeração[2,11,15].

O leite constitui excelente meio de cultura para a maioria dos micro-organismos, além de sofrer alterações com grande facilidade em curto espaço de tempo. Além dos aspectos inerentes à

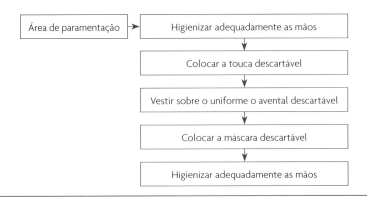

Figura 14.1: Procedimento para paramentação da lactarista.

natureza desse produto, associam-se riscos adicionais de infecção, como higiene no processamento das preparações lácteas, tempo entre preparo e distribuição e condições de armazenamento[16].

A existência da bactéria *Enterobacter sakazakii* (ES), que pode estar presente na fórmula infantil modificada em pó, as fórmulas que não são autoclavadas obrigatoriamente requerem o preparo com água filtrada[7] ou mineral à temperatura mínima de 70 °C para inibir o crescimento da bactéria que possui habilidade em contaminar as fórmulas lácteas por meio de duas maneiras[7,17,18]:

- Intrínseca: resultante da introdução da bactéria na fórmula durante o processo de manufatura do produto;
- Extrínseca: resultante do uso de utensílios contaminados durante a reconstituição da fórmula.

As fórmulas lácteas esterilizadas em autoclave devem ser mantidas em refrigeração com temperatura de 4 °C por até 24 horas, sendo desprezadas após se não utilizadas. Já as fórmulas lácteas não autoclavadas devem permanecer sobre refrigeração de 4 °C por até 12 horas[14] (Figura 14.2).

Maculevicius e Gobbo (1985), recomendam que o reaquecimento das fórmulas em banho-maria seja realizado a 75 °C no mínimo, por 5 minutos, ou 65 °C por 15 minutos. Após o reaquecimento, recomenda-se que as fórmulas lácteas sejam consumidas de imediato, atentando-se para a temperatura de 36 °C ao ministrar as fórmulas, evitando assim desconforto térmico ao paciente[19].

Para o preparo de produtos de nutrição enteral não industrializadas recomenda-se o processamento de alimentos *in natura*, que exija cozimento, em ambiente específico e distinto daquele destinado à manipulação da nutrição enteral industrializado. Neste caso, este preparo pode ser realizado em lactário, desde que sejam controladas todas as técnicas e fluxos de preparo, evitando-se assim contaminações dos alimentos[3,20].

Já o preparo de nutrição enteral industrializada requer sala específica com controle de técnicas e higienização de utensílios, equipamentos e embalagens para envase e diluição, bem como das condições climáticas que reduzam agentes contaminantes, exigindo controle de temperatura e umidade de ar relativa. A temperatura condicionada na sala de preparo de nutrição enteral deve estar em torno de 20 °C a 24 °C[2,3].

Caso haja porcionamento de leite materno no lactário, torna-se necessário além do controle de temperatura, o controle da umidade relativa do ar, que segundo o manual de banco de leite humano deve estar entre 40% a 60%[12].

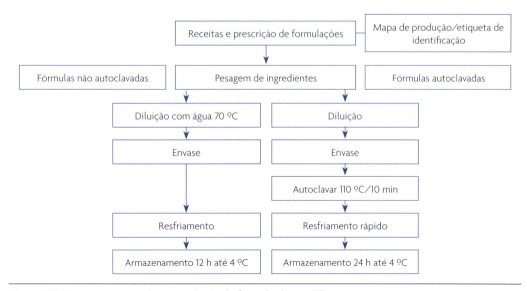

Figura 14.2: Esquema prático de manipulação de fórmulas lácteas[14,19].

Recomenda-se que a nutrição enteral não industrializada deve ser administrada imediatamente após a sua manipulação e para a nutrição enteral industrializada devem ser consideradas as recomendações do fabricante[3].

Geralmente, as orientações dos fabricantes indicam manter as dietas enterais industrializadas em pó após a diluição por um período máximo de 12 horas sob refrigeração de 2° a 8 °C, e no caso das dietas enterais industrializadas líquidos, em um período máximo de 24 horas, sob as mesmas condições de refrigeração; e segundo a RDC 63/00[3] a nutrição enteral deverá ser acondicionada em geladeira exclusiva.

O transporte da NE preparada deve ser feito, em recipientes térmicos exclusivos e em condições preestabelecidas e supervisionadas pelo profissional responsável pela preparação, de modo a garantir que a temperatura da formulação se mantenha de 2 °C a 8 °C durante o tempo de transporte, que não deve ultrapassar duas horas, além de protegidas de intempéries e da incidência direta da luz solar[3].

Para administração das nutrições enterais industrializadas se recomenda validar o tempo de exposição em temperatura ambiente para administração segura e controle de crescimento microbiológico, mediante as condições ambientais das unidades de internação.

A água envasada para hidratação de pacientes em terapia nutricional enteral ou preparo das dietas enterais deve seguir as recomendações de potabilidade para consumo humano da legislação vigente[21,22], contudo segundo as recomendações para prática de nutrição enteral de ASPEN (2009) para pacientes com afecções agudas e crônicas com alterações no trato digestório, deve-se usar água estéril[23].

• Sistema de análise de perigo e pontos críticos de controle (APPCC)

O sistema de análise de perigo e pontos críticos de controle (APPCC) é uma importante ferramenta para a qualidade alimentar, principalmente em áreas de preparo de alimentos que necessitam de rigorosas condições de higiene, como é o caso do setor de preparo de dietas enterais e do lactário[24].

Os pontos críticos mais frequentes de contaminação dos alimentos encontrados no lactário são: manipulação inadequada, temperatura inadequada durante o preparo e armazenamento dos alimentos, contaminação cruzada, higiene pessoal inadequada dos manipuladores. A implantação do sistema APPCC favorece um produto final com maior segurança microbiológica, melhor característica sensorial e maior valor nutricional[8,24].

De modo geral, as etapas para implantação do sistema APPCC são:
- Elaboração do plano APPCC, nessa etapa é necessário analisar as condições físicas da área de produção, o fluxograma, identificar e definir os pontos críticos de controle;
- Execução do plano APPCC a partir de técnicas operacionais e ações de controle realizadas durante a produção de um determinado produto;
- Avaliação de todos os processos durante a elaboração e implantação do plano APPCC;
- Verificação constante por meio do uso de procedimentos ou testes executados pelo setor de Nutrição, para assegurar a efetividade do programa de garantia da qualidade com base no sistema APPCC aprovado.

A seguir são descritos exemplos de sistema de análise de perigo e pontos críticos (Tabelas 14.2 e 14.3).

• Controle de qualidade

O controle de qualidade em lactários e salas de preparo de nutrição enteral é um conjunto de operações (programação, coordenação e execução) com as especificações técnicas estabelecidas, com o objetivo de verificar a conformidade dos insumos, materiais de

Tabela 14.2: Sistema de análise de perigo e pontos críticos de controle para mamadeiras com fórmulas lácteas

Operação	Perigos	Controle	Ação corretiva
Higienização da área, equipamentos e utensílios	Técnicas inadequadas de higienização	Treinamento adequado	Realizar o processo novamente
Recebimento do mapa e etiquetas de identificação dos pacientes	Falha na execução	Conferência do mapa e das etiquetas de identificação	Entrar em contato com a nutricionista responsável e reconferir
Separação dos ingredientes	Falha na execução	Treinamento adequado/ conferência do mapa e etiqueta	Realizar o processo novamente
Pesagem/medição dos ingredientes	Cálculo errado	Checar as tabelas de diluição das fórmulas lácteas/treinamento adequado	Entrar em contato com a nutricionista responsável
Homogeneização	Contaminação cruzada via utensílios, água, manipulação e equipamentos	Boas práticas de manipulação/ homogeneização imediata, evitando que o produto permaneça exposto ao ambiente/ higienização das mãos	Desprezar o produto, caso haja exposição do produto ao ambiente por tempo superior a 30 minutos
Envase	Contaminação cruzada	Boas práticas de manipulação/envase imediato/higienização das mãos	Desprezar o produto, caso haja exposição do produto ao ambiente por tempo superior a 30 minutos
Resfriamento (somente quando há fórmulas com cozimento)	Multiplicação de microorganismos esporulados e produção de toxinas	Resfriar em banho-maria de água com gelo. As mamadeiras devem ser resfriadas por 5 minutos a 55 °C	Acrescentar gelo para manutenção da temperatura
Manutenção a frio	Deterioração do produto por temperatura inadequada	Treinamento adequado/ checar a temperatura da geladeira	Entrar em contato com a nutricionista responsável
Aquecimento	Sobrevivência de microorganismos vegetativos e esporulados	Treinamento adequado/ Aquecer em banho-maria com água a 40 °C, em tempo/temperatura: 10 minutos - acima de 120 mL e 5 minutos abaixo de 120 mL	Modificar a temperatura do banho-maria
Distribuição	Multiplicação de microorganismos	Distribuição imediata	Desprezar o produto

Tabela 14.3: Sistema de análise de perigo e pontos críticos de controle para nutrição enteral infantil com fórmulas lácteas (seringas)

Operação	Perigos	Controle	Ação corretiva
Higienização da área, equipamentos e utensílios	Técnicas inadequadas de higienização	Treinamento adequado	Realizar o processo novamente
Recebimento do mapa e etiquetas de identificação dos pacientes	Falha na execução	Conferência do mapa e das etiquetas de identificação	Entrar em contato com a nutricionista responsável e reconferir
Separação dos ingredientes	Falha na execução	Treinamento adequado/ conferência do mapa e etiqueta	Realizar o processo novamente
Pesagem/medição dos ingredientes	Cálculo errado	Checar as tabelas de diluição das fórmulas lácteas/treinamento adequado	Entrar em contato com a nutricionista responsável
Homogeneização	Contaminação cruzada via utensílios, água, manipulação e equipamentos	Boas práticas de manipulação/ homogeneização imediata, evitando que o produto permaneça exposto ao ambiente/ higienização das mãos	Desprezar o produto, caso haja exposição do produto ao ambiente por tempo superior a 30 minutos
Envase	Contaminação cruzada	Boas práticas de manipulação/envase imediato/higienização das mãos	Desprezar o produto, caso haja exposição do produto ao ambiente por tempo superior a 30 minutos
Manutenção a frio	Deterioração do produto por temperatura inadequada	Treinamento adequado/ checar a temperatura da geladeira	Entrar em contato com a nutricionista responsável
Distribuição	Multiplicação de microorganismos	Retirar da geladeira as seringas de fórmulas lácteas 30 minutos antes/distribuição imediata	Desprezar o produto

embalagem, utensílios de preparo e equipamentos destinados ao preparo de formulações infantis e nutrições enterais, bem como a assepsia dos manipuladores destes setores. O gerenciamento e o controle dos processos devem seguir os passos estabelecidos no plano da qualidade.

Neste sentido, foram estabelecidos pelas resoluções da ANVISA RDC 63/00[3] e ANVISA RDC 12/01[25], critérios e padrões microbiológicos para alimentos, indispensáveis para a avaliação das boas práticas de produção de alimentos e prestação de serviços, da aplicação do sistema de análise de perigos e pontos críticos de controle (APPCC) e da qualidade microbiológica dos produtos alimentícios e nutrições enterais.

Amostras

Recomenda-se separar amostra de contra prova de 100 mL de cada tipo de produto por lote produzido por 72 horas sob refrigeração para produtos de nutrição enteral industrializada[3] e por 96 horas sob refrigeração para produtos de nutrição enteral artesanal[5]. De cada sessão de manipulação de NE preparada devem ser reservadas amostras, conservadas sob refrigeração (2 °C a 8 °C), para avaliação microbiológica laboratorial, caso o processo de manipulação não esteja validado[3].

Recomenda-se mensalmente coletar amostras aleatórias das fórmulas lácteas e dietas enterais produzidas no lactário e no setor de dietas enterais para análise microbiológica e validação dos processos.

Checklist

O *checklist* tem como objetivo identificar se os procedimentos de organização e controle higiênico-sanitário do lactário estão sendo realizados adequadamente, bem como estabelecer ações corretivas.

Recomenda-se que este *checklist* seja realizado semanalmente por um membro da Equipe multiprofissional de terapia nutricional, com treinamento e supervisão da nutricionista responsável pelo lactário, em dias e horários estipulados pela mesma.

• Indicadores de qualidade

Indicador de saúde é uma unidade de medida de uma atividade ou processo, ou ainda uma medida quantitativa para monitorar e avaliar a qualidade das atividades dos serviços de suporte prestados. Existem muitos indicadores que podem ser aplicados na prática administrativa em um lactário, que demandam tempo de monitorização, coleta dos dados e análise crítica dos resultados, sendo necessárias ações de melhoria ou corretivas para se atingir a qualidade dos serviços prestados[26].

A escolha de um indicador deve considerar critérios como a importância do que está sendo medido, qual seu impacto ou risco e a possibilidade de comparação com outras instituições de referência. Dentro da estrutura do lactário, os indicadores mais trabalhados e os que refletem melhor o desenvolvimento das atividades e qualidade do serviço prestado são[27]:

- Indicador de produtividade (eficiência): mede a proporção de recursos consumidos com relação às saídas dos processos;
- Indicador de qualidade (eficácia): foca as medidas de satisfação dos clientes e as características do produto/serviço;
- Indicador de efetividade (impacto): foca a consequência dos produtos/serviços;
- Indicador de capacidade: mede a capacidade de resposta de um processo.

Monitoramento de temperatura

Os controles de temperatura são importantes dentro do lactário e devem ser registrados em planilhas e/ou documentos e acompanhados diariamente pelo nutricionista, para que medidas preventivas e corretivas sejam tomadas de imediato.

Controle de temperatura ambiente e umidade do ar

Esse controle deve ser feito em três horários diferentes para garantir a uniformidade do sistema de ar condicionado. É importante que estes registros sejam armazenados para eventuais consultas.

O termômetro que mede este controle deve ser calibrado de acordo com o processo operacional padrão do departamento de engenharia hospitalar quando for de responsabilidade desta área e o lactário deve acompanhar e ter os registros deste processo.

As recomendações do manual de banco de leite humano devem ser seguidas caso se tenha manipulação de leite materno no setor de lactário. A temperatura do ambiente deve estar entre 21 °C a 24 °C e a umidade relativa do ar entre 40% a 60%[12].

Dessa maneira, é necessário validar estes parâmetros de temperatura ambiente e umidade relativa do ar através do acompanhamento das análises microbiológicas periódicas, podendo então verificar se os parâmetros estabelecidos garantem a qualidade microbiológica do produto.

Controle de temperatura dos refrigeradores

O armazenamento de produtos sob refrigeração deve ser realizado em temperaturas de 0 °C a 10 °C, dependendo das especificações de cada produto, caso exista apenas um refrigerador, o mesmo deve ser regulado para o alimentos que necessitar da temperatura mais baixa para sua conservação, como é o caso das fórmulas infantis[5].

Esse controle deve ser realizado no mínimo três vezes ao dia, e qualquer oscilação deve ser registrada e comunicada ao setor responsável para que possa ser realizada ação corretiva do funcionamento do equipamento.

Análises microbiológicas

O controle de qualidade consiste em obter um produto seguro do ponto de vista microbiológico e com adequado valor nutricional, para que isso ocorra é necessário o controle de todas as etapas do processo de produção[28].

As análises microbiológicas devem ser realizadas no mínimo mensalmente, sendo os resultados utilizados como indicador de qualidade microbiológica dos processos de manipulação[26].

Manipulação

A prática de higienização das mãos é fundamental para reduzir a presença de agentes patogênicos nas mãos de profissionais da saúde. É necessário estabelecer um monitoramento diário por meio dos indicadores de qualidade em lactário. Estes indicadores são capazes de atender aos objetivos de melhoria na qualidade dos processos, às exigências de órgãos financiadores, reduzirem custos, além de detectarem a eficácia e eficiência das ações gerenciais.

Os programas educacionais devem ser contínuos, dentre eles, os treinamentos teórico-práticos com tópicos referentes à indicação, técnica e recursos necessários para a higiene das mãos[12].

O trabalho em equipe, o envolvimento da liderança do lactário, o monitoramento e *feedback* mensal para as lactaristas são fatores importantes que contribuem para a adesão à higiene das mãos no serviço do lactário[29].

• Validação e certificação de boas práticas

Para que se obtenha uma garantia da qualidade dos processos no setor de dietas enterais e no lactário, torna-se necessário à validação e certificação das boas práticas de manipulação, que compreende a evidência documentada que atesta com um alto grau de segurança que um processo específico produzirá um produto de forma consistente, que cumpra com as especificações predefinidas e características de qualidade[30].

Para tanto é recomendado que esta validação de processos seja aplicada para atestar a segurança das instalações, equipamentos, insumos (ex.: água), manipulador e sistemas (ex.: métodos de preparo). Esta validação pode ser feita através testes realizados durante a produção de cada lote de dietas ou fórmulas infantis de acordo com especificações e métodos estabelecidos em manual de boas práticas, com o objetivo de monitorar o processo continuamente e acompanhamento de análises microbiológicas.

A validação deve ser conduzida durante um período de tempo, por exemplo, até que sejam avaliados no *mínimo três lotes consecutivos* de dietas e fórmulas infantis para demonstrar a consistência do processo. Após este processo deve ser elaborado um relatório ou certificado de validação das boas práticas e todos os documentos utilizados no processo (procedimentos de boas práticas e laudos de análises microbiológicas) devem ser arquivados e estar disponíveis para processos de auditoria de qualidade[30].

- Referências bibliográficas

1. Mezomo IF. lactário. In: Mezomo IF. Serviço de nutrição e dietética. São Paulo: União Social Camiliana, 115-137; 1987.
2. Capasciutti SA et al. Planejamento de um lactário pra um hospital escola de 400 leitos. Revista Saúde Publica. 1997;455-64.
3. Agência Nacional de Vigilância Sanitária (BRASIL). Resolução RDC 63 de 6 de julho de 2000. Regulamento técnico para Terapia Nutricional Enteral.
4. Agência Nacional de Vigilância Sanitária (BRASIL), Resolução RDC 50 de 21 de fevereiro de 2000. Regulamento técnico para planejamento, programação, elaboração e avaliação de projetos físicos de estabelecimentos assistenciais de saúde.
5. Agência Nacional de Vigilância Sanitária (BRASIL), Portaria SMS 2619 de dezembro de 2011. Regulamento de boas práticas e de controle de condições sanitárias e técnicas das atividades relacionadas à importação, exportação, extração, produção, manipulação, beneficiamento, acondicionamento, transporte, armazenamento, distribuição, embalagem e reembalagem, fracionamento, comercialização e uso de alimentos incluindo águas minerais, águas de fontes, bebidas, aditivos e embalagens para alimentos.
6. Agência Nacional de Vigilância Sanitária (BRASIL), Resolução RDC 216 de 15 de setembro de 2004. Regulamento técnico de boas práticas do serviço de alimentação.
7. Food and Agriculture Organization of the United Nations (FAO) and the World Health Organization (WHO). Guidelines for the safe preparation, storage and handling of powdered infant fórmula. Genebra, 2007; p.9-10. Disponível em: http://www.who.int/foodsafety/publications/micro/pif2007/en.
8. Food and Agriculture Organization of the United Nations (FAO). Codex Alimentarius: Higiene de los Alimentos. Roma, 2002. p.35-48.
9. Agência Nacional de Vigilância Sanitária (BRASIL), Resolução RDC 307 de 14 de novembro de 2002. Altera a Resolução. RDC nº 50 de 21 de fevereiro de 2002 que dispõe sobre o Regulamento técnico para planejamento, programação, elaboração e avaliação de projetos físicos de estabelecimentos assistências de saúde.
10. Conselho Federal de Nutricionistas. Resolução RDC 380 de 09 de dezembro de 2005. Dispõe sobre a definição das áreas de atuação do nutricionista e suas atribuições, estabelece parâmetros numéricos de referência, por área de atuação e dá outras providências.
11. Carneiro OP. Recursos e procedimentos inovadores em lactário. Revista Higiene Alimentar. 1992; (6); 37-39.
12. Agência Nacional de Vigilância Sanitária (BRASIL). Manual do Banco de leite humano: funcionamento, prevenção e controle de risco. Brasília: ANVISA, 2007. p.33.
13. Maculevicius J, Gobbo MA. Manual de Organização do lactário. São Paulo: Atheneu, São Paulo; 1985.
14. Piovacari SMF, Figueira VACR, Potenza ALS . Segurança alimentar: lactário. Revista Educação Continuada Saúde. 2009;(7);216-8.

15. Euclides MP. Nutrição do Lactente: Base científica para uma alimentação adequada. Viçosa, Mina Gerais. 2000; 393-394.
16. Kuerten R, Goulart R. Diagnóstico das condições higiênico-sanitárias e microbiológicas de lactários hospitalares. Revista de Saúde Pública. 1997; (31); 131-9.
17. Agostoni C et al. ESPGHAN - Committee on Nutrition. Preparation and handling of powdered infant formula: a commentary by the ESPGHAN Committee on Nutrition. Journal Pediatric Gastroenterol Nutr. 2004; (39);320-2.
18. Giovaninni et al. Enterobacter sakazakii: an emerging problem in pediatric nutrition. Journal Int Medice Res. 2008; (36);394-9.
19. Santos MIS, Tondo EC. Determinação de Perigos e Pontos Críticos de Controle para implantação de Análise de perigos e pontos críticos em lactário. Revista de Nutrição. 2000; (13);211-22.
20. Mauricio AA, Gazola S, Matioli G. Dietas enterais não industrializadas: análise microbiológica e verificação de boas práticas de preparação. Revista de Nutrição. 2008; v.21; 29-37.
21. Agência Nacional de Vigilância Sanitária (BRASIL), Portaria 2914 de 12 de dezembro de2011. Procedimentos de controle e de vigilância da qualidade da água para consumo humano e seu padrão de potabilidade. Disponível em: http://site.sabesp.com.br/uploads/file/asabesp_doctos/kit_arsesp_portaria2914.pdf
22. BRASIL. Ministério da Saúde. Secretaria Nacional de Vigilância Sanitária. RDC 275 de 22 de setembro de 2005. Regulamento Técnico de características microbiológicas para água mineral natural e água natural. Disponível em: http://www.anvisa.gov.br/divulga/noticias/2005.
23. Robin et al. A.S.P.E.N. Enteral Nutrition Practice Recommendations. Special Report. Journal of Parenteral and Enteral Nutrition; 33 (2), march/april, 2009; 122-167. Disponível em: https://www.ismp.org/tools/articles/ASPEN.pdf.
24. Borges JTS, Luchese RH, Maia LH. Identificação dos pontos críticos de controle na preparação de carne assada, em unidades de alimentação e nutrição. Higiene Alimentar. 2004; (18), 23-28.
25. Agência Nacional de Vigilância Sanitária (BRASIL), Resolução RDC 12 de 2 de janeiro de 2001. Regulamento técnico sobre os padrões microbiológicos para alimentos.
26. Isosaki M, Nakasato M.Gestão de Serviço de Nutrição Hospitalar. Rio de Janeiro: Elvisier. 2009; 125-146.
27. Souza Junior GL. Apostila: Elaboração e Análise de Indicadores. Secretaria Estadual de Planejamento e Desenvolvimento Econômico do Amazonas. [acesso em 17 de janeiro de 2015]. Disponível em: http://seplan.am.gov.br/arquivos/dowload/arqeditor/apostila_indicadores.pdf.
28. Sakagawa MMYI. Banco de leite e lactário. In: Richttmann, R. Diagnóstico de prevenção de IRAS em Neonatologia. São Paulo: APECIH – Associação Paulista de Estudos e Controle de Infecção Hospitalar. 2011;253-260.
29. Felix MAS, Sant Anna LC, Silva PF. Monitoramento da prática de higiene das mãos em serviços de lactário: missão possível? III Simpósio Internacional de Enfermagem em Cuidados Intensivos e Pediátricos, 2012.
30. BRASIL. Ministério da Saúde. Agência Nacional de Vigilância Sanitária. RDC 17 de 16 de abril de 2010. Boas Práticas de Fabricação de Medicamentos – Título V – Validação. Disponível em: http://bvsms.saude.gov.br/bvs/saudelegis/anvisa/2010/res0017_16_04_2010.html

CAPÍTULO 15

Terapia Nutricional Domiciliar e o Gerenciamento de Qualidade e Segurança

Denise Philomene Joseph van Aanholt • Juliana Strauch Frischler Rey

A terapia nutricional domiciliar (TND) permite que o paciente retorne ao convívio familiar em ambiente confortável e com maior privacidade, além da redução dos riscos aos pacientes inerentes a internação hospitalar[1].

A indicação da TND deve ser feita de maneira que haja um consenso entre o médico responsável pela internação do paciente, da equipe de terapia nutricional, do paciente e sua família, enquanto o mesmo se encontrar no âmbito hospitalar. Isso fará com que a terapia tenha maiores chances de sucesso.

Além das indicações de TND durante a internação de pacientes é possível adotar essa conduta durante consultas ambulatoriais, em clínicas ou até mesmo por intermédio dos próprios órgãos financiadores.

A terapia nutricional domiciliar (TND) pode ser definida como assistir nutricionalmente e clinicamente o paciente em seu domicílio com redução de custos assistenciais e com objetivo de recuperar ou manter o nível máximo de saúde, funcionalidade e comodidade[2-5].

A atenção domiciliar (AD) pode ser definida como uma nova modalidade de atenção à saúde, substitutiva ou complementar às já existentes, caracterizada por um conjunto de ações de promoção a saúde, prevenção e tratamento de doenças e reabilitação prestadas em domicílio, com garantia de continuidade de cuidados e integrada as redes de atenção á saúde. Sendo assim, a TND é uma das modalidades de atendimento a pacientes que se encontram em atenção domiciliar[6,7].

A TND pode ser realizada de três maneiras, em regime oral, enteral ou parenteral e sua indicação irá seguir os conceitos e protocolos descritos pelas organizações competentes e/ou manter a conduta utilizada na unidade hospitalar pela equipe multidisciplinar de terapia nutricional (EMTN)[2,5,8].

A terapia nutricional oral domiciliar, consiste em indicar suplementos ou complementos alimentares à indivíduos que não atingem suas necessidades nutricionais apenas com a alimentação oral oferecida em seu domicílio.

A terapia enteral domiciliar (TNED) pode ser realizada por sonda nasogástrica ou nasoentérica, no entanto, sugere-se que a gastrostomia seja a via preferencial adotada, pois a mesma facilita o manuseio da dieta pelo cuidador responsável. A jejunostomia também pode ser uma opção de dispositivo para a realização da nutrição enteral. De uma forma geral os candidatos a TNED já recebem alta com o dispositivo indicado pela equipe multiprofissional de terapia nutricional do hospital de origem. A EMTN domiciliar irá manter a conduta inicial e sugerir alterações somente se indicado, de acordo com a evolução clínica do paciente. É importante que as condutas adotadas pela EMTN domiciliar sejam conhecidas pelo médico responsável e que qualquer alteração na mesma seja discutida pelo grupo, a fim de obter o melhor resultado para o paciente.

Para auxiliar na escolha da melhor via de acesso para a nutrição enteral existe um fluxograma (Figura 15.1) que deve ser aplicado[9-11].

A terapia nutricional parenteral domiciliar (TNPD) consiste na administração de fórmulas específicas e individualizadas por infusão venosa, seja por via central ou periférica, fora do ambiente hospitalar[1]. No Quadro 15.1 existem algumas indicações onde a TNPD pode ser aplicada.

No Brasil, de maneira geral a TNPD é pouco disseminada, seja por questões de legislação, de falta de equipes especializadas e até mesmo por razões culturais, sendo assim há a necessidade de diversas mudanças para que sua indicação passe a ser uma realidade em nosso meio.

A fim de verificar a eficácia do tratamento domiciliar é importante que a equipe multiprofissional faça controle de qualidade. Este por sua vez pode ser feito por meio de monitoramento domiciliar "in loco" e/ou por meio do serviço de atendimento ao cliente (SAC).

O controle de qualidade tem início com a elaboração das rotinas de atendimento e prestação de serviço, estas por sua vez devem constar no regimento interno do serviço de atenção domiciliar (portaria *home care*). A padronização do processo de assistência domiciliar deve atingir todas as etapas da TND realizadas pelo serviço de atenção domiciliar (SAD). Todos os processos devem ser modificados assim que os resultados exigirem, tendo sempre por objetivo final a "qualidade da assistência".

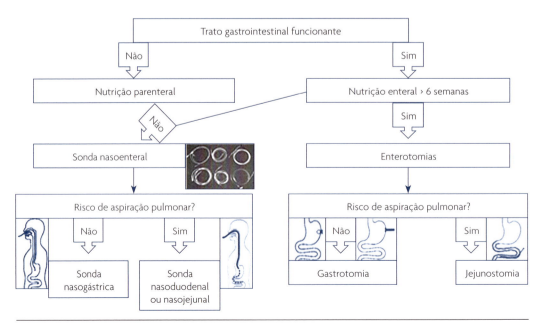

Figura 15.1: Fluxograma indicação de via de acesso da TNE.

Quadro 15.1: Indicação para terapia nutricional parenteral domiciliar

Síndrome do intestino curto com menos de 60% do intestino funcionante

Pancreatite aguda

Fístula digestiva proximal ou de alto débito

Obstrução mecânica do intestino delgado inoperável

Enterite actínica pós-radioterapia

Síndrome de má absorção

Hiperêmese gravídica

Fibrose cística

Desnutrição

Insucesso da terapia em diversas patologias

Câncer e SIDA

Adaptado de Martins & Cardoso, 2000[12].

Portanto, realizar TND requer muita habilidade técnica e um gerenciamento de qualidade que respeite seu propósito.

Uma vez que queremos saber quais sãos os métodos para oferecer uma TND de maneira segura e eficaz, é fundamental conhecermos um pouco sobre os conceitos de qualidade e segurança.

Donabedian é considerado o mais importante autor em relação à garantia da qualidade no âmbito dos serviços de saúde e afirma que "a qualidade da assistência é uma propriedade complexa, mas passível de análise sistemática"[13-15].

Segundo a organização mundial da saúde (OMS), qualidade é definida como um conjunto de atributos que inclui um nível de excelência profissional, o uso eficiente de recursos, um mínimo de risco ao usuário, um alto grau de satisfação por parte dos clientes, considerando-se essencialmente os valores sociais existentes[16,17].

O Ministério da Saúde define que a qualidade é um grau de atendimento a padrões estabelecidos, frente às normas e protocolos que organizam ações práticas, assim como conhecimentos técnicos científicos atuais[18].

A gestão de qualidade dentre os sistemas de saúde iniciou no âmbito hospitalar e devem ser ampliados gradualmente aos serviços complexos e especializados como a TN[19].

A segurança dos procedimentos realizados ao paciente, deve ser um dos principais objetivos das empresas que atuam em saúde, com a perspectiva de aumentar a qualidade e certamente é um ponto crítico dentro destas instituições. Com este conceito pode-se afirmar que há uma necessidade das empresas de saúde em evitar erros, e que com isso haverá uma melhoria na segurança do serviço oferecido. Portanto, erro é um conceito importante no que tange à gestão da qualidade, ela gera consequências de magnitudes incertas ao paciente/cliente. Assim, o erro deve ser o primeiro a ser gerenciado na instituição, objetivando sua minimização, que pode ser através da adoção de protocolos e da educação continuada dos profissionais, uma vez que os padrões preestabelecidos desejáveis já são conhecidos[15].

Quando trabalhamos buscando a qualidade do serviço, devemos nos lembrar do que Deming, considerado o "pai da qualidade", defendia. Deming focaliza a qualidade como atendimento às necessidades atuais e futuras dos clientes[20].

Joseph M. Juran define a qualidade a partir de dois significados: "qualidade é adequação ao uso" e, "qualidade é ausência de falhas". Além disso, define a função qualidade como sendo "o conjunto de atividades através das quais atingimos a adequação ao uso, não importando em que parte da organização estas atividades são executadas"[20]. Em resumo, ter qualidade significa prestar um serviço onde a segurança e a satisfação dos envolvidos são prioridade.

Podemos dizer que o que sustenta a qualidade (Q) é um tripé formado por "padronização", "gestão" e "atendimento ao cliente", conforme verificado na Figura 15.2. Cada um dos componentes deste tripé deve estar em harmonia para que a qualidade seja mantida em equilíbrio constante. A Padronização é importante, afinal sem rotinas e padrões de atendimento fica difícil atendermos de forma única, o atendimento ao Cliente é fundamental neste processo e devemos lembrar que nos serviços de atenção domiciliar com especialização em TND existem vários tipos de clientes (funcionário, o paciente, o diretor, os terceirizados, familiares, etc.) e a Gestão também tem igual importância, afinal sem uma boa gestão não se consegue a qualidade. É importante lembrar que um serviço se torna mais seguro e saudável se apresentar processos claros e estiver voltado para realizar melhorias.

Fica fácil entender na teoria a importância do tema "qualidade e segurança", mas como um gestor vai medir na prática seus processos? Existem várias maneiras e ferramentas para a análise dos resultados: análise SWOT, Matriz BCG, Ciclo PDCA, Matriz GUT, 5W2H, indicadores de qualidade dentre muitos outros. Todos são ferramentas administrativas bem definidas e que devem ser utilizados pelos gestores responsáveis ao longo do tempo. Deming em sua literatura recomenda o uso do ciclo PDCA. Cada um tem uma indicação mais específica a cada atividade, seja em produção, saúde, administração, etc.

Vamos dar uma atenção maior para o indicador de qualidade, ele é uma ferramenta de resultado importantíssima para analisar a qualidade do atendimento e mantermos uma segurança ao nosso cliente.

Indicador de qualidade pode ser definido como uma medida quantitativa que pode ser usada como um guia para monitorar e avaliar a qualidade de importantes cuidados providos ao paciente e as atividades dos serviços de suporte. Uma medida para determinar o desempenho de funções e processos no correr do tempo[21,22].

No Quadro 15.2 está descrito as características que um indicador de qualidade deve ter ao ser idealizado[23].

Portanto para se estabelecer um indicador de qualidade deve-se identificar possíveis indicadores, escolher dentre eles os mensuráveis e com influência no desempenho do serviço, buscar evidências na literatura e verificar consenso entre especialistas[24,25].

O nosso país está entre os poucos países do mundo que possui uma legislação normativa para TN parenteral e enteral (portarias NP e NE). Encontramos em nosso meio um material educacional de grande qualidade, publicações em revistas especializadas, sites na internet

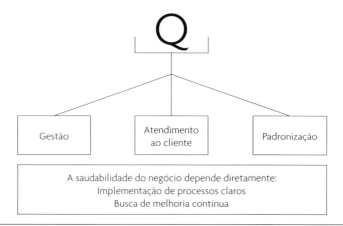

Figura 15.2: Esquema do equilíbrio da qualidade.

Quadro 15.2: Características do indicador de qualidade

1- Ser válido

2- Ser confiável

3- Ser idealizado aos processos, resultados voltados a organização e aos pacientes

4- Ser mensurável

5- Ser objetivo

6- Ser ajustável em função de risco ou gravidade

7- Ter capacidade te ser retirado de fontes de dados disponíveis

além de cursos de atualização e especialização. Cada entidade tem manuais de boas práticas em TN disponíveis para livre consulta, o que motiva o constante aperfeiçoamento na área de TN hospitalar e domiciliar[25].

Foi pensando em TN com qualidade que surgiu o ILSI Brasil, que representa a *International Life Science Institute*. O Ilsi Brasil tem o objetivo de melhorar a saúde pública e consequentemente a qualidade de vida das pessoas, para isto a força tarefa em nutrição clínica mediante criação de um grupo de discussão com cientistas, governo e indústria. Este grupo trabalhou pensando nos seguintes objetivos: estimular discussão assistencial em TN, atuar como facilitador nas trocas de informações entre profissionais da saúde, pesquisadores, órgãos governamentais e empresas, além de auxiliar no consenso de TN e melhorar qualidade de vida (QV) dos pacientes em TN[24].

Seguindo este conceito, os indicadores por eles sugeridos podem ser perfeitamente adequados para o ambiente domiciliar e assim buscar a oferta de uma TND de qualidade e com segurança.

No Quadro 15.3 está descrito os procedimentos relacionados diretamente a gestão de qualidade em terapia nutricional (TN)[17,19,25].

Quadro 15.3: Procedimentos para gestão de qualidade em TN

1- Elaboração e padronização de guias de boas práticas

2- Elaboração e controle dos registros

3- Ações preventivas e corretivas

4- Seguimento de efeitos adversos

5- Revisão e ajuste dos processos e objetivos do serviço de TN

Podemos assim dizer, que uma boa gestão de qualidade, com bons controles e protocolos bem definidos desde a indicação de TN até seu monitoramento leva a maior segurança ao paciente, sua família, profissionais e redução de riscos clínicos bem como otimização de custos. O mesmo raciocínio deve ser seguido fora do ambiente hospitalar como em TND. A alteração do ambiente não pode alterar a qualidade do atendimento.

O grupo ILSI Brasil, em 2010, em sua segunda publicação, elencou os dez indicadores de qualidade em terapia nutricional mais utilizados na pratica clínica considerando sua utilidade, praticidade, simplicidade e custo, que pode ser observado no Quadro 15.4[25,26].

O paciente ao ser encaminhado para TND desencadeia uma série de processos para que esta prática possa ser realizada de forma segura. É fundamental que também o ambiente domiciliar seja avaliado observando critérios como eletricidade, refrigeração, telefone, agua, saneamento básico e questões de segurança possam ser analisados[5,27,29].

Quadro 15.4: Os 10 indicadores de qualidade em terapia nutricional utilizados na prática clínica

Classificação	Indicador
1	Frequência de realização de triagem nutricional em pacientes hospitalizados
2	Frequência de diarreia em pacientes em TNE
3	Frequência de saída inadvertida de sonda de nutrição em pacientes em TNE
4	Frequência de Obstrução de sonda de nutrição em pacientes em TNE
5	Frequência de jejum digestório por mais de 24 h em pacientes em TNE ou TN oral
6	Frequência de pacientes com disfunção da glicemia em TNE e TNP
7	Frequência de medida ou estimativa do gasto energético e necessidades proteicas em pacientes em TN
8	Frequência de infecção por cateter venoso central em pacientes em TNP
9	Frequência de conformidade de indicação da TNE
10	Frequência de aplicação de SGA em pacientes em TN

Outro aspecto relevante na segurança ao paciente em TND que tem relação direta com a qualidade de vida do paciente é a capacidade do paciente, familiar ou cuidador responsável pela TND cumprir, tolerar e lidar com a TND bem como com as orientações dadas pela equipe multiprofissional[29].

Qualidade de vida é a satisfação de uma pessoa com sua saúde e funcionamento, desempenho, estado socioeconômico e vida psicológica, espiritual e familiar. Fator este essencial na decisão de continuar com a TND. Juntamente com a qualidade de vida encontra-se aceitação do paciente a sua condição clínica e entender o efeito da terapia sobre aqueles que irão desempenhar os cuidados a seu tratamento[29].

• Considerações finais

A implantação e aplicação da TND com qualidade e segurança é factível. Exige a presença de uma equipe multiprofissional capacitada, motivada e constantemente treinada para atuar com pacientes com esta necessidade, além de disponibilidade de 24 horas para monitoramento clínico.

É importante ter padronização de todos os processos que envolvem a TN e seguir os procedimentos básicos de uma boa gestão de qualidade. Um exemplo é ter um padrão de cuidados de enfermagem a pacientes em uso de TNE, dicas simples como manter a cabeceira elevada 30-45° durante todo o tempo da infusão da dieta enteral faz parte de cuidados básicos para TNE com nível de evidência A para este processo[30-32].

A empresa de assistência domiciliar que irá assumir o paciente deve estar inscrita no conselho de classe médica e ter alvará de funcionamento expedido pela Agência Nacional de Vigilância Sanitária, seguindo a RDC nº 11, de 26 de janeiro de 2006. As empresas de AD que prestarem assistência a TND, devem atuar conforme as diretrizes presentes na regulamentação da ANVISA[33,34], além de respeitar as portarias de cada classe profissional com as devidas descrições de atuação nesta modalidade[6,33-39].

Deve-se ter um planejamento para TND anterior a alta hospitalar para que o papel e função de cada profissional dentro da equipe sejam estabelecidos e possam ir de encontro com as necessidades clínicas e emocionais do paciente.

O relacionamento entre os prestadores, receptores e órgãos financiadores deve ser perfeitamente estabelecido, com objetivos definidos e comuns.

Além disso, toda empresa de atenção domiciliar dever ter bem definido seus protocolos de atendimentos e indicadores de qualidade para análise dos resultados e flexibilidade para que haja um atendimento humanizado.

No Quadro 15.5 há um resumo das características que um provedor deverá apresentar para atender com qualidade e segurança um cliente em TND.

Quadro 15.5: Características de um provedor competente para a TND

- Serviço de plantão 24 h
- Equipe especializada em terapia nutricional
- Disponibilidade da equipe multi e interprofissional, incluindo farmacêutico, serviço social, psicólogo entre os demais, para monitorar os pacientes em TND
- Contato regular com paciente e família
- Ter protocolos de atendimento em TN
- Ter indicadores de qualidade em TN
- Atendimento confiável e cortês
- Humanização
- Ter um SAC ativo
- Agilidade frente às mudanças de suprimento, fórmulas de TN a as dúvidas dos pacientes e familiares
- Adesão às normas da ANVISA

• Referências bibliográficas

1. Van Aanholt DPJ, Beatriz F, Lagoa RR, et al. Terapia Nutricional Domiciliar. In: Waitzberg DL. Nutrição oral, Enteral e Parenteral na Prática Clínica. 4ª ed. São Paulo: Atheneu; 2009.p.1109-25.
2. Delegge MH, Ireton-Jones C. Home Care. In: In: Gottsclich MM, Delegge MH, Mattox T, Mueller C, Worthington P. The ASPEN nutrition support core curriculum: a case-based approach-the adult patient: Silver Spring: American Society for parenteral and enteral nutrition; 2007. p. P.725-39.
3. ASPEN nutrition support core curriculum. A case-based approach – the adult patient, American Society for parenteral and enteral nutrition, overview of parenteral nutrition; 2007.
4. ESPEN. Guidelines on parenteral nutrition: Home parenteral nutrition (HPN) in adult patients. Clinical Nutrition. 2009;(28).p.467-89.
5. van Aanholt DPJ, Dias MC, Marim MLM, Silva MFB, Cruz MELF, Fusco RSG, Souza GM, Schieferdecker MEM, Rey JSF. Terapia nutricional domiciliar. in: Associação Médica Brasileira e Conselho Federal de Medicina Projetos Diretrizes. 1ª edição. São Paulo:Cama Brasileira do Livro; 2011.p. 71-79.
6. Brasil. Diretoria Colegiada da Agência Nacional de Vigilância Sanitária. RDC/ANVISA nº 11. Brasília: Ministério da Saúde, 2006.
7. Brasil. Câmara dos Deputados. Estatuto do Idoso. Brasília: Série Legislação; 2009.
8. Delegge MH. Home enteral nutrition. Demographics and utilization in the United States. Nestle Nutr Workshop Ser Clin Perform Programme. 2005;(10):p.45-54.
9. ASPEN. Guidelines for the use of parenteral and enteral nutrition in adult and pediatric patiens. JPEN J Parenter Enteral Nutr. 2002;26(1suppl).p 1SA-137SA.
10. Prittie J, Barton L. Route of delivery. Clin Tech Small Anim Pract. 2004;19(1):p.6-9.
11. Ciosak SL, Matsuba CST, Silva MLT, Serpa LF, Poltronieri MJ. Acessos para terapia de nutrição parenteral e enteral. in: Associação Médica Brasileira e Conselho Federal de Medicina. Projetos diretrizes. 1ª edição. São Paulo: Câmara Brasileira do Livro; 2011.p.15-24.
12. Martins C & Cardoso SP. Terapia Nutricional Enteral e Parenteral, Manual de Rotina Técnica - Divisão Suporte Nutricional, Nutroclínica, Curutiba-Paraná, 2000.

13. Donabedian A. The seven pillars of quality. Arch Pathol Lab Med. 1990;114([s.l.]):p.1115-1117.
14. Pedrosa TMG. Estabelecimento da correspondência entre os requisitos do instrumento de acreditação hospitalar brasileiro da Organização Nacional de Acreditação – ONA (2004) – e as normas da série NBR ISSO 9000:2000. Dissertação de Mestrado - Faculdade de Medicina, Universidade Federal de Minas Gerais (UFMG), Belo Horizonte. 2004.136p.
15. Oliveira BR, Ribeiro LCTC, Tavares DM, Neto JF. Processo e metodologia no Prêmio Célio de Castro: uma análise pontual da política de gestão da qualidade hospitalar em Minas Gerais. RAHIS - Revista de Administração Hospitalar e Inovação em Saúde. jul/dez de 2009.
16. World Health Organization. The world health report 2000. Health Systems: improving Performace. Geneva: WHO; 2000.
17. Waitzberg DL, Enck CR, Miyahira NS, Mourão JRP, Faim MMR, Oliseski M, Borges A. Terapia nutricional: Indicadores de Qualidade in: Associação Médica Brasileira e Conselho Federal de Medicina. Projeto Diretrizes. 1ª edição. São Paulo: Camara Brasileira do Livro; 2011.p.459-470.
18. Brasil. Avaliação para melhoria da qualidade da estratégia saúde da família: documento técnico. Ministério da Saúde. Disponível em: http://www.scielo.br/scielo.php?script=sci_nlinks&ref=000129&pid=S0080-6234200900020002400002&lng=en Acessado em 30 de dezembro de 2012.
19. Echeverri S, Echeverri JMP. Gestão de Qualidade em Terapia Nutricional. In: Waitzberg DL. Nutrição Oral, Enteral e Parenteral na Prática Clínica. 4a ed. São Paulo: Atheneu, 2009.p.2319-2332.
20. tecspace. Disponível em: http://www.tecspace.com.br/paginas/aula/gq/Estudiosos-GQ.pdf Acessado em 01 de dezembro de 2012.
21. Join Commission on Acreditation of Healthcare Organizations. Características de los indicadores clínicos. Control de calidad asistencial. 1991;6(3):65-74.
22. Join Commission on Accreditation of Healthcare Organizations. Manual de Qualidade. 1996.
23. Rooney AL, Ostenberg PRV. Licenciamento, acreditação e certificação: Abordagens à Qualidade de Serviços de Saúde. Center for Human services. 1999.
24. ILSI. Indicadores de Qualidade em Terapia Nutricional. São Paulo: ILSI Brasil-International Life Sciences Institute do Brasil. 2008.
25. ILSI. Indicadores de Qualidade em Terapia Nutricional: Aplicação e Resultados. São Paulo: ILSI Brasil-International Life Sciences Institute do Brasil. 2010.
26. Verotti CCG, Torrinhas SSMM, Cecconello I, Waitzberg DL. Selection of Top 10 Quality Indicators for Nutrition Therapy. Nutr Clin Pract April. 2012;27:261-67.
27. Ireton-Jones CS, Hennessy K, Howard D, et al. Multidisciplinary clinical care of the home parenteral nutrition patient. Infusion. 1995;1(8):21-30.
28. Dias MCG, van AAnholt DPJ. Terapia Nutricional Domiciliar. Coleção GANEP Mestres da Nutrição. Série Nutrisaber. São Paulo. 2006; volume 4.
29. Shrontz EP, Ireton-Jones C, Winkler MF, Williams M. Bases da terapia nutricional domiciliar na prática clínica. In: Waitzberg DL. Nutrição Oral, Enteral e Parenteral na Prática Clínica. 4a ed. São Paulo: Atheneu. 2009.p.1085-1108.
30. Greater Metropolitan Clinical Task Force. Guidelines for Home Enteral Nutrition Services. 2007; volume 6.
31. A.S.P.E.N. Board of Directors and the Clinical Guidelines Task Force. Enteral Nutrition Practice Recommendations. JPEN J Parenter Enteral Nutr. 2009;33(2):122-167.
32. Echeverri S. La estandarización de procedimientos o cuidados como herramienta de gestión de enfermería. Inserción y cuidado del catéter venoso central. Actualizaciones en Enfermería 2008;11(2):29-39.
33. Brasil. Resolução da Diretoria Colegiada- RCD N° 63. Brasília: Ministério da Saúde, 6 de Julho de 2000.2000.
34. Brasil. Diretoria Colegiada da Agência Nacional de Vigilância Sanitária. Portaria MS/SNVS n° 272 - Regulamento Técnico para a Terapia de Nutrição Parenteral. Brasília: Ministério da Saúde, 1998.
35. Brasil. Conselho Federal de Nutricionistas, Conselho Regional de Nutricionistas. Portaria CRN-3 n° 0112. São Paulo, 2000.
36. Brasil. Conselho Federal de Medicina. Resolução CFM n° 1.668. São Paulo, 2003, publicada no D.O.U.p.84.
37. Brasil. Conselho Federal de Fonoaudiologia. Resolução do CFFa n° 337. São Paulo, 2006.
38. Brasil. Conselho Federal de Farmacia. Resolução N° 386. São Paulo, 12 de novembro de 2002.
39. Brasil. Conselho Federal de Enfermagem. Resolução COFEN N° 267. São Paulo, 2001.

CAPÍTULO 16

Erro: Um Evento Prevenível ou Previsível?

Rita de Cássia Pires Coli

Antes de iniciar a reflexão sobre erro, faz-se necessária uma breve abordagem sobre qualidade na assistência e nas organizações de saúde.

Desde que teve início o atendimento médico-hospitalar, identifica-se uma preocupação com a qualidade, uma vez que parece pouco provável o fato de alguém atuar sobre a vida de seu semelhante sem manifestar a intenção de fazê-lo com a melhor qualidade possível[1].

Qualidade também pode ser definida como um conjunto de propriedades de um serviço (produto) que o tornam adequado à missão de uma organização, concebida como resposta às necessidades e legítimas expectativas de seus clientes[2].

A Organização Mundial da Saúde, em 1993, definiu qualidade da assistência à saúde em função de um conjunto de elementos que incluem: um alto grau de competência profissional, a eficiência na utilização dos recursos, um mínimo de riscos e um alto grau de satisfação dos pacientes e um efeito favorável na saúde.

Os serviços de saúde iniciaram o engajamento no movimento pela qualidade adaptando conceitos já utilizados na indústria. Embora, a evolução da qualidade nos serviços de saúde seja recente, seus antecedentes situam-se na metade do século XIX[3].

Entretanto, a qualidade nos serviços de saúde ganhou visibilidade internacional no final do século XX, devido o aumento de demandas por cuidados de saúde, elevado custos, recursos limitados, evidências de variação na prática clínica, usuários mais exigentes[4].

A qualidade nos serviços de saúde busca promover a cultura baseada em melhoria contínua que tem como princípio básico a segurança e satisfação do usuário, os processos de trabalho, capacitação profissional, o envolvimento e a responsabilidade dos profissionais de saúde e da direção, pode-se entender por qualidade nos serviços de saúde: a prestação de uma assistência segura, livre de dano, focada no paciente e família. Desta forma os programas de qualidade desenvolvidos nas instituições de saúde têm estimulado a organização de comissões para desenvolvimento de programas de melhoria contínua.

Partindo do pressuposto em fazer certo desde a primeira vez (erro zero), o gerenciamento da qualidade destaca a previsão e prevenção do erro ou evento adverso.

Nem todo erro resulta em dano, entretanto, erros que resultam em prejuízos ou lesões são frequentemente denominados eventos adversos ou agravos decorrentes de intervenções realizadas por profissionais de saúde e não relacionadas a condições intrínsecas do paciente[5]. Neste capítulo, os termos "evento adverso" e "erro" serão tratados como sinônimos.

O erro pode ser definido como o uso não intencional de um plano incorreto para alcançar um objetivo ou a não execução a contento de uma ação planejada[6]. Erro, ocorrências iatrogênicas ou evento adverso são sinônimos de **eventos indesejáveis, porém evitáveis,** de natureza danosa ou prejudicial.

Os erros e as situações para sua ocorrência estão presentes nas atividades diárias dos indivíduos e em todas as áreas de trabalho, inclusive na saúde, onde o avanço científico e tecnológico promoveu o aumento da complexidade da assistência. Este, por sua vez, tem incrementado os níveis de risco e danos ao paciente, exigindo portanto, análise e estudos, pois comprometem a segurança do paciente e a qualidade da assistência prestada[7].

Até a década de 1970, os erros humanos eram considerados inevitáveis e inacessíveis. Já nos anos 1990 houve um aumento da abordagem sobre erro na saúde (seja pela mídia sensacionalista, seja pelos processos jurídicos ou exigências do cliente) e seus números são cada vez mais evidentes e inaceitáveis. Desta forma, as publicações passaram a refletir grande interesse pelo assunto, motivado pela possibilidade de salvar vidas e economia significativa de recursos[8].

O livro *To Err is Human: Building a Safer Health System*, publicado em 2000, pelo *Institute of Medicine* (IOM) nos EUA foi considerado um marco, por abordar o estudo dos erros e dos eventos adversos em saúde.

Nos últimos dez anos a segurança do paciente tem sido cada vez mais reconhecida como uma questão de importância global, mas ainda há muito trabalho a ser feito. A Organização Mundial de Saúde (OMS) tem demonstrado sua preocupação com a segurança do paciente e adotou o tema na agenda de políticas dos seus países membros a partir do ano 2000, criando em 2004 a Aliança Mundial para Segurança do Paciente, visando à socialização dos conhecimentos e das soluções encontradas[9].

Atualmente Organizações como a *Joint Commission* (JC); *Joint Commission International* (JCI); *National Patient Safety Agency* – Reino Unido; *Australian Commission on Safety and Quality in Healthcare, International Council of Nurses* – ICN, Declaração Universal sobre Bioética e Direitos Humanos, dentre outras, também destacam e defendem uma assistência segura.

Os erros são encontrados nos deslizes, nos lapsos e nos enganos. Deslizes e lapsos são ações não previstas, baseadas no automatismo, embora a intenção de agir corretamente estivesse presente. Podem ser prevenidos por meio de checagem introduzida no sistema, nos próprios equipamentos ou até nos instrumentos. Já os enganos são deficiências de julgamento ou de planejamento que resultam em intenção incorreta ou inadequada escolha de critério. Geralmente indicam redução ou falta de competência, de perícia ou de conhecimento. Nos enganos o controle é essencialmente retroativo, a atividade é dirigida pelo erro. Os enganos originam-se na esfera cognitiva e são capazes de ser influenciados por inúmeros fatores externos, donde vem a dificuldade para serem previstos ou prevenidos[6].

Os erros também podem ser ativos ou latentes. Ativos são aqueles cujos efeitos são sentidos imediatamente e gerados pelo pessoal de frente isto é, por operadores de sistemas complexos (por exemplo, os pilotos e controladores de tráfego aéreo e acrescentam-se aqui os profissionais de enfermagem). Os erros latentes são os que fazem parte do sistema e nele repousam a longo tempo, cujas consequências se evidenciam apenas quando diversos fatores se combinam e quebram as defesas desse sistema. Os erros são gerados pelos que planejam e controlam as interfaces das atividades, isto é, os tomadores de decisão e gerentes, influenciados pelos fatores ambientais, educacionais, incorporação tecnológica, dentre outros[6].

Outro aspecto importante a ser considerado são as causas do erro. Estudos mostram que o maior desafio dos especialistas em segurança do paciente, que buscam a redução dos eventos nas instituições de saúde, tem sido a assimilação, por parte dos dirigentes, de que a causa dos erros e eventos adversos é multifatorial e que os profissionais de saúde estão suscetíveis a cometer eventos adversos quando os processos são complexos e mal planejados[10].

Entretanto, quando existe uma situação de erro, o aspecto humano deve ser analisado como um dos componentes para a sua causa, mas não somente ele[6,11,12]. Fatores como fadiga, horas de sono insuficientes, uso de álcool e drogas, frustrações, medo, ansiedade, raiva, estresse, barulho e calor excessivo, podem desviar a atenção. Estes também influenciam negativamente na dinâmica que demanda mais energia e intelecto, que são os erros por falta ou insuficiência de conhecimento sobre a atividade ou tarefa executada[9]. Porém os mecanismos do erro são mais complexos, envolvem aspectos psicológicos, filosóficos, éticos e comportamentais das pessoas, além das questões relacionadas às metodologias de trabalho, natureza do treinamento, limitada condição e capacidade para interpretar e analisar as situações presentes e emergentes, condições ambientais e organizacionais, processos mal desenhados, constantes avanços tecnológicos, bem como o sucateamento do sistema de saúde, além dos relacionados ao próprio paciente[13-15].

• Como prever ou prevenir o erro na assistência à saúde?

Esta é uma indagação que muitos profissionais da área da saúde envolvidos com a prestação de uma assistência segura relatam, pois o erro na assistência a saúde é visto como um paradoxo no cuidado, um contrassenso[16]. Portanto, é necessário concentrar esforços para manter os níveis de erro próximos do risco zero, pois como eles envolvem o bem-estar, a integridade ou a vida de outra pessoa, à luz social e humana, tal prejuízo é questionado, gerando dilemas éticos e legais[13,14].

Partindo das definições dos termos encontram-se os significados:
- **Prever:** conhecer com antecipação, antever; supor, conjeturar, prognosticar[17]. Julgar antecipadamente que uma coisa vai acontecer, antever, conjeturar, prognosticar[18];
- **Evento previsível** é um evento evitável, que é visível com antecipação que pode ser previsto;
- **Prevenir**: impedir, dispor com antecedência, precaver, dizer ou fazer antecipadamente ou antes que outro diga ou faça; avisar antecipadamente, impedir que se execute ou que aconteça, evitar, premunir-se, preparar-se, equipar-se[17]. Dispor as coisas de forma que se evite (mal, danos), impedir que se execute ou que aconteça. Evitar, atalhar, avisar, informar com antecedência[18]. Precaver-se, premunir-se, preparar-se;
- **Evento prevenível** é aquele em que a atuação de algum evento relacionado pode implicar na prevenção.

Um ponto importante para reflexão é que o objeto de trabalho do profissional de saúde é o ser humano e apesar do amplo discurso da sua integralidade, como ser biopsicosocioespiritual, ele é visto de maneira fragmentada, deixando de compreendê-lo na sua amplitude. Porém são conhecidas as dificuldades a serem transpostas quando se fala em trabalhar questões pessoais, de valorização da humanização das relações interpessoais. Articular a dimensão social-relacional com a dimensão científico-tecnológica buscando a reafirmação da assistência focada no cuidado seguro é um desafio que se impõe à assistência atual. Exige-se mais do que conhecimento científico e habilidades tecnológicas, exige-se atitude ancorada em responsabilidade, prudência e respeito necessários ao exercício da boa prática profissional[16].

É importante também enfatizar que os profissionais de saúde, como qualquer ser humano, são falíveis, vulneráveis, capazes de cometer erros e que o sujeito ético é cada ser humano que, preocupado com o que deve fazer se interroga juntamente com outros, sobre o sentido dos atos, as finalidades, as circunstâncias e as consequências de suas ações[16].

• Fatores que contribuem para a previsão e prevenção do erro na assistência à saúde

A compreensão de que sistemas falham e permitem que as falhas dos profissionais se propaguem, atingindo os pacientes e causando eventos adversos, permite à organização hospitalar rever os seus processos, estudar e reforçar suas barreiras de defesa e as falhas latentes que estão presentes nos locais de trabalho e que tornam o sistema frágil e suscetível a erros[10].

Um fator que contribui para previsão e prevenção de erro nas organizações de saúde é o **gerenciamento de risco.** Este tem a finalidade de detectar precocemente situações que podem gerar consequências às pessoas, à organização e ao meio ambiente. O objetivo essencial é a medida preventiva, a percepção por parte das pessoas do que "está estranho, inadequado ou errado" para que providências imediatas sejam tomadas, minimizando danos e prejuízos, que muitas vezes são imensuráveis.

O gerenciamento de risco é um processo muito amplo que tem a necessidade de ser incorporada à política estratégica da organização, pois seu direcionamento, a tomada de decisão e o seu impacto positivo ou negativo recaem diretamente nos recursos financeiros da empresa e refletem na imagem da organização para a população usuária e na mídia[19]. Outro fator importante para prevenir o erro é a utilização de **barreiras de defesa.** Um dos modelos de barreira de defesa de acidentes e erros mais frequentemente citados é denominado modelo do "Queijo Suíço". Esse modelo foi originalmente elaborado para explicar acidentes em usinas nucleares, de viagens espaciais e de avião, mas também se aplica aos erros cometidos na assistência à saúde. Assim como nesses locais citados, os sistemas de saúde estabelecem práticas de segurança que constituem em barreiras de defesa, a fim de evitar que erros causem danos aos pacientes. As barreiras de defesa deveriam prevenir que erros atingissem o paciente. Porém, como no queijo suíço, existem falhas ou buracos nas barreiras de defesa os quais, ocasionalmente, permitem que um erro escape através delas e atinja o paciente. Os buracos nas defesas surgem por duas razões: falhas ativas e condições latentes. O grande desafio é o de propiciar condições para que sejam eliminadas as razões que potencializam os erros, aumentando as chances de detecção e de recuperação das falhas humanas que inevitavelmente ocorrerão[20,21].

Os meios de **comunicação** (reuniões, análises em grupo, jornal interno, mural, aulas e treinamentos, simulações em áreas ou coletivas) são formas de divulgação com resultado também eficaz e eficiente quanto à prevenção, detecção e redução de eventos. Assim como os processos de **elaboração dos protocolos** clínicos, assistenciais do cuidado, de melhoria da qualidade, de mensuração dos resultados por meio de indicadores, entre outros, são formas de monitorar os fatores potenciais de risco (quase-falhas) que também podem prevenir os eventos adversos e contingentes, pois quando ocorre o processo de revisão dos fatos e análise crítica da situação, estabelece-se um momento de reflexão e avaliação do tratamento imediato aplicado realizado entre todos os envolvidos (profissionais, terceirizados, gestores, líderes, fornecedores). Nesse instante, reavaliam-se as ações e o redirecionamento da tomada de decisão, com objetivo de minimizar ou eliminar a frequência e gravidade dos mesmos.

Essas ações conjuntas, integradas e inter-relacionadas nos processos hospitalares, favorecem a ética no trabalho, a responsabilidade na atuação, o direcionamento do foco no sistema, a cultura da não punição, a educação e treinamentos continuados, a disseminação da comunicação, da compreensão e conhecimento sobre os riscos inerentes, entre outros, são fontes que têm o intuito de prevenção e preservação de tudo e todos na instituição de saúde.

Para isso o **ambiente organizacional** precisa ter equilíbrio e harmonia já que o trabalho diário na saúde é imprevisível (decorrente do estado de saúde do paciente) e sujeito às ameaças e vulnerabilidades quanto às condições externas e internas. Faz-se necessário o acompanhamento dos profissionais de saúde por psicólogos, terapeutas, psiquiatras, disponibilizando tempo e local para dinâmicas de grupos e terapias que favoreçam a comunicação e as relações[22].

Como resultado de movimentos globais acerca da segurança do paciente, as **investigações científicas** têm sido conduzidas para identificação e compreensão dos erros e eventos adversos, adoção de medidas corretivas e pró-ativas, análise das falhas sistêmicas e dos fatores causais, desenvolvimento de estratégias que garantam a prática segura melhorando a qualidade da assistência e, consequentemente, fornecendo maior segurança ao paciente[10].

Também com relação à prevenção do erro, vários autores corroboram sobre a importância do **treinamento** na prevenção dos erros, pois os avanços científicos e tecnológicos, que tornam o trabalho cada vez mais complexo e sofisticado, nem sempre são assimilados no ritmo desejável. Há necessidade de um processo contínuo de capacitação dos profissionais[7,13,15].

De qualquer forma, somente gestão de risco, implantação de barreiras de proteção, elaboração de protocolos e treinamentos não serão significativos na prevenção se não vierem seguidos da responsabilidade, prudência e atenção do profissional que estiver prestando os cuidados, bem como de melhoria da estrutura do local de trabalho.

Portanto, vale ressaltar que as atitudes dos profissionais de saúde devem ancorar-se nos **valores de responsabilização, prudência, respeito, dignidade,** necessários ao exercício da boa prática profissional.

É sábio que as ações dos profissionais de saúde estão intrinsecamente ligadas à responsabilização que é a capacidade individual de assumir antecipadamente pelo que se vai fazer e ter consciência das consequências das ações e omissões. Responsabilidade implica dever perante o frágil e o vulnerável[23]. Estudos reforçam que mesmo quando não houver responsabilidade legal ou jurídica, continua vigente a responsabilidade estritamente moral, a que estão sujeitas todas as ações genuinamente autônomas[24]. Desta forma a responsabilidade cada vez mais recorre à previsão, prudência, à vigilância e à solidariedade[25]. Entretanto, é preciso que os profissionais de saúde estejam se capacitando, científica, técnica e humanamente, para prestar assistência com isenção de danos ou com sua minimização[26].

Logo, deve existir a necessidade de envolvimento do profissional com suas atividades de cuidado e gestão da assistência. É importante salientar a responsabilidade do profissional de acompanhar as atividades que estão sendo executadas por sua equipe, com a vida do outro (neste caso a do paciente) e de estar atento à execução de procedimentos[16].

Uma ação com responsabilidade se opõe a uma reflexão superficial, incompleta, parcial, a uma tomada de decisão fácil, automática, arbitrária, a uma decisão tomada por obediência, por conformismo. Uma ética da responsabilidade é a ética de um sujeito livre, autônomo, que reflete com prudência, coragem e convicção.

Já a prudência abrange os sentidos de sensatez, moderação, cautela, precaução, previsão, bom senso e exerce um juízo da razão prática que abrange todas as circunstâncias e dimensões da ação[27]. Esta virtude não se contenta com o escolher dos meios mais convenientes ao caso, ela ordena a execução da decisão, acompanha o projeto até o fim de sua realização. A prudência corresponde à perplexidade individual do agente confrontado com uma decisão eticamente delicada a ser tomada[28].

Alguns autores sustentam que, no cuidado à saúde, as pessoas prudentes, quando são também conscienciosas e compassivas, oferecem uma garantia contra malefícios maior do que aquela oferecida por sistemas de regras ou regulamentações[29].

A prudência não garante que a decisão tomada seja acertada, não torna as pessoas infalíveis, mas as dispõe a escolher de maneira razoável e ponderada, buscando os meios mais eficazes para a ação, buscando o bem integral do paciente[24].

O respeito à vida constitui outro princípio invocado, ao menos na cultura ocidental, como justificação das normas morais, das regras do direito, das políticas sociais e dos direitos humanos. O respeito à vida designa globalmente a exigência de respeito, de proteção e de promoção da vida humana, sob todas as suas facetas, em si mesmo e nos outros. O respeito à vida suscita a questão da beneficência. A beneficência refere-se à fazer o bem, que na saúde traduz-se em cuidar.

Cuidar é ir ao encontro do outro para acompanhá-lo na promoção de sua saúde, observando sua singularidade. Cuidado é atitude, frente à vulnerabilidade, implica assumir um modo de ser essencial, no qual a pessoa, sem esquecer de si, compreende a complexa inter-relação que sustenta a vida e potencializa estas relações por meio da comunicação inclusiva e da solução dos conflitos, a fim de defender e promover a vida de todos[30,31].

A pessoa humana também suscita o conceito de **dignidade**. No plano ético a dignidade suscita o respeito: não prejudicar, não explorar, ter consideração pelo outro, ter estima, reconhecê-lo realmente como outro, outro idêntico a mim, portador da mesma humanidade, da mesma dignidade[26].

O termo dignidade humana resulta tanto de algo que faz parte da essência do ser humano, como de algo que precisou de séculos de vida e de história para ser conquistado[17].

Segundo o filósofo alemão Immanuel Kant, os moralistas ou eticistas distinguem o que tem preço e o que tem dignidade:

"O que tem preço também pode ser substituído por outra coisa, a título de equivalente; pelo contrário, o que é superior a todo preço, o que, por conseguinte, não admite equivalente é o que tem uma dignidade" (Kant, in: Fondements de la métaphysique des moeur; citado por Durand, 2003).

Outro fator importante é o **envolvimento do paciente** na melhoria da qualidade da assistência à sua saúde tornando-o um agente ativo na segurança de seu próprio cuidado.

Estudos recentes reforçam a participação do paciente no seu processo de cuidado, onde os profissionais da saúde devem buscar estratégias para estimular a participação do paciente de obter bons resultados e diminuir as consequências indesejadas, desta forma, o paciente deve ser informado a respeito dos benefícios e riscos de cada opção que lhe for apresentada[32].

Essa abordagem pode estimular o paciente a participar do seu tratamento, orientando-o a perguntar acerca dos procedimentos e cuidados para que obtenha o melhor resultado.

Todavia a participação do paciente não deve ser vista como sendo responsabilidade exclusivamente sua em assegurar a assistência necessária. Deve-se considerar que cada paciente é único e suas necessidades são individuais, que existem diferenças de idade, educação, cultura, barreiras de linguagem, dentre outras[33]. Há também um grupo especial de pacientes dentre eles os pacientes pediátricos, psiquiátricos, em condições especiais (sedados) em tratamento intensivo, onde a autonomia do sujeito para tomada de decisão está comprometida.

A autonomia consiste na capacidade da pessoa de tomar decisões sobre assuntos que afetam a sua saúde, sua integridade físico-psíquica e suas relações sociais, segundo seus valores, suas necessidades, suas prioridades[29].

Nos casos onde o paciente não tem condições de participar da averiguação da qualidade e a segurança dos cuidados que lhe são prestados, essa responsabilidade pode ser passada para um familiar e/ou responsável.

Em síntese, evidencia-se que o erro na assistência a saúde pode ser previsível e prevenido, entretanto vários são os desafios.

Os esforços dos dirigentes e dos profissionais da saúde devem enfocar o desenvolvimento de estratégias de gestão focada na segurança do paciente, na adequação da estrutura, nos processos técnicos e administrativos e nos resultados almejados.

Um grave problema encontrado tem sido a falta de informação sobre os eventos adversos que ocorrem e sobre seus fatores causais, impedindo o conhecimento, avaliação e a discussão sobre as consequências destes eventos para os profissionais, usuários e familiares. Esta lacuna prejudica a ação dos gestores para realização do planejamento e desenvolvimento de estratégias organizacionais voltadas para a adoção de práticas seguras, minimização dos eventos e melhoria da assistência, colocando em risco a segurança dos pacientes.

Uma das percepções do erro sugere situá-lo primeiramente no contexto ou ambiente em que se dá. Isto significa não reduzi-lo imediatamente ao profissional que erra, mas admitir a hipótese de que o erro possa ter origens também sociais e institucionais, além dos limites individuais. Este ambiente diz respeito não apenas às origens do erro, mas também às formas de recepção de sua ocorrência. O que se propõe é recorrer à análise do erro focada nas relações entre os envolvidos. Lembrar que o erro se dá em uma rede de relações e que se deve buscar uma compreensão integral da realidade e desta forma traçar medidas de prevenção.

O desafio também está em humanizar o tratamento dos profissionais diante da ocorrência de erro. Refletir sobre as condutas, questionar valores, repensar e redefinir praxes e cuidados no agir profissional, representa para os profissionais da saúde tomar consciência da dimensão de seu trabalho, que é o cuidar. E que o cuidado seguro não é um modismo, tampouco um fenômeno novo, integra a própria essência do cuidado que se mostra em atitudes comuns no dia a dia.

Os erros devem levar à reflexão, a perguntar o porquê e examinar os fracassos das estratégias. Deve-se abrir espaço para o diálogo e comunicação na busca da prevenção, detecção e redução de eventos. É injusto e irracional culpar moralmente alguém que cometeu um erro enquanto tentava fazer o melhor trabalho. O que se propõe é aprender com o erro e uma das estratégias é a implantação de Comitês de Gerenciamento de Risco e Segurança do Paciente nas instituições de saúde constituída por equipe multidisciplinar, visando desenvolver uma cultura de segurança dentro das instituições.

Destaca-se também o trabalho desenvolvido na enfermagem, desde maio de 2008, onde foi criada a Rede Brasileira de Enfermagem e Segurança do Paciente – REBRAENSP, que se constituiu com membros de vários Estados do Brasil e é uma iniciativa da Organização Pan-americana da Saúde-OPAS. O objetivo é disseminar e sedimentar a segurança nas organizações de saúde, escolas, universidades, programas e organizações não governamentais com intuito de prevenção de danos e de fortalecimento das ações na assistência ao paciente.

Outro desafio, não menos importante, está no desenvolvimento de pesquisas científicas que visem minimizar a reconhecida distância que existe entre o que se sabe em teoria e o que se aplica na prática. Os profissionais da saúde necessitam transformar o discurso da pesquisa sobre segurança em um caminho sólido em direção a uma assistência mais segura.

E para finalizar, uma reflexão...
"Quase todas as grandes teorias éticas convergem para a conclusão de que o mais importante elemento da vida moral de uma pessoa é um caráter desenvolvido que proporcione a motivação e a força interiores para fazer o que é certo e bom".
Beauchamp e Childress

- ### Referências bibliográficas

1. D'Innocenzo M, Adami N P, Cunha I C K O. O movimento pela qualidade nos serviços de saúde Rev Bras Enferm 2006 jan-fev; 59(1): 84-8.
2. Mezomo JC. Gestão da qualidade na saúde: princípios básicos. São Paulo (SP): Manole; 2001.
3. Adami NP. Melhoria da qualidade nos serviços de enfermagem. Acta Paul Enferm 2000; 13(esp-pt I): 190-6.
4. Adami N P. Componentes da qualidade e a prevenção do erro humano. In: Harada MJCS, Pedreira MLG, Peterlini MAS, Pereira SR. O Erro humano e a Segurança do Paciente. São Paulo: Atheneu; 2006: 43-60.
5. Kohn LT, Corrigan JM, Donaldson MS, editors. To err is human: building a safer health system. Committee on quality of health care in America, Institute of Medicine. Washington: National Academy Press; 2000.
6. Reason J. Human error. New York: Cambridge University Press; 1990.
7. Padilha KG. Ocorrências iatrogênicas na prática de enfermagem em Unidades de Terapia Intensiva. Tese [Livre-docência] Escola de Enfermagem da USP, São Paulo; 1998.
8. Rosa MB, Perini E. Erros de medicação: quem foi? Rev Assoc Méd Bras 2003 jul-set: 49(3): 335-341.

9. Organização Mundial da Sáude. World Alliance for Patient Safety [internet] [acesso em 14 mar 2012]. Disponível em: http://www.who.int/patientsafety/worldalliance/en/
10. Silva AEBC. Segurança do paciente: desafios para a prática e a investigação em Enfermagem. Rev. Eletr. Enf. [Internet]. 2010 [acesso em 14 de mar 2012];12(3): disponível em: http://www.fen.ufg.br/revista/v12/n3/v12n3a01.htm.
11. Padilha KG, Kitahara PH, Gonçalves CCS, Sanches ALC. Ocorrências iatrogênicas com medicação em Unidade de Terapia Intensiva: condutas adotadas e sentimentos expressos pelos enfermeiros. Rev Enferm USP 2002, 36(1): 50-57.
12. Padilha KG. Ocorrências iatrogências em Unidade de Terapia Intensiva (UTI): análise dos fatores relacionados. Rev Paul Enf 2006, 25(1):18-23.
13. Madalosso ARM. Iatrogenia do cuidado de enfermagem: dialogando com o perigo no quotidiano profissional. Rev. Latino-Am Enfermagem 2000, 8 (3):11-17.
14. Harada MJCS, Pedreira MLG, Peterlini MAS, Pereira SR. O Erro humano e a Segurança do Paciente. São Paulo: Atheneu, 2006.
15. Bohomol E. Erros de medicação em unidade de terapia intensiva geral de um hospital universitário do município de São Paulo. Tese [Doutorado] -Universidade Federal de São Paulo, São Paulo; 2007.
16. Coli RCP. O erro em procedimentos de enfermagem na unidade de Terapia Intensiva sob a ótica da bioética. Dissertação [Mestrado] Centro Universitário São Camilo, São Paulo; 2009.
17. Michaellis. Moderno dicionário da língua portuguesa [internet] [acesso em 14 mar 2012] Disponível em: http://michaelis.uol.com.br/moderno/portugues/index.php
18. Ferreira ABH. Aurélio séc XXI: o dicionário da língua portuguesa. 3 ed. Rio de Janeiro: Nova Fronteira; 1999.
19. Feldman LBF. Panorama da gestão de risco no mundo in: FLB (org) Gestão de risco e Segurança hospitalar. São Paulo: Martinari, 2008: 23-42.
20. Reason J. Human error: models and management. BMJ; 2000 (320):768-770.
21. Pepper G. Pesquisas em segurança na administração de medicamentos. In: Cassiani SHB, Ueta J. A segurança de pacientes na utilização de medicação. São Paulo: Artes Médicas, 2004: 93-109.
22. Feldman LB. Gerenciamento de risco no processo de assistência em saúde. Revista Nursing [internet 1/7/2009] [acesso em 14 mar 2012]. Disponível em: http://www.nursing.com.br/article.php?a=601
23. JonasH. El principio de responsabilidad: ensayo de uma ética para la civilización tecnológica. Barcelona, Es: Heder; 1995.
24. Ferrer JJ, Álvarez JC. Para fundamentar a bioética: teorias e paradigmas teóricas na bioética contemporânea. São Paulo (SP): Loyola; 2005.
25. Durand G. Introdução geral à bioética: história, conceitos e instrumentos. São Paulo (SP): Loyola; 2003.
26. Freitas GFde, Oguisso T, Fernandes MFP, Massarollo MCKB. Direitos do paciente com base nos princípios da bioética principialista. Rev. Paul. Enf. 2005; 24(4):28-32.
27. Hossne WS. Dos referenciais da bioética: a prudência. Bioethikos. 2008; 2(2):185-96.
28. Lepargneur, H. Força e fraqueza dos princípios da bioética. In:_____. Bioética novo conceito a caminho do consenso. São Paulo: Loyola; 1996: 55-76.
29. Beauchamp T, Childress JF. Princípios de ética biomédica. São Paulo: Loyola; 2002.
30. Zoboli ELCP. O cuidado: uma voz diferente na ética em saúde. In: Segre, M. A questão ética e a saúde humana. São Paulo: Atheneu, 2006.
31. Zoboli ELCP, Fracoli L. Bioética e ação em enfermagem em saúde coletiva. In: Barchifontane, C. P, Zoboli ELCP (Org.). Bioética, vulnerabilidade e saúde. Aparecida. SP: Ideias e Letras; São Paulo: Centro Universitário São Camilo; 2007.
32. Bohomol E. - Envolvimento do paciente no gerenciamento de risco hospitalar in: Feldman LB (org). Gestão de risco e Segurança hospitalar: prevenção de danos ao paciente, notificação, auditoria de risco, aplicabilidade de ferramentas, monitoramento. São Paulo: Martinari; 2008:325-338.

CAPÍTULO 17

Como a Avaliação de Produtos Pode Interferir na Segurança Hospitalar

Maria Keiko Asakura • André Santos Alves Araújo

• Introdução

A história da terapia nutricional mostra uma rápida evolução e grandes contribuições no tratamento dos pacientes nas diferentes condições clínicas[1-3].

Com os avanços da tecnologia industrial na área da saúde houve uma grande inovação com aumento na utilização de novos equipamentos e produtos para a realização de procedimentos médicos[4].

As inovações tecnológicas e a qualidade dos produtos têm sido incorporadas amplamente pelos gestores das instituições de saúde procurando levar à efetividade e satisfação dos pacientes.

Para gerenciar a evolução tecnológica na área da saúde, a Agência Nacional de Vigilância Sanitária – ANVISA publicou a Resolução RDC nº 2, em 25 de Janeiro de 2010[5], que dispõe sobre os requisitos mínimos para o gerenciamento das tecnologias utilizadas na prestação de serviços, de modo a garantir a rastreabilidade, qualidade, eficácia, efetividade e segurança.

No entanto, sabe-se que o uso indiscriminado destas inovações sem avaliação adequada pode comprometer a qualidade da assistência prestada e consequentemente, o ambiente hospitalar e a equipe que também presta o cuidado.

A qualidade da segurança hospitalar pode ser avaliada pelas características dos materiais utilizados nos procedimentos e o perfil de uma instituição pelo gerenciamento de risco no cuidado ao paciente e ao profissional da área da saúde[6].

• Qualidade na aquisição de artigos médicos-hospitalares

A segurança hospitalar é um item cada vez mais presente nas instituições de saúde, causando grande preocupação dos gestores.

A aquisição de produtos na área da saúde sem uma avaliação adequada de pode resultar na ocorrência de eventos indesejáveis à saúde do paciente ou do profissional que presta o cuidado e provocar sofrimento[7].

Procurando reduzir o risco destes eventos e impedir o uso de produtos inadequados, a ANVISA elaborou o manual de pré-qualificação de artigos médico-hospitalares – estratégia de vigilância sanitária[8].

O manual demonstra a importância da etapa de pré-qualificação de um produto, uma seleção daquilo que é mais adequado para ser adquirido e as conformidades, de acordo com as legislações vigentes antes da compra propriamente dita. Este processo trata-se de uma ação preventiva, uma avaliação técnica e funcional sendo uma barreira que impede a entrada de artigos que possam expor em risco de saúde do paciente.

A qualificação segundo o manual visa assegurar que artigos médico-hospitalares estejam de acordo com os padrões de qualidade da instituição onde o produto será testado.

As etapas de um processo de qualificação são estabelecidas de acordo com a estrutura organizacional da instituição.

A criação de um método de avaliação de um produto pode ser feita desde uma ficha simples até um formulário com informações técnicas específicas do produto que será avaliado, estabelecendo-se inicialmente um fluxo de informações. A Figura 17.1 demonstra um exemplo de pré-qualificação de materiais[9].

A ficha de avaliação técnica de um produto deve apresentar informações que identifiquem o produto, fabricante, fornecedor, número de Registro na Agência Nacional de Vigilância Sanitária (ANVISA). Todas as fichas avaliadas deverão ser arquivadas em um banco de dados informatizado, pois essas informações permitirão a aquisição/padronização ou não de um produto.

A avaliação de um produto inicia-se desde a sua apresentação, percorrendo por várias etapas, conforme descrito anteriormente, sendo fundamental que essa avaliação seja realizada por profissionais de vários setores, sugerindo uma Comissão de Avaliação de Produtos. Este grupo deverá ser constituído por profissionais que representem várias áreas de atuação e ou atuantes em vários setores.

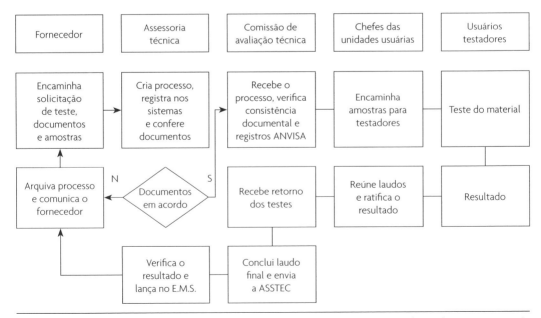

Figura 17.1: Fluxo de pré-qualificação de artigos médico-hospitalares: Estratégia de vigilância sanitária de prevenção/ANVISA/MS – Brasília, 2008.

• Padronização de produtos na Terapia Nutricional

Um produto da área de Terapia Nutricional (TN) deverá ser avaliado por profissionais que conheçam as especificações técnicas para garantir um atendimento seguro e de qualidade, evitando, assim, a aquisição de produtos desnecessários e que possam comprometer a efetividade da terapia.

Um produto qualificado, testado e aprovado não significa necessariamente que será adquirido na instituição. Um arquivo com planilha atualizada com informações de todos os materiais qualificados, avaliados e testados poderá ser utilizado para uma futura compra.

Algumas instituições podem até adquirir um produto sem uma avaliação funcional, mas jamais sem averiguar a documentação pertinente ao produto junto ao ANVISA. A não conformidade de um produto com a legislação em vigor poderá comprometer a segurança do paciente.

Atender os requisitos de qualificação de um produto permite a rastreabilidade, principalmente quando se trata de um produto importado.

A qualificação e a avaliação de um produto auxiliam na seleção dos produtos mais adequados para compra e padronização, considerada uma ferramenta para o gerenciamento de risco, pois impede a entrada de produtos que possam colocar em risco a saúde de paciente e do profissional de saúde[10].

A qualidade de um produto deverá ser considerada a carta de apresentação do fornecedor, com recomendação de que estes profissionais sejam qualificados, pois a participação deles no processo de avaliação de produtos é fundamental.

Por não conhecer as especificidades de um produto e as legislações vigentes, um fornecedor não qualificado pode apresentar um produto de qualidade comprometida.

Com auxílio de um cadastro de fornecedores permite-se acompanhar o desempenho, o comprometimento e a responsabilidade no fornecimento de produtos de qualidade e sua disponibilidade em resolver problemas que no poderão surgir no período pós-venda.

O fornecedor deverá dispor de amostras dos produtos para apresentação imediata ao consumidor. Quando se trata de um produto especifico, este deverá indicar um profissional qualificado e até mesmo especialista para apresentação do produto, assim como para o treinamento dos profissionais do setor onde o teste será realizado.

Na falta do produto ou descontinuidade no mercado, é de responsabilidade do fornecedor informar à instituição para que uma substituição imediata possa ser providenciada, pois a falta de um produto poderá interferir na terapêutica.

Nas situações em que houver desvio de qualidade do produto, ou seja, algum tipo de defeito poderá sinalizar um risco associado à saúde, com notificação imediata aos fornecedores para resolução da ocorrência[11].

A notificação de uma queixa técnica deverá ser registrada contando com quantidade máxima de informações possíveis, como por exemplo: identificação do produto, lote, validade, fabricante e a ocorrência detalhada.

A investigação de uma queixa determinará em uma troca imediata do produto ou do lote. Se a queixa for frequente com determinado produto, poderá levar ao cancelamento de sua aquisição, com uma provável substituição. Essas informações podem ser utilizadas para ações de melhoria do produto,

A Terapia Nutricional é uma área específica da assistência ao paciente[4]. A realização de um teste no período que antecede a aquisição do produto será fundamental, visto que observamos uma grande variedade de produtos, como as fórmulas enterais, os suplementos nutricionais orais, os acessos enterais e os cateteres intravenosos, os equipos e bombas infusoras.

Todas as informações coletadas durante este processo deverão ser documentadas. Uma boa apresentação do produto pelo fornecedor não garante sua qualidade e tampouco a efetividade. Uma avaliação por profissional especialista em TN na instituição é essencial, não sendo necessário que seja membro da Comissão de Avaliação de Produtos, mas um colaborador/consultor de apoio técnico.

Todos os produtos e acessórios utilizados para a TN deverão ser submetidos a diferentes métodos de avaliação[11].

No que se refere à sonda enteral, aspectos iniciais deverão ser avaliados como a identificação do produto, sua constituição/composição, ano de fabricação e validade, modelo, calibre, demarcação numérica nítida para controle de posicionamento, presença do fio guia, número de lumens, dispositivo de conexão da dieta e medicamentos, dentre outras particularidades da marca.

O mesmo rigor de informações deverá ser exigido com outros materiais, como também para sondas de gastrostomia, seringas, equipos, extensões, conectores, dispositivos e cateteres.

Com auxílio de um especialista da equipe multiprofissional de terapia nutricional (EMTN), a realização do teste de avaliação poderá ser mais efetiva, permitindo melhor acompanhamento e visualização dos resultados.

Durante esse processo, será imprescindível a seleção do setor para a realização dos testes, os profissionais que poderão auxiliar no monitoramento e treinamento desenvolvido por um profissional técnico apresentado indicado pelo fornecedor. Acredita-se que esse treinamento permitirá uma avaliação técnica e garantia da segurança do paciente e do profissional de saúde.

Um produto poderá ser reprovado durante a realização dos testes, caso não atenda às expectativas desejadas e o registro dos resultados apresentados será fundamental.

Sabe-se que alguns produtos poderão ser adquiridos sem a realização prévia de um teste, mas jamais sem avaliação da sua documentação, que deverá encontrar-se em conformidade com as legislações vigentes.

Cabe destacar que para garantia da segurança no ambiente hospitalar, recomenda-se que a aquisição de todos os produtos seja realizada por membros da Comissão de Avaliação de Produtos.

• Tecnovigilância

Os avanços tecnológicos introduzidas na área da saúde têm sido amplamente divulgados e a facilidade de acesso às informações tem exigido um conhecimento cada vez maior dos profissionais envolvidos com o gerenciamento risco no ambiente hospitalar.

O capítulo número 1 do manual da ANVISA "Aspectos de segurança no ambiente hospitalar" descreve que a ocorrência de acidente é fato, e que pode ocorrer com o profissional da área de saúde, paciente, visitante, instalações e equipamentos, com recomendações de que sejam implantadas medidas para reduzir fontes de risco, dentre elas uma análise adequada de produtos para a saúde.

A tecnovigilância é o sistema de vigilância de eventos adversos e queixas técnicas de produtos para a saúde na fase de pós-comercialização, com recomendações para adoção de medidas que garantam a proteção e a promoção da saúde da população.

Uma análise adequada de produtos no período que antecede sua aquisição permite assegurar a qualidade dos artigos disponíveis na instituição para uso na assistência direta ao paciente.

A adoção de conceitos de segurança pode interferir positivamente no grau de satisfação de um cliente e a implantação de medidas de segurança fazendo a diferença quando um cliente procura uma instituição de saúde.

• Referências bibliográficas

1. Brasil, Ministério da Saúde. Secretaria de Vigilância Sanitária. Portaria 272 de 08 de abril de 1998. Dispõe sobre Regulamento Técnico para a Terapia de Nutrição Parenteral. Diário Oficial da União, Brasília, 9 abr.1998.
2. Brasil, Ministério da Saúde, Secretaria de Vigilância Sanitária. Resolução N° 63 de 06 de Julho de 2000. Dispõe sobre o Regulamento Técnico para Terapia de Nutrição Enteral. Diário Oficial da União, Brasília, 13 jul 2000.
3. Matsuba CST, Magnoni D. Enfermagem em Terapia Nutricional. São Paulo: Sarvier, 2009.
4. Agencia Brasileira de Desenvolvimento Industrial, Manual para registro de equipamentos médicos na ANVISA/Agencia Brasileira de Desenvolvimento Industrial – Brasília: ABDI, 2010 272p.
5. Brasil, Ministério da Saúde. Secretaria de Vigilância Sanitária Resolução N° 2 de 25 de Janeiro de 2010. Dispõe sobre o gerenciamento de tecnologia em saúde em estabelecimento de saúde.
6. Brasil, Agencia Nacional de Vigilância Sanitária. Do Risco à Qualidade: A Vigilância Sanitária nos Serviços de Saude/Carlos Dias Lopes e Flavia Freitas de Paula Lopes. Agencia Nacional de Vigilância Sanitária. – Brasília: ANVISA, 2008. 200p.:Il. – (Série B. textos básicos de Saúde).
7. Boletim Informativo sobre Segurança do paciente e qualidade em serviços de saúde. V.1 n.1 Jan.-Julho 2011. Brasília: GGTES/ANVISA. 2011.
8. Brasil, Agencia Nacional de Vigilância Sanitária. Unidade de Tecnovigilancia. Núcleo de Gestão do Sistema Nacional de Notificação e Investigação em Vigilância Sanitária. Pré-qualificação de artigos médico-hospitalares: estratégia de vigilância sanitária de prevenção/Agencia Nacional de Vigilância Sanitária, Unidade de Tecnovigilância. Núcleo de Gestão do Sistema Nacional de Notificação e Investigação em Vigilância Sanitária – Brasília : Agencia Nacional de Vigilância Sanitária, 2010 234. : Il. – (Série A. Normas e Manuais Técnicos).
9. Brasil, Ministério da Saúde. Agencia Nacional de Vigilância Sanitária. Pré- qualificação de artigos médico-hospitalares: Estratégia de vigilância sanitária de prevenção/ ANVISA/MS – Brasília, 2008.
10. Brasil, Ministério da Saúde. Agencia Nacional de Vigilância Sanitária. Manual de Tecnologia: abordagem de vigilância sanitária de produtos para a saúde comercializados no Brasil/Agencia Nacional de Vigilância Sanitária. Brasilía: Ministério da Saúde, 2010.
11. Brasil, Ministério da Saúde. Secretaria de Vigilância à Saúde, Secretaria de Atenção a saúde. Diretrizes Nacionais de Vigilância em Saúde/Ministério da Saúde. Secretaria de Vigilância em Saúde, Secretaria de Atenção a saúde. Brasília: Ministério da Saúde, 2010.
12. Conselho Regional de Enfermagem do Estado de São Paulo – COREN -SP. Rede Brasileira de Enfermagem e Segurança do Paciente – Rebran SP – Pólo São Paulo 2010.

CAPÍTULO 18

Educação Continuada: Um Processo Contínuo de Melhorias

Siomara Tavares Fernandes Yamaguti • Norma Takei Mendes

A educação constitui um fenômeno social e universal, sendo uma atividade humana necessária à existência. A responsabilidade pela formação de seus indivíduos cabe à sociedade, auxiliando no desenvolvimento de suas capacidades físico-espirituais e preparando para uma participação ativa e transformadora nas várias instâncias da vida social[1].

A educação permanente surge como uma exigência na formação do indivíduo, pois requer dele novas formas de encarar o conhecimento. Atualmente, não basta 'saber' ou 'fazer', é preciso 'saber fazer', interagindo e intervindo, e essa formação deve ter como características: a autonomia e a capacidade de aprender constantemente, de relacionar teoria e prática e vice-versa[1].

Na saúde, a educação permanente constitui-se em estratégia fundamental às transformações do trabalho no setor para que venha ser lugar de atuação crítica, reflexiva, compromissada e tecnicamente competente[2]. Atualmente, tem sido denominada uma importante ferramenta na construção da competência profissional, contribuindo para a organização do trabalho. Seu principal desafio é estimular o desenvolvimento da consciência nos profissionais no contexto onde estão inseridos, bem como, sua responsabilidade no processo permanente de capacitação.

Conceituada como um conjunto de experiências subsequentes à formação inicial, a educação continuada permite ao trabalhador manter, aumentar ou melhorar sua competência, para que seja compatível com o desenvolvimento de suas responsabilidades. É considerado também, um conjunto de práticas educativas contínuas, destinada ao desenvolvimento de potencialidades, para uma mudança de atitudes e comportamentos nas áreas cognitiva, afetiva e psicomotora, na perspectiva de transformação de sua prática.

A Organização Pan-americana de Saúde (OPAS) normatiza a educação contínua como um processo dinâmico de ensino-aprendizagem, ativo e permanente, destinado a atualizar e melhorar a capacidade de pessoas, ou grupos, face à evolução científico-tecnológica, às necessidades sociais e aos objetivos e metas institucionais[3].

A educação permanente parte do pressuposto que a aprendizagem deva ser significativa. Os processos de capacitação do pessoal da saúde devem ser estruturados a partir da problematização do processo de trabalho, visando à transformação das práticas profissionais e a organização do trabalho, tomando como referência as necessidades de saúde das pessoas e das populações, da gestão setorial e o controle social em saúde[4].

A educação continuada em enfermagem vem se destacando como estratégia para promover a qualidade dos cuidados, permitindo a atuação de forma segura e efetiva com a responsabilidade de atualizar e de capacitar os profissionais através de um método de ensino-aprendizagem dinâmico e contínuo, levando à aquisição de novos conhecimentos[5].

• Seleção e treinamento

Recrutar e selecionar são atividades desafiadoras pelo pressuposto de que estamos lidando com recursos humanos, imprescindível para as empresas, assim como o capital humano no ambiente hospitalar.

O candidato deve ajustar-se ao meio, respondendo a seus próprios anseios, cuja simbiose vai resultar em produtividade e satisfação da instituição.

No entanto percebe-se com frequência na área de saúde a contratação de excelentes profissionais, não garantindo, entretanto a excelência profissional, seja ele enfermeiro, médico, administrador, nutricionista dentre outros. Esse descompasso pode ocorrer pela não realização de um mapeamento prévio de todas as funções do hospital, de características pessoais e profissionais. Um bom profissional em uma instituição, não será necessariamente bom em outra.

A seleção e o recrutamento são essenciais para a captação desse candidato. O recrutamento consiste em fornecer à organização um número suficiente de pessoas, necessárias à organização para a execução de seus objetivos, a partir de dados referentes às necessidades presentes e futuras de recursos humanos buscando canais competentes e efetivos[5].

No período que precede o processo seletivo faz-se necessário o levantamento do perfil adequado do candidato. O cargo engloba o conjunto de atividades desenvolvidas pelo empregado, com habilidades, conhecimentos e aptidões que permitam realizá-las com maior eficácia. A partir destas informações, a unidade responsável iniciará o processo de recrutamento que pode ser classificado como recrutamento externo ou interno[6].

O recrutamento interno é a busca pelo profissional que se concentra na própria empresa, através de remanejamento de colaboradores que poderão ser transferidos ou promovidos. Os tipos mais comuns de fontes internas serão: notificação das vagas a serem preenchidas; divulgação ao público interno por meio de cartazes; mensagens na intranet, indicação feita pelos empregados da própria empresa ou ex-funcionários e candidatos que participaram desses processos. Este tipo de recrutamento é uma excelente opção para a empresa pelo menor custo e tempo na escolha do candidato, assim como valorizar colaboradores pelo seu desempenho e potencial. No entanto, possui desvantagens como a desmotivação dos colaboradores não aprovados no processo interno; excesso de competitividade entre os colaboradores; não adaptação do profissional promovido[5,7].

O recrutamento externo busca o profissional externo (fora da empresa), no mercado de trabalho. As fontes de recrutamento externo são: recrutamento em universidades, agências de emprego, mídia, concorrência, clientes, *headhunters* (caçadores de talentos) ou agências de recrutamento. Este tipo de recrutamento traz vantagens como novas ideias para a organização, renovação e enriquecimento de novos recursos humanos para a organização, porém, em contrapartida, o desconhecimento das características de personalidade dos candidatos, um processo mais que requer maior investimento no processo de adaptação do novo colaborador e mais prolongado. Os programas de treinamentos admissionais procuram facilitar a transformação do potencial do profissional recém-admitido em comportamentos e habilidades oferecendo subsídios para nivelar o conhecimento entre os demais profissionais sobre rotinas, procedimentos e protocolos institucionais e integração na sua função e no contexto institucional, favorecendo o alcance das metas institucionais e o reconhecimento da competência[7].

A competência é capacidade de transformar conhecimento e habilidades em entrega, bem como a transformação de conhecimentos, aptidões, habilidades, interesse e vontade em resultados práticos[8].

O programa de treinamento atualmente adotado por várias instituições hospitalares deve utilizar estratégias vivenciadas, interativas e participativas, associada a base teórica. Estudos demonstram que os profissionais retêm 10% dos conhecimentos que leem, 20% do que escutam, 30% do que veem, 70% do que dizem e discutem e 90% do que dizem e logo realizam.

Procurando garantir a melhoria da qualidade da assistência multiprofissional ao paciente o treinamento admissional e institucional deve alinhar às necessidades das áreas, das gerências com foco na missão e visão da empresa[8-10].

• Processo de ensino-aprendizagem

O ensino-aprendizagem compreende um processo interativo constituído pelas ações exercidas pelo docente associado às ações exercidas pelo aluno, envolvendo uma interação entre quem ensina e quem aprende à medida que o comportamento de um serve de estímulo ao comportamento do outro. O ensino é um processo interativo que promove a aprendizagem, é a aquisição de novos conhecimentos, atitudes e habilidades, através da prática e da experiência reforçada.

A humanização do processo ensino-aprendizagem deve ser vista como um dos imperativos do nosso tempo, observando-se a ênfase da dimensão intelectual ou cognitiva, em detrimento do emocional e social que integra o desenvolvimento global, harmônico e holístico do ser[11,12].

A valorização da humanização nas relações interpessoais facilita o crescimento intelectual e emocional do ser humano, acionando habilidades para o estabelecimento de relações construtivas e obtendo a compreensão e a aquiescência daquele que necessita de apoio. Nas situações onde se possibilita ao aluno perceber-se enquanto pessoa e mostrar-se não somente como profissional, sua participação no processo é intensificada e valorizada, sendo que essas experiências são reconhecidas como contribuições significativas para sua formação[13].

Os processos educacionais devem ser capazes de conduzir o sujeito que aprende a um movimento dinâmico e permanente de construção e reconstrução do conhecimento, de aquisição de habilidades e de atitudes que o tornem mais capaz para a vida e para o trabalho e em condição de contribuir para a transformação dos contextos em que está inserido.

O processo de ensino-aprendizagem na enfermagem é um processo complexo, que exige do aluno o pensamento crítico, cujas habilidades cognitivas formam o contexto no qual os hábitos da mente são úteis. São sete as habilidades necessárias ao pensamento crítico: análise, aplicação de padrões, discernimento, busca de informações, raciocínio lógico, predição e transformação de conhecimento. E os dez hábitos da mente desenvolvidos pelos pensadores críticos da enfermagem são evidentes em cada habilidade cognitiva: confiança, perspectiva contextual, criatividade, flexibilidade, curiosidade, integridade intelectual, intuição, compreensão, perseverança e reflexão[15].

Para alguns autores, ensinar é facilitar a aprendizagem, criando condições para que o outro, a partir dele próprio aprenda e cresça; sendo que, nesta modalidade de ensino, o indivíduo é o centro da aprendizagem que se processa em função do desenvolvimento e interesse do aluno. Coloca-se assim uma ênfase nas relações interpessoais e no crescimento pessoal que delas resulta. Não podemos desconsiderar que o processo de aprendizagem em si encontra-se atrelado a outros fatores.

A reflexão acerca do processo de aprendizagem nas suas dimensões seja social, histórica, filosófica e instrumental, possibilita uma melhor compreensão da educação e, mais particularmente, o processo de ensinar e de aprender na universidade, enquanto instâncias diferenciadas em termos conceptuais, mas que, em termos dimensionais, pela importância que encerram. Tem a mesma magnitude assim como em termos de relações, nos quais o sujeito do ensino, neste caso o docente, estabelece conexões entre sua subjetividade e o ambiente, produzindo, assim, os saberes necessários ao desenvolvimento da prática pedagógica[16].

A importância dos saberes na educação decorre do ensino-aprendizagem no Brasil ainda ocorrer em um fluxo unidirecional, omitindo que a comunicação possui um caráter interativo com ação recíproca e o conhecimento como algo inacabado e processual, não permitindo compreender o ensino como uma sequência de ações padronizadas com finalidade de transmitir informações, caracterizando-o como simples processo de disseminação de informações a respeito de um conteúdo fixo e distribuído ao longo do tempo[17].

Proporcionando um enfoque especial para a prática pedagógica no ensino universitário, esta aponta para a perspectiva de um paradigma inovador na sociedade do conhecimento e da informação em que o professor desafiado busca uma prática pedagógica que contemple a produção do conhecimento, como alicerce de sua docência cotidiana. O paradigma resultante inclui, dentre outros, uma visão sistêmica ou holística, que busca a superação do conhecimento estático, propondo uma abordagem progressiva, que promova o diálogo e a discussão coletiva, crítica e reflexiva entre discentes e docentes, no ensejo de que o ensino e a pesquisa visem, sobretudo, à produção do conhecimento, com autonomia e espírito crítico e investigativo[16,17].

O profissional é uma peça fundamental nas ações educativas em saúde e a sua prática educativa se entrelaça em todo processo de trabalho assistencial prestado, além das ações educativas constituírem em um instrumento de trabalho. No entanto, apesar da importância do papel desses profissionais no desenvolvimento de ações educativas e das ações educativas estarem presentes em sua prática assistencial, pode-se observar uma distância considerável entre os projetos educativos desenvolvidos pelo profissional enfermeiro no serviço de saúde e as necessidades da população[18].

• Ferramentas para avaliação do treinamento

A avaliação é uma atribuição destinada a auxiliar o processo administrativo de tomada de decisão, visando ser mais racional e efetivo.

Medir a quantidade e segurança em programas e serviços de saúde é essencial para o planejamento, organização, coordenação e controle das atividades desenvolvidas no meio ambiente.

O grande desafio dos programas de treinamento e desenvolvimento é remover os mitos e as crendices de que o treinamento não pode ser medido.

O principal aspecto considerado na elaboração do indicador de treinamento é criar uma metodologia participativa, que envolva todos os sujeitos da avaliação e possibilite a implantação da avaliação de forma sistematizada. Os indicadores de treinamento devem ser baseados no planejamento estratégico da organização, levando-se em consideração o modelo de qualidade que a empresa adota como princípios norteadores do seu plano de melhoria de desempenho[10].

A fase de avaliação do treinamento ocorrerá após o planejamento criterioso possibilitando mensuração dos resultados obtidos e o levantamento das necessidades de treinamento sendo um instrumento eficaz para definir os critérios necessários para a avaliação dos resultados de cada programa de treinamento[8,10].

O modelo mais indicado para a avaliação de programa de treinamento é o de Donald L. Kirkpatrick, que utiliza quatro níveis de avaliação. Cada nível tem sua importância e deve ser aplicado sequencialmente, para que se possa comprovar a eficácia do programa de treinamento. Os níveis e indicadores de treinamento são[8-10]:

- **Reação**: consiste em identificar como os participantes do programa reagem a ele. Avaliar a reação implica mensurar a satisfação do consumidor (conteúdo, metodologia, instalações, entre outros). Torna-se importante não somente identificar as reações dos participantes, mas principalmente as reações positivas, as quais devem nortear o futuro do programa.
Indicador:

$$\frac{\text{N}^\text{o}\text{ total de avaliações de reação respondidas}}{\text{N}^\text{o}\text{ total de treinados}} \times 100$$

- **Aprendizado:** pode ser definido como identificação das possíveis mudanças de comportamento e aumento de conhecimento dos participantes. Uma ou mais destas mudanças devem acontecer se houver uma mudança efetiva de comportamento. O indicador avalia a retenção do conhecimento teórico/prático adquiridos nos programas de treinamentos, por meio da análise percentual do número total de acertos nos pré e pós-testes e do número total de devolutiva correta da técnica, na validação prática de cada treinamento.
Indicadores:

$$\frac{\text{N}^\text{o}\text{ total de testes respondidos (pré e ou pós-testes)}}{\text{N}^\text{o}\text{ total de treinados}} \times 100$$

$$\frac{\text{N}^\text{o}\text{ total de avaliações práticas realizadas}}{\text{N}^\text{o}\text{ total de treinados}} \times 100$$

- **Comportamento (aplicação):** é a extensão da mudança no comportamento devido à participação no programa. O treinando participou do treinamento, assimilou o conteúdo, adquiriu conhecimento e aprendizado, mas obteve mudanças em seu comportamento? Caso afirmativo, chegamos ao 3º nível de avaliação. Esse é o nível de implementação e aplicação, conhecido também como *on the job*. Kirkpatrick define ainda quatro requisitos que devem existir para que haja a mudança no comportamento do treinando:
  - Desejo de mudança
  - Conhecimento de o que fazer e de como fazê-lo
  - Auxílio na aplicação do aprendizado
  - Recompensa pela mudança do comportamento

Quando não há a junção desses quatro itens a mudança do comportamento pode não ocorrer e o investimento no treinamento pode ser em vão.
Indicadores:

$$\frac{\text{Benefício líquido aferidos pelo programa}}{\text{Custo total do programa de treinamento}} \times 100$$

$$\frac{\text{Manutenção de (×) prática correta em (×) tempo}}{\text{A quantidade da realização de (×) prática em (×) tempo}} \times 100$$

- **Resultado**: são os resultados finais ocorridos devido à participação no programa. É neste nível que se pode demonstrar o retorno do investimento em treinamento, por meio de indicadores quantitativos e qualitativos de desempenho de pessoal. Os resultados finais podem incluir incremento na produção, aumento de qualidade, diminuição de custos, redução do *turnover*, redução de acidentes e aumento de salário.

Indicadores:
EX1: *Turnover*

$$\frac{\text{N° de admitidos} - \text{n° de demitidos no período}}{\text{N° médio de colaboradores/mês}} \times 100 = \% \text{ rotatividade}$$

Ex 2. Homens/hora/treinamento

$$\text{Média de horas/homem} = \frac{\text{Total de horas/homem treinado}}{\text{N° médio de colaboradores/mês}}$$

O gerenciamento dos indicadores de treinamento demonstra que os índices são favoráveis para avaliação quantitativa dos dados, sendo um grande desafio para a educação continuada no desenvolvimento de uma avaliação que envolva os resultados qualitativos diretamente relacionados à mudança de comportamento e atitudes na prática assistencial.

• Desafios para implementação de processos contínuos de qualidade

A Educação Permanente vem se destacando como estratégia para promover a qualidade dos cuidados realizados, permitindo a atuação de forma segura e efetiva e com a responsabilidade de atualizar e capacitar os profissionais de enfermagem. Este processo vem ocorrendo por meio do método de ensino-aprendizagem dinâmico e contínuo, proporcionando a aquisição de novos conhecimentos a fim de obter a capacidade profissional e desenvolvimento pessoal de acordo à realidade social e institucional.

O termo qualidade ou melhoria contínua da qualidade diz respeito a um fenômeno continuado de aprimoramento, que estabelece padrões, resultado dos estudos de séries históricas na mesma organização ou de comparação com outras instituições semelhantes, em busca do defeito zero. Esta busca pelo efeito zero, embora não atingível na prática, orienta e filtra toda ação e gestão da qualidade. É também caracterizado como um processo dinâmico, ininterrupto e essencialmente cultural e desta forma envolve motivação, compromisso e educação dos participantes da entidade, que são assim estimulados a uma participação de longo prazo no desenvolvimento progressivo dos processos, padrões e dos produtos da entidade[21].

A qualidade da assistência à saúde deve ser garantida pela implementação sistemática de controle e verificação permanente das atividades, visando assegurar a conformidade dos serviços com as boas normas de qualidade. O controle deve ser exercido com o objetivo de reduzir, eliminar e prevenir deficiências nas organizações, buscando meios para captar dados que conduzam ao bom desempenho dos serviços de saúde[22].

Desse modo, a educação permanente é uma ferramenta favorável ao aprendizado desde que os conteúdos aplicados sejam associados à realidade, ao cotidiano do trabalho e às necessidades profissionais do setor e da instituição[23].

O processo educativo estabelecido através da educação permanente deverá contribuir para a construção de um modelo de assistência à saúde, no qual as adaptações do conhecimento possam ser incorporadas como uma nova visão e prática no trabalho em saúde[22]. A educação continuada deve provocar uma transformação de prática nos sujeitos e no seu cotidiano, implicando reflexões sobre si mesmo na forma de agir pela problematização.

A educação permanente em saúde tem como proposta fornecer às pessoas que articulam a mudança um conhecimento mais profundo sobre os processos, oportunidades de trocar experiências, de discutir e de construir coletivamente.

• Educação continuada multiprofissional – integração para gestão e desenvolvimento na saúde

O cuidado, nas organizações de saúde como nos hospitais, é multiprofissional, porque o resultado é fruto da conjugação do trabalho de vários profissionais com saberes e experiências diferentes.

Cada profissional constitui um sujeito ativo dentro do processo do cuidado e atividade organizacional. Fazer de cada pessoa um verdadeiro administrador de suas próprias tarefas dentro da instituição, em qualquer nível em que esteja situado ou qualquer atividade que deva executar e sua interação com demais áreas e profissionais de forma integrada é a chave de sucesso para gestão e desenvolvimento na saúde[8,9].

O ser humano não vive isoladamente, mas em contínua interação com seus semelhantes. As interações entre as pessoas diferem profundamente das que existem entre objetos meramente físicos e não biológicos. Nas interações humanas, ambas as partes envolvem-se mutuamente, influenciando na atitude de todos e esta cooperação é essencial para a existência da organização[7,9,20].

A intenção de restringir ou ampliar os saberes de cada campo ou núcleo profissional é estratégico para a área da saúde pela variedade dos casos clínicos existentes e profissionais com importante grau de polivalência. Entretanto, a nova perspectiva de gestão será o de ampliar a capacidade resolutiva dos diversos serviços e equipes de profissionais, favorecendo a realização de um cuidado integrado com a articulação dos diferentes saberes levando à resolução dos problemas estruturais e de assistência à saúde[5,10,19].

Uma completa trama de atos, de procedimentos, de fluxos, rotinas, de saberes, em um processo dialético de complementação, mas também de disputa, vão compondo o que entendemos como cuidado em saúde. Uma das sobrecargas do processo gerencial do hospital contemporâneo é coordenar adequadamente este conjunto diversificado, especializado, fragmentado de atos cuidadores individuais, para que resulte em uma dada coordenação do cuidado[19,20]. Esta dinâmica, cada vez mais presente na vida dos hospitais, é um aspecto central na discussão da integralidade e na sua correlação com o processo de gestão.

A busca por maior eficácia e eficiência no uso dos recursos disponíveis no sistema de saúde encontra no serviço de educação continuada um aliado importante na organização das relações profissionais.

As modalidades sugeridas para a prática da Integração para gestão e desenvolvimento são[10,19,21]:

- Desenvolvimento pessoal e domínio pessoal;
- Atendimento conjunto de casos;
- Atendimento realizado pelo especialista e contato anterior e/ou posterior com a equipe que continuará o seguimento do paciente;
- Troca de conhecimentos e orientações com diálogo sobre os projetos terapêuticos entre apoio e equipe;
- Acompanhamento das condutas realizadas; ações e intervenções integradas;
- Traçar objetivos comuns: metas institucionais, voltadas para missão e visão da Instituição, aprimoramento em assistências voltadas à qualidade da assistência;
- Aprendizagem em equipe e raciocínio sistêmico.

No contexto da qualidade e segurança, a educação continuada tem por desafio disseminar o conhecimento através da equipe multiprofissional, com abordagem generalista, sendo as especificidades desenvolvidas em cada área e atuação com envolvimento de parcerias com todos os setores.

Deve-se, portanto, reconhecer a necessidade de capacitação e compreensão dos profissionais na organização e sua inserção no mercado.

As inovações organizacionais e a gestão estratégica emergem como requisitos essenciais para geração, disseminação e uso do conhecimento humano, essenciais para gestão e desenvolvimento da saúde.

• Referências bibliográficas

1. Salum N.C, Prado M. Educação continuada no trabalho: uma perspectiva de transformação da prática e valorização do trabalhador(a) de enfermagem. Texto Contexto Enferm. 2000;9(2 Pt1):298-311.
2. Organização Pan-americana de Saúde – OPAS. Conferência Internacional sobre Promoção da Saúde. [citado 2010 Maio 22].
3. Brasil. Ministério da Saúde, Secretaria de Gestão do Trabalho e da Educação na Saúde. Políticas de educação e desenvolvimento para o SUS: caminhos para a educação permanente em saúde. Brasília: M.S.; 2003.
4. Chelotti R.A. Desenvolver para transformar. In: Boog GG, Boog MT, coordenadores. Manual de treinamento e desenvolvimento: gestão e estratégias. São Paulo: Pearson Prentice Hall; 2007. p. xvii.
5. Silva SL. Gestão do conhecimento: uma revisão crítica orientada pela abordagem da criação do conhecimento. Ci Inf. 2004;33(2):143-51.
6. Chiavenato,Idalberto. Administração de Recursos Humanos: Fundamentos Básicos. 7ª ed. rev. e atual. Barueri, SP: Manole, 2009.
7. Borges-Andrade JE, Abbad G.S, Mourão L. Treinamento, Desenvolvimento e Educação em Organizações e Trabalho: Fundamentos para a Gestão de Pessoas. Porto Alegre: Artmed, 2006.
8. Leão, Eliseth R. et.al. Qualidade em Saúde e Indicadores como ferramenta de Gestão. São Caetano do Sul, SP: Yendis Editora, 2008.
9. Kurcgant P. Administração em enfermagem. São Paulo: EPU; 1991.
10. Feldman, Liliane Bauer, et al. Gestão de Risco e Segurança Hospitalar. 2ª ed. São Paulo: Martinari, 2009.
11. Moretto RA, Mansur OFC, Araújo J Jr. Humanismo e tecnicismo na formação médica. Rev Bras Educ Med 1998 jan/abr; 22(4):19-25.
12. Saeki T, Munari DB, Alencastre MB, Souza MCB. Reflexão sobre o ensino de dinâmica de grupo para alunos de graduação em enfermagem. Rev Esc Enfermagem USP 1999 dez; 33(4):342-7.
13. Stacciarini JMR, Esperidião E. Repensando estratégias de ensino no processo de aprendizagem. Rev Latino-am Enfermagem 1999 dez; 7(5):59-66.
14. Leoni MG. Autoconhecimento do enfermeiro na relação terapêutica. Rio de Janeiro (RJ): Cultura Médica; 1996.
15. Lunney M. Pensamento crítico e diagnóstico de enfermagem: estudos de caso e análises. Porto Alegre: Artmed; 2004. p. 21-38.
16. Madeira, M.Z.A., Lima, M.G.S.B. A prática de ensinar: dialogando com os professores de enfermagem. Rev. Bras. de Enferm. Brasilia. p.447-53. Jul-ago.2008. Disponível em;. Acesso em: 29 de janeiro de 2009.
17. Junior, M.A.F. Os Reflexos da Formação Inicial na Atuação dos Profissionais Enfermeiros. Rev. Brasileira de Enfermagem- REBEn. Brasilia. p. 866-71. Nov-dez. 2008. Disponível em;. Acesso em: 29 de janeiro de 2009.
18. Leonello, V.M. Competências para Ação Educativa da Enfermeira: uma interface entre o ensino e a assistência de enfermagem. 2007. Dissertação (mestrado).Universidade de São Paulo. São Paulo.
19. Neto, Gonzalo V., Malik, Ana M. Gestão em Saúde. Rio de Janeiro: Guanabara Koogan,2011.
20. Morin E. Os sete saberes necessários à educação do futuro. São Paulo: Cortez/UNESCO; 2002.
21. Feldman LB, Gatto MA, Cunha ICK. História da evolução da qualidade hospitalar: dos padrões a acreditação. Acta Paul Enferm [serial na Internet]. 2005 Jun [citado 2010 Set 22]; 18(2):213-219
22. Colomé ICS, Resta DG, Cocco M, Jahn AC, Silva LA, Corrêa CF et al. Educação permanente em saúde: estratégia de transformação das práticas em saúde.
23. Carotta F, Kawamura D, Salazar J. Educação permanente em saúde: uma estratégia de gestão para pensar, refletir e construir práticas educativas e processos de trabalhos. Saúde Soc. 2009; 18(supl.1):48-51.

CAPÍTULO 19

A Utilização de Indicadores em Terapia Nutricional

Cristiana Martins Prandini

Nem tudo que é importante pode ser contado; nem tudo que pode ser contado é importante.
Albert Einstein

A busca da qualidade em saúde é definida como o grau de conformidade com padrões e critérios estabelecidos, medida por indicadores específicos para esse fim[1]. Os indicadores proporcionam as informações necessárias e mensuráveis para descrever tanto a realidade como as modificações devidas à presença do serviço ou assistência. É a variável que descreve uma realidade, para isso deve ter as características de uma medida válida em termos estatísticos, pois representam informações que auxiliam à gestão em busca da melhoria contínua, da qualidade da assistência da instituição e da saúde dos indivíduos[2]. Possibilitam definir parâmetros que serão utilizados para realizar comparações e agregar o juízo de valor ante o encontrado e o ideal estabelecido e para tanto, necessitam ter sua coleta e sistematização bem planejados[1].

Avedis Donabedian, pediatra armênio radicado nos Estados Unidos, foi o pioneiro no setor saúde, sendo o primeiro autor que se dedicou de maneira sistemática a estudar e publicar sobre qualidade. Este, absorveu da teoria de sistemas a noção de indicadores de estrutura, processo e resultado adaptando-os ao atendimento hospitalar, abordagens que se tornaram um clássico nos estudos da qualidade em saúde[3].

O componente **Estrutura** corresponde às características relativamente estáveis e necessárias ao processo assistencial, abrangendo a área física, recursos humanos (número, tipo, distribuição e qualificação), recursos materiais e financeiros, sistemas de informação e instrumentos normativos técnico-administrativos, apoio político e condições organizacionais.

O componente **Processo** corresponde à prestação da assistência segundo padrões técnico-científicos, estabelecidos e aceitos na comunidade científica sobre determinado assunto e, a utilização dos recursos nos seus aspectos quanti-qualitativos. Inclui o reconhecimento de problemas, métodos diagnósticos, diagnóstico e os cuidados prestados.

O componente **Resultados** corresponde às consequências das atividades realizadas nos serviços de saúde, ou pelo profissional em termos de mudanças verificadas no estado de saúde dos pacientes, considerando também as mudanças relacionadas a conhecimentos e comportamentos, bem como a satisfação do usuário e do trabalhador ligada ao recebimento e prestação dos cuidados, respectivamente.

Os indicadores devem apresentar algumas características fundamentais para que possam ser definidos como um bom indicador[1]:

- **Disponibilidade:** os dados necessários para o cálculo do indicador devem ser de fácil obtenção para diferentes áreas e épocas;
- **Confiabilidade**: os dados utilizados para o cálculo do indicador devem ser fidedignos, isto é, devem ser capazes de reproduzir os mesmos resultados se medidos por diferentes pessoas em diferentes meios e diferentes épocas, quando aplicamos em condições similares;
- **Validade**: o indicador deve ser em função das características do fenômeno que se quer ou se necessita medir. Se o indicador reflete as características de outro fenômeno deixa de ter validade, pois pode levar a uma avaliação não verdadeira da situação;
- **Simplicidade**: significa facilidade de cálculo a partir das informações básicas. Preferencialmente, um indicador deve ser formado apenas por um numerador e um denominador, ambos compostos por dados de fácil obtenção. Quanto mais simples de buscar, calcular e analisar, maiores são as chances e oportunidades de utilização;
- **Discriminatoriedade:** o indicador deve ter o poder de refletir diferentes níveis epidemiológicos ou operacionais, mesmo entre áreas com particularidades específicas;
- **Sensibilidade:** o indicador deve ter o poder de distinguir as variações ocasionais de tendência do problema em uma determinada área;
- **Abrangência:** o indicador deve sintetizar o maior número possível de condições ou fatores diferentes que afetam a situação que se quer descrever;
- **Utilidade:** todo indicador deve ter um objetivo claro, aumentando a fidedignidade do que se busca;
- **Baixo custo:** indicadores com altos custos financeiros inviabilizam sua utilização rotineira, sendo deixados de lado.
- **Objetividade:** os processos de coleta e processamento dos dados disponibilizam um enorme arsenal de informações que devem ser utilizadas para a tomada de decisão de quem coleta ou de quem gerencia o serviço.

Existem muitos indicadores que podemos utilizar na prática clínica e administrativa, porém demandam tempo para monitorização, coleta criteriosa dos dados e, posteriormente a análise crítica desses dados, com identificação de possibilidade de melhorias. Após essa identificação, deve-se estabelecer as ações necessárias para correção ou implementar novas ações para se atingir a meta da qualidade. Importante ressaltar que a participação de todos da equipe multiprofissional que prestam cuidado ao paciente que utiliza a terapia nutricional é primordial, em todas essas etapas, desde a análise até a implementação das ações para melhoria dos resultados.

Para cada realidade é necessário avaliar os indicadores mais apropriados, para atender às necessidades. A sua escolha deve basear-se ainda na aprovação do grupo que deverá utilizá-los, isto é, em se tratando de um indicador clínico, deverá atender às expectativas da especialidade; caso se refira à assistência, deverá ser escolhido e aprovado pela equipe multiprofissional.

Há alguns mitos, posturas e imposturas da mensuração do desempenho, que merecem ser destacadas, são elas:

- O mito da medição absoluta: preciso medir tudo. Quem pretende medir tudo acaba não medindo nada! Medir apenas o que é importante, o que é significativo, o que vale a pena. E algumas medidas são perecíveis – só fazem sentido se puderem gerar decisões tempestivas.

- Para medir o que importa, necessito coletar dados de forma exaustiva e precisa. Quem se preocupa em gerar todas as informações provavelmente morrerá afogado em um "mar de Informações". A postura correta é, sempre que possível, trabalhar com dados já existentes dentro de padrões aceitáveis de qualidade – apostando-se que, na maioria dos casos, a disponibilidade de dados e informações não é o problema fundamental.
- "Primeiro vamos medir, depois vamos ver o que fazemos com as medidas." Mede-se para controlar/melhorar o desempenho. Medidas têm que ser úteis, fazer sentido para orientar a gestão no dia a dia. A medição deve ser orientada para a melhoria do desempenho e a melhoria do desempenho, orientada pela medição.
- "Necessito, sobretudo, do sistema informatizado." O correto é termos um bom modelo de mensuração, que deixe claro o que estou medindo e de que forma. Primeiro a sistemática, depois o sistema. Sistemas informatizados são instrumentos que devem estar a serviço de uma lógica – não o contrário, sua lógica de definição e mensuração não pode estar a serviço de um sistema[4].

Para construir um bom conjunto de indicadores é necessário ter respostas claras para as seguintes questões[5]:

• O que medir?

O indicador busca concretizar o conceito inserido nas finalidades do trabalho; assim, ele não é exatamente a transformação que se espera com as ações, mas permite verificar se ocorreram variações significativas. Por isso é tão importante ter bastante claro o que se pretende alcançar. É o primeiro passo; não só para poder captar os avanços, como, especialmente, para definir as atividades que devem ser feitas.

• Por que medir?

Esta pergunta possibilita verificar a consistência da resposta à pergunta anterior, apontando se haverá alguma utilidade prática naquilo que se está pretendendo fazer. Ou seja, não basta ter uma ideia interessante, ela precisa ser relevante e viável. Conforme os resultados alcançados, se não tenho nenhuma ação, como poderei implementar ações?

• Como medir?

Com as respostas anteriores, será perfeitamente viável escolher um indicador capaz de expressar variações qualitativas e quantitativas e, portanto, medir se as ações realizadas provocaram as mudanças desejadas. Poderão ser utilizadas unidades de medida como número de pessoas, percentuais, volume de recursos, pesquisa de opinião, entre outras.

• Onde e quando coletar?

Mesmo tendo escolhido um bom indicador, é necessário saber se existem fontes disponíveis contendo dados e informações para alimentá-lo. Em caso negativo, verificar as possibilidades e viabilidade de realizar pesquisa de campo diretamente, em tempo e regularidade suficientes para permitir as avaliações desejadas. Não havendo, deve-se escolher outro indicador.

• Como interpretar?

Depois dos passos anteriores, será possível alcançar a principal razão de se estabelecer indicadores: analisar e interpretar as informações obtidas, comparando-as com os objetivos e metas estabelecidos, além de outros parâmetros julgados relevantes, de forma a verificar o sucesso do trabalho e identificar as necessidades de redirecionamentos.

Na construção da ficha técnica do indicador, esses questionamentos são respondidos, as informações contidas na ficha técnica devem ser claras e objetivas. No Quadro 19.1, modelo de ficha técnica[1]:

Quadro 19.1: Modelo de ficha técnica

Nome ou foco do indicador: descreve a principal atividade de cuidado ou evento que está sendo avaliado

Objetivo ou meta: é o motivo, valor, tempo, prazo do item que se quer medir

Fórmula: identifica todos os elementos que compõem o indicador: numerador, denominador, etc. O numerador é um dado absoluto coletado, enquanto denominador, uma meta operacional ou uma população de risco, permitindo comparar as informações

Definição da população que compõem o indicador: numerador, denominador e subcategorias

Tipo: taxa, coeficiente, índice, percentual, número absoluto

Fonte de informação: relaciona-se ao local de onde será extraída a informação

Método de coleta: retrospectivo, prospectivo, transversal e forma de coleta e arquivamento do dado: manual ou eletrônico

Frequência: número de vezes que será medido em determinado período de tempo (quinzenal, mensal, bimestral, trimestral, etc.).

Responsável: pela produção e coleta dos dados; pelos limites de acesso ao dado, pela análise e divulgação

Fatores explicativos da variação do indicador: identifica uma lista de fatores que podem explicar a variação no indicador para orientar as atividades de melhoria do desempenho. Fatores relacionados ao paciente, aos profissionais de saúde e à organização

Uma das atribuições da equipe multidisciplinar de terapia nutricional enteral e parenteral é de assegurar condições adequadas de indicação, prescrição, preparação, conservação, transporte e administração, controle clínico e laboratorial e avaliação final da terapia nutricional, visando obter os benefícios máximos do procedimento e evitar riscos[6]. A qualidade e os resultados da Terapia Nutricional podem ser medidos, principalmente por meio de protocolos específicos e indicadores de efetividade, monitoramento de eventos adversos, satisfação do cliente, melhora na qualidade de vida e melhora da relação custo-efetividade[7]. O acompanhamento desse processo é realizado através de informações que agregadas se transformam em dados, ou seja indicadores.

Pacientes internados em Unidades de Terapia Intensiva apresentam um intenso catabolismo, mobilização de proteínas para o reparo de tecidos lesados e fornecimento de energia, sobrecarga fluída, intolerância a glicose entre outras alterações. A depleção nutricional é uma característica nestes pacientes.

Pelo risco nutricional do paciente em UTI, é fundamental que haja o estabelecimento de uma oferta nutricional adequada para o controle da desnutrição e suas consequências. Estes pacientes frequentemente apresentam inadequações no suporte nutricional, tanto pela sub ou superestimação das necessidades energéticas diárias, quanto pela introdução tardia da terapia nutricional enteral e interrupções para procedimentos[8]. A monitoração diária através dos indicadores é um instrumento para a identificação das causas responsáveis pela administração abaixo do planejado. Dessa forma, esses resultados nos permitem que sejam estabelecidas estratégias para aumentar a eficiência da terapia nutricional e melhorar a qualidade da assistência[9].

A seguir, alguns indicadores de qualidade na terapia nutricional[7,10].

Frequência de realização da triagem nutricional de pacientes hospitalizados

Porcentual de pacientes submetidos a triagem nutricional
Fórmula de cálculo:

$$\text{Frequência de realização da triagem nutricional de pacientes hospitalizados} = \frac{\text{Número de triagens nutricionais em 24 horas}}{\text{Número total de internações hospitalares}} \times 100$$

Índice de dieta enteral infundida

Índice de volume de dieta enteral infundida no período.
Fórmula de cálculo:

$$\text{Índice de volume enteral infundido} = \frac{\text{Volume de dieta enteral infundido}}{\text{Volume de dieta enteral prescrito}} \times 100$$

Índice de dieta parenteral infundida

Índice de volume de dieta parenteral infundida no período.
Fórmula de cálculo:

$$\text{Índice de volume parenteral infundido} = \frac{\text{Volume de dieta parenteral infundido}}{\text{Volume de dieta enteral prescrito}} \times 100$$

Índice de perda de sonda nasoenteral para aporte nutricional

Perda espontânea ou não planejada da sonda nasoenteral para aporte nutricional.
Fórmula de cálculo:

$$\text{Índice de perda de SNE} = \frac{\text{N}^\circ \text{ de perdas de SNE}}{\text{N}^\circ \text{ de pacientes com SNE/dia}} \times 100$$

Com relação a este último indicador, algumas considerações, pois com a perda da sonda enteral há uma interrupção no tratamento, que impacta diretamente no resultado de outros indicadores da Terapia Nutricional.

Objetiva medir o número de sondas perdidas acidentalmente. Pode-se considerar saída inadvertida da sonda enteral quando esta foi retirada pelo próprio paciente por agitação psicomotora, uso de medicamentos para sedação, por confusão mental, distúrbio neurológico ou durante a manipulação do paciente para realização de procedimentos/exames, administração de medicamentos, por tosse, náusea/vômito, transporte leito-maca/maca-leito, ou retirada pelo acompanhante, por obstrução e deterioração do produto da sonda (mudança da cor e colabação)[10].

Na avaliação das causas que levaram ao evento é importante verificar se a fixação e/ou curativo da sonda foram realizados de acordo com o preconizado, verificar se há registro de cuidados de enfermagem com a sonda na prescrição e anotação de enfermagem e com que frequência aparece[11].

Algumas causas de perda da sonda enteral podem aparecer com maior frequência, por exemplo, a obstrução desta. A obstrução da sonda é uma das complicações mecânicas mais comuns em pacientes que fazem uso de nutrição enteral, que pode ocorrer por falta de irrigação com água antes e após a administração de medicamentos, precipitação da dieta, dobras e acotovelamentos da sonda. Além disso, o uso de medicamentos e a nutrição enteral concomitantes pode acarretar redução da biodisponibilidade do fármaco e obstrução da sonda[11].

Descrevemos alguns dos indicadores utilizados na prática assistencial, na escolha deste devemos sempre pensar no processo. Na terapia nutricional enteral e parenteral o processo se inicia na indicação desta terapia e as fases seguintes são: prescrição, preparação, conservação, transporte e administração, controle clínico e laboratorial e avaliação final da terapia nutricional. Quando estamos começando a monitorar os processos, devemos escolher os mais críticos, ou seja, se o resultado não for bom, pode prejudicar o paciente gravemente. Monitorar poucos indicadores, analisar os resultados mensalmente e implementar as ações de melhoria, conforme formos adquirindo experiência podemos gradativamente agregar mais indicadores.

O acompanhamento, análise e planos de melhoria são responsabilidades das unidades onde os pacientes estão sob cuidados e a equipe de terapia nutricional tem a função de assessorá-los nestas ações. Esse trabalho desenvolvido pela "equipe de saúde" tem como principal objetivo um cuidado seguro e de qualidade.

• Referências bibliográficas

1. D'Innocenzo M, Feldman LB, Fazenda NRR, Helito RAB, Ruthes RM. Indicadores, Auditorias, Certificações. Ferramentas de Qualidade para Gestão em Saúde. São Paulo: Martinari, 2006.
2. Klück M, Guimarães JR, Ferreira J, Prompt CA. A Gestão da qualidade assistencial do Hospital de Clínicas de Porto Alegre: implementação e validação de indicadores. RAS. 2002; Jul-Set;(16):27-32.
3. D'Innocenzo M, Adami NP, Cunha ICKO. O movimento pela qualidade nos serviços de saúde e enfermagem. Rev.Bras Enferm 2006 jan-fev; 59(1): 84-8.
4. Ministério do Planejamento, Orçamento e Gestão. Guia Referencial para medição de desempenho e manual para construção de indicadores. Brasília: 2009.
5. Construção e Análise de Indicadores. / Serviço Social da Indústria. Departamento Regional do Estado do Paraná. Observatório Regional Base de Indicadores de Sustentabilidade. Curitiba: [s.n.], 2010. 108 p.
6. Brasil. Ministério da Saúde – Secretaria de Vigilância Sanitária. Portaria nº 272 de 8 de abril de 1998. Dispõe sobre o Regulamento Técnico para Terapia de Nutrição Parenteral. Disponível em Http://www.sbnpj.com.br Acesso em março 2012.
7. Projeto Diretrizes. Terapia Nutricional: Indicadores de Qualidade. Sociedade Brasileira de Nutrição Parenteral e Enteral. Associação Brasileira de Nutrologia. 2011.
8. Cartolano FC, Caruso L, Soriano FG. Terapia nutricional enteral: aplicação de indicadores de qualidade. Rev.bras.ter.intensiva. 2009, vol.21, n.4 pp. 376-383 . Disponível em: http://www.scielo.br.
9. Aruanjes AL, Caruso L, Teixeira ACC, Soriano FG. Monitoração da Terapia nutricional enteral em UTI:indicador de qualidade ? O mundo da Saúde São Paulo: 2008: jan-mar 32(1):16-23.
10. Duarte IG, Nagai MH, Mota NVVP, Bittar OJNV, Nishikuni YY. 3º Caderno de Indicadores/ Compromisso com a Qualidade Hospitalar (CQH) [Internet]. 1 ed. São Paulo(SP): APM/ CREMESP, 2009 [citado 2013 mar15]. Disponível em: http://http://www.cqh.org.br/portal/pag/doc.php?p_ndoc=127.
11. Cervo AS, Magnago TSBS, Carollo JB, Chagas BP, Oliveira AS,Urbanetto JS. Eventos adversos relacionados ao uso de terapia nutricional enteral. Rev Gaúcha Enferm. 2014 jun;35(2):53-9. Disponível em: http://www.scielo.br.

CAPÍTULO 20

Melhorando a Segurança do Paciente por Meio de Medidas de Prevenção de Infecção

Adriana Maria da Silva Felix

• Introdução

"Antes de tudo, não cause dano". Esta frase lembra os profissionais de saúde sobre o possível dano que um procedimento pode causar ao paciente[1].

Na atualidade, sabe-se que a grande maioria dos pacientes atendidos em serviços de saúde é curada. No entanto, uma parcela destes pacientes sofre consequências não intencionais do cuidado, tais como infecções associadas à assistência à saúde (IAAS).

De acordo com dados do *Centers for Disease Control and Prevention (CDC)*, cerca de 2 milhões de pacientes (5% - 10% dos pacientes hospitalizados) desenvolvem IAAS anualmente, resultando em aproximadamente 100 mil mortes e custos extras de US$ 4,5 - US$ 6,5 bilhões[2].

O risco de complicações graves devido às IAAS é alto para pacientes que necessitam de cuidado intensivo e inúmeros fatores contribuem para este problema, tais como procedimentos cada vez mais complexos, novas tecnologias e uma crescente população de pacientes idosos e imunodeprimidos[3].

Pelo fato de serem considerados eventos que apresentam potencial risco de vida para pacientes, a sua prevenção tornou-se foco de atenção, com iniciativas lideradas por agências do governo, associações de classe, certificações nacionais e internacionais, legislações, dentre outros[1-3].

Recomendações nacionais e internacionais descrevem que muitos casos de IAAS podem ser evitados por meio da implantação de "melhores práticas" baseadas em evidências. Mais recentemente, estes esforços envolveram a implantação simultânea de várias melhorias, denominadas "pacotes". Exemplos bem-sucedidos do impacto da implantação destes "pacotes" na redução de infecção de corrente sanguínea associada a cateter (ICS) e redução de infecção de sítio cirúrgico (ISC) são descritos na literatura[1,3].

Neste contexto, o monitoramento do desempenho é fundamental para se avaliar a eficácia dessas intervenções na melhoria da qualidade da assistência. Este desempenho pode ser avaliado por meio de indicadores de resultado (por exemplo, taxas de infecção de corrente sanguínea) ou indicadores de processo que estejam intimamente associados com os resultados dos pacientes (por exemplo, uso de técnica asséptica na inserção do cateter).

Na terapia nutricional, sabe-se que a nutrição enteral (NE), nutrição parenteral (NP) é benéfica para uma variedade de condições clínicas, mas seu uso pode resultar em complicações potencialmente graves, tais como ICS e ISC[4,5].

Sendo assim, a proposta deste capítulo é divulgar as recomendações de prevenção de infecção em um formato sucinto para que os profissionais da área de terapia nutricional possam conhecê-las, aplicá-las e mensurá-las na prática diária.

• Infecção de corrente sanguínea (ICS)

As ICS são consideradas eventos importantes em hospitais americanos. Segundo dados publicados, 250.000 ICS ocorrem em hospitais nos Estados Unidos, resultando em 30.000 mortes, sendo que a grande parte destas infecções está associada à presença de um cateter venoso central (CVC)[3].

Estas infecções apresentam alta taxa de mortalidade, custos elevados e aumentam o tempo de permanência do paciente no hospital[3,6].

Os fatores de risco para ICS são: hospitalização prolongada, tempo de utilização do cateter, colonização microbiana no sítio de inserção do cateter, prematuridade, uso de nutrição parenteral, manipulação inadequada do cateter, dentre outros[3].

Alguns destes riscos podem ser minimizados pela cuidadosa assistência prestada durante a inserção e manipulação do cateter, bem como pela monitorização da qualidade da assistência prestada por meio de indicadores de qualidade[7].

Associações nacionais e internacionais da área de Controle de Infecção têm demonstrado o sucesso da prevenibilidade destas infecções em pacientes atendidos tanto em unidades de terapia intensiva (UTIs) como fora delas (ex.: unidades de internação, *home care*), demonstrando que medidas preventivas podem ser aplicadas em todos os cenários onde é prestada a assistência à saúde[1,3,6].

• Estratégias de prevenção

Várias organizações governamentais, de saúde pública e profissional publicam diretrizes baseadas em evidências científicas no que diz respeito à prevenção de ICS. Essas recomendações não estão estratificadas pelo tipo de cateter e finalidade de uso, mas sim no risco que a utilização deste dispositivo pode trazer para o paciente.

As recomendações para a prevenção de ICS são amparadas por evidências de alta qualidade, entretanto, algumas são baseadas em evidências indiretas, mas que também são componentes essenciais da prevenção de infecção. O sistema de categorização está descrito a seguir[3].

- **Categoria IA**: fortemente recomendado para implantação e fortemente embasado por estudos experimentais, clínicos ou epidemiológicos bem elaborados.
- **Categoria IB**: fortemente recomendado para implementação e embasado por alguns estudos experimentais, clínicos ou epidemiológicos e uma racionalidade teórica forte.
- **Categoria IC**: exigido por regulamentações, regras ou padronizações estatais ou federais.
- **Categoria II**: sugerido para a implementação e embasado por estudo clínicos, epidemiológicos ou racionalidade teórica.

Não recomendado (NR): questão não resolvida. Práticas para as quais a evidência não é suficiente ou não há consenso em relação à existência de eficácia.

- **Resumo das recomendações para a prevenção de ICS3**
  - Antes da inserção:
    - Todos os profissionais da assistência, envolvidos na inserção de cateter, devem ser capacitados para esta finalidade (AI).
    - Avalie periodicamente o conhecimento e a adesão dos profissionais com relação as medidas de controle (AI).
    - Utilize CVC com o número mínimo de lumens essenciais para a gestão do paciente (IB).
  - Durante a inserção:
    - Use *kit* ou carrinho com todo o material necessário para inserir o cateter (BII).
    - Durante a inserção do CVC o profissional deve utilizar a barreira máxima (higiene das mãos, paramentação completa, campo estéril amplo, preparo da pele) (IB).
    - Utilize soluções à base de clorexidina no preparo da pele para a inserção do cateter. Caso esta solução esteja contraindicada, usar solução de iodo ou álcool 79% (IA).
    - Nenhuma recomendação pode ser feita sobre o uso de clorexidina em crianças menores de dois meses (Questão não resolvida).
    - Utilize um *checklist* de CVC para assegurar que as práticas de prevenção de infecção no momento da inserção foram adotadas (IIB).
    - Evite usar acesso femoral em pacientes adultos (maior risco de infecção e TVP) (IA).
    - Use ultrassom (se esta tecnologia estiver disponível) para inserir cateteres venosos centrais. O objetivo é reduzir o número de tentativas de canulação e complicações mecânicas. Orientação ultrassom deve ser utilizada apenas por aqueles plenamente formado na sua técnica (IB).
    - Não administre profilaxia antimicrobiana sistêmica antes da inserção do cateter com o objetivo de reduzir colonização (IB).
    - Consulte a equipe de Prevenção de Infecção da instituição antes de recomendar a utilização de cateter impregnado (IB).
  - Após a inserção-manutenção:
    - Realize a higiene das mãos antes de acessar conectores e pontos de infusão (IB).
    - Use técnica asséptica para acessar o cateter. Antes de acessar o cateter fazer a desinfecção das conexões, conectores sem agulha com álcool 70%, clorexidina alcoólica ou povidine iodo (IA).
    - O curativo da inserção pode ser feito com gaze estéril ou curativo transparente semipermeável (IA).
    - Troque o curativo sempre que sujo, solto ou úmido (IB). Curativos com gaze + fita hipoalergênica podem ser trocados a cada dois dias, ou antes, se sujo, solto ou úmido. (II). Curativos transparentes, semipermeáveis podem ser trocados a cada sete dias em pacientes adultos e adolescentes (IB).
    - Não há recomendação sobre a troca rotineira de cateteres centrais (IB).
    - Utilize curativos impregnados com clorexidina em cateteres de curta permanência, se as taxas de infecção de corrente sanguínea são altas e medidas básicas de prevenção já tiverem sido implantadas (IB).
    - Troque curativos da inserção de cateteres implantados ou tunelizados no máximo uma vez por semana, a menos que sujos, soltos ou úmidos (II).
    - Troque os equipos de administração de solução parenteral a cada 24 h após o início da infusão (IB).
    - Não aplique pomadas, antimicrobianos na inserção de cateteres com o objetivo de reduzir infecção (IB).
    - Proteja o cateter durante o banho com a finalidade de minimizar o risco de contaminação (IB).

- Monitore diariamente o sítio de inserção do cateter com a finalidade de detectar sinais de infecção local (IB).
- Cateter não utilizado deve ser removido (IA).
- Remova cateteres que apresentarem sinais de flebite ou mau funcionamento (BI).
- Nenhuma recomendação pode ser feita sobre administração de nutrição parenteral por via exclusiva (questão não resolvida).

Infecção de sítio cirúrgico

As infecções de sítio cirúrgico (ISC) são definidas como aquelas que ocorrem no sítio manipulado durante o procedimento cirúrgico, podendo ser classificadas em superficial (quando acomete a pele ou tecido subcutâneo), profunda (quando envolve fáscia e/ou camadas musculares) ou de órgão ou espaço[5,8].

Dados norte americanos demonstram que estas infecções acometem entre 2% a 5% dos pacientes submetidos a procedimentos cirúrgicos e são responsáveis pelo aumento da hospitalização, aumento da mortalidade e de custos[8].

Os fatores de risco são: *Diabetes mellitus*, tabagismo, obesidade, perda rápida e recente de peso, desnutrição, imunossupressão, tempo de internação pré-operatória, tricotomia, tempo de cirurgia, técnica cirúrgica, etc.[5].

A gastrostomia é um procedimento que tem sido aprimorado desde a sua primeira utilização. Atualmente, trata-se de um procedimento simples, seguro e bem tolerado pelos pacientes, mas que também está associado a algumas complicações[9].

A taxa de complicações após a colocação endoscópica de tubos de alimentação entérica é estimada entre 8% - 30%. As complicações graves que necessitam de tratamento ocorrem em aproximadamente 1% - 4% dos casos, e as complicações agudas e graves, como hemorragia, perfuração abdominal grave ou peritonite, que necessitam de intervenção cirúrgica, ocorrem em muito menos do que 0,5%. A complicação mais frequente é a ocorrência de infecção da incisão cirúrgica, que ocorre em aproximadamente 15% dos casos[9].

O desenvolvimento desta complicação é exclusivamente dependente da qualidade do cuidado prestado, e pode ser eficazmente evitada se as medidas apropriadas de prevenção de infecção forem tomadas[5,8].

As recomendações para prevenir as ISC são baseadas em evidências de literatura, conforme Quadro 20.1[8].

Quadro 20.1: Recomendações para prevenção das ISC

Categoria/grau	Definição
Grau de recomendação	
A	Boa evidência para embasar uma recomendação para uso
B	Evidência moderada para embasar uma recomendação para uso
C	Evidência pobre para embasar uma recomendação para uso
Qualidade de evidência	
I	Evidência ≥1 estudo controlado
II	Evidência de ≥ 1 estudo clínico bem desenhado, sem randomização; de estudos analíticos de coorte ou caso-controle (preferencialmente de > 1 centro); de múltiplas séries de tempo; ou de resultados de experimentos sem controle
III	Evidência de opiniões de autoridades respeitadas, baseadas em experiências clínicas, estudos descritivos, ou relatórios de comitês de peritos.

Resumo das recomendações para a prevenção de ISC[5,8]

- Antes do procedimento:
  - Não faça tricotomia de rotina. A tricotomia só deve ser feita quando o pelo interfere no procedimento cirúrgico (IA).
  - Se a tricotomia for indicada, deverá ser feita na área a ser manipulada, com tricotomizador elétrico, em horário mais próximo possível do procedimento (IA).
  - É recomendável que o paciente tome banho com antisséptico padronizado na instituição. Banho com clorexidina degermante duas horas antes do procedimento, mostrou ser eficaz em reduzir a colonização bacteriana da pele (IB).
  - Use agente antisséptico apropriado para o preparo da pele (IB), de acordo com a rotina institucional.
  - Certifique-se da necessidade de administração do antimicrobiano profilático com a equipe de Controle de Infecção da instituição (IA).
- Durante o procedimento:
  - O procedimento de inserção da gastrostomia deve ser conduzido usando padrões e procedimentos cirúrgicos sob condições estéreis (antissepsia cirúrgica das mãos e antebraços do cirurgião, paramentação completa, antissepsia cirúrgica da pele, campos cirúrgicos amplos e estéreis, instrumental esterilizado, etc.).
- Após o procedimento:
  - Mantenha o curativo estéril nas primeiras 24 a 48 horas do procedimento (IB).
  - Realize higiene das mãos antes e após a manipulação ou troca de curativo (IB).
  - Ao trocar o curativo da incisão, use técnica asséptica (II).
  - Realize orientação do paciente e seu familiar sobre os cuidados com a gastrostomia e sinais de infecção (II).
  - O curativo deve ser trocado diariamente até a formação de granuloma no estoma (um a sete dias), usando técnica asséptica e antissépticos padronizados na instituição. Após este período, o curativo pode ser trocado a cada dois a três dias ou conforme protocolo institucional. Lavar a inserção durante o banho é possível após a fase de cicatrização (uma a duas semanas após a inserção da gastrostomia), enxugando e secando bem a inserção do dispositivo com toalha limpa.
  - Os profissionais de saúde devem realizar a higienização das mãos imediatamente antes e após tocar na gastrostomia e suas conexões.
  - As soluções administradas pelo sistema devem ser preparadas e manipuladas com cuidado a fim de evitar contaminações.
  - Após a administração de alimentação ou medicamentos, a sonda de gastrostomia deverá ser lavada com água mineral, fervida resfriada ou estéril.
  - A ponta da sonda deve ser higienizada diariamente com água e escova pequena.

Prevenção de infecção em nutrição enteral[10]

- Educação de pacientes, cuidadores e profissionais de saúde:
  - Pacientes e cuidadores devem receber treinamento antes de receber alta hospitalar quanto à higienização das mãos, cuidados com a manipulação e administração da dieta enteral.
  - *Follow-up* de treinamento e suporte contínuo devem estar disponíveis para pacientes e cuidadores durante o período de utilização da nutrição enteral domiciliar.
- Preparação e armazenamento da dieta enteral:
  - Sempre que possível dê preferência à utilização de fórmulas prontas para uso.
  - O sistema de administração da dieta enteral deve ser compatível com acesso enteral do paciente.

- Realizar a higienização das mãos antes de iniciar a preparação/instalação da dieta.
- A área de preparo da dieta (ex.: bancada, bandejas, carrinhos, etc.) e equipamentos (ex.: bombas de infusão) devem ser cuidadosamente limpos com produtos padronizados na instituição a fim de evitar contaminação.
- Quando a dieta não é de pronto uso, os equipamentos utilizados para a preparação da dieta devem ser de uso exclusivo. Estes equipamentos devem ser lavados e desinfetados de acordo com protocolo institucional.
- Utilizar água fervida resfriada, água mineral recém-aberta ou água estéril no preparo da alimentação enteral.
- Armazenar a dieta de acordo com as instruções do fabricante e, quando aplicável, à legislação vigente. Mantê-las em local limpo, protegido de temperaturas extremas.
- Dietas não prontas para uso podem ser preparadas com antecedência, armazenadas em geladeira (temperatura de ≤ 4 °C ou 2 °C a 8 °C) e utilizadas em até 24 horas. Após este período, a dieta deverá ser desprezada.

- Administração da dieta:
  - Manipular a dieta o mínimo possível e técnica asséptica para conectar o sistema de administração à sonda enteral.
  - Dietas prontas para uso devem ser administradas preferencialmente em até 24 horas.
  - Dietas não prontas para uso devem ser administradas ao longo de um período de quatro horas no máximo.
  - Conjuntos de administração (ex.: equipos, seringas, etc.) devem ser descartados após cada sessão de alimentação.
  - Para evitar obstrução da sonda após a infusão da dieta ou medicamentos, lave-a com água mineral, fervida resfriada ou estéril, usando seringa descartável.
  - Quanto à reutilização de sondas, consultar a orientação do fabricante e protocolo institucional.

• Melhorando a segurança do paciente: proposta de indicadores de desempenho[11]

A infecção hospitalar (IH) é uma morbidade bastante fundamentada quanto às ações para sua prevenção e controle. Ainda que não sejam suficientes para erradicar sua ocorrência, o maior desafio, porém, é reconhecer se os recursos já existentes estão sendo incorporados na prática assistencial e como isto está acontecendo.

Há praticamente um consenso de que o processo de trabalho pautado somente na elaboração de um determinado tipo de indicador é limitado para reconhecer as condições em que a prática assistencial é realizada e qualificá-las em adequada ou não.

Os indicadores podem incorporar as três dimensões clássicas de avaliação de qualidade em saúde, que são: estrutura, processo e resultado.

Avaliações de estrutura referem-se às características dos recursos requeridos, os quais incluem profissionais, suporte financeiro, área física, equipamentos, acessibilidade, entre outros. É uma avaliação da capacidade presumida de provedores, recursos humanos e materiais para efetuarem assistência à saúde de qualidade.

Avaliações de resultado medem a frequência em que um evento acontece. Através de seus resultados, é possível estimar a boa ou má qualidade do trabalho e proceder a estudos de intervenção.

Avaliações de processo são também designadas para a avaliação de desempenho. Incluem ações de comunicação, acessibilidade, educação, investigação, prescrição, intervenções clínicas, entre outras. Elas se dirigem, portanto, à dinâmica dos processos, incluindo os resultados e a estrutura, permitindo analisar o que, quem, com o que, como, por que.

Os três tipos de avaliações se complementam para obter o melhor padrão de qualidade e a vantagem de um tipo de avaliação sobre outro está na adequação do seu uso. A estrutural, apesar de determinar padrões mínimos de capacidade de funcionamento e de prover cuidados coordenados e acessíveis, não assegura, no entanto, que alta qualidade está sendo realizada. Tais avaliações necessitam ser combinadas com avaliações processuais. A de resultado é mais útil para formulação de julgamento do que de melhoria de qualidade, pelo fato de fornecer informação insuficiente para o desenvolvimento de planos de ação de melhoria. A avaliação processual encoraja os profissionais a se concentrarem naquilo que realmente possa contribuir diretamente para melhorar os resultados de saúde. Ela é mais sensível, mas para ser válida precisa estar estreitamente relacionada com um resultado ou, até mesmo, influenciá-lo. Desta forma, entende-se que para constituir uma avaliação válida o resultado precisa estar estreitamente relacionado com processos de assistência que possam ser mudados.

Neste contexto, como sugestão, relacionamos alguns indicadores que serão úteis para avaliar a adesão dos profissionais às medidas preventivas. No entanto, ressaltamos que seja definido em cada instituição, preferencialmente em conjunto com outras áreas, tais como Serviço de Controle de Infecção e Setor de Qualidade.

Os indicadores podem ser apresentados de maneira abrangente ou detalhados como podemos demonstrar nos exemplos a seguir.

Taxa de adesão às medidas preventivas em nutrição parenteral

Numerador do indicador: número de medidas aplicadas adequadamente.
Denominador do indicador: número total de pacientes em uso de nutrição parenteral.
Fórmula do indicador:

$$\frac{\text{Número de medidas aplicadas adequadamente}}{\text{Número total de pacientes em uso de nutrição parenteral}} \times 100$$

Taxa de infecção pós-gastrostomia

Numerador do indicador: número de infecção de sítio cirúrgico pós-gastrostomia.
Denominador do indicador: número total de pacientes submetidos a gastrostomia.
Fórmula do indicador:

$$\frac{\text{Número de infecção de sítio cirúrgico pós-gastrostomia}}{\text{Número total de pacientes e Número total de pacientes submetidos a gastrostomia m uso de nutrição parenteral}} \times 100$$

Taxa de adesão à higiene das mãos

Numerador do indicador: oportunidades que o profissional de saúde teve para higienizar as mãos e efetivamente o fez.
Denominador do indicador: total de oportunidades de higiene das mãos observadas.
Fórmula do indicador:

$$\frac{\text{N}^\circ \text{ total de oportunidades que o profissional de saúde teve para higienizar as mãos e efetivamente o fez}}{\text{N}^\circ \text{ total de oportunidades de higiene das mãos observadas}} \times 100$$

Relatórios internos

As medidas de desempenho são voltadas ao apoio dos esforços internos de melhoria da qualidade hospitalar. As medidas de processo sugeridas aqui são derivadas de diretrizes internacionais e devem ser relatadas aos profissionais envolvidos, tais como chefia médica, enfermagem.

Considerações finais

A prevenção de infecção está no cerne da segurança do paciente, e este tema tem sido cada vez mais discutido entre profissionais de diversas áreas que prestam cuidados aos pacientes.

O suporte nutricional é visto como uma ferramenta terapêutica destes cuidados, tendo um papel fundamental no manejo do paciente quando a ingestão oral não é possível. No entanto, esta ferramenta também pode expor o paciente a riscos de infecção quando medidas preventivas não são utilizadas apropriadamente.

As recomendações sobre prevenção de infecção descritas neste capítulo são baseadas em diretrizes internacionais e dão, aos profissionais de terapia nutricional, a possibilidade de conhecer as medidas de prevenção e aplicá-las à sua prática diária.

Sabe-se que a implantação de melhores práticas para prevenir infecção é um grande desafio e que só pode ser superado por meio da colaboração e envolvimento de profissionais de diversas áreas.

Acreditamos que a aplicação uniforme dessas recomendações conduza a melhorias nas taxas de infecção e benefícios para a qualidade e segurança do paciente atendido em serviços de saúde.

Referências bibliográficas

1. Singh, N., Brennan, P.J., Bell, M. A Compendium of strategies to prevent healthcare-associated infections in acute care hospitals. Infect Control Hospital Epidemiol. v 29, sup 1. Out, 2008.
2. Weinstein, R.A. Nosocomial infection update. Emerg Infect Dis. V.4, p.416-420. 1998.
3. O'Grady, N.P., Alexander, M., Burns, L.A., Dellinger, E.P., Garland, J., Heard, S.O. and the Healthcare Infection Control Practices Advisory Committee (HICPAC). Guidelines for the Prevention of Intravascular Catheter-Related Infections, 2011. Disponível em: http://www.cdc.gov/hicpac/pdf/guidelines/bsi-guidelines2011.pdf. Acesso em 04 de fevereiro de 2012.
4. Pittiruti, M., Hamilton, H., Biffi, R., Macfie, J., Pertkiewicz, M. ESPEN Guidelines on parenteral nutrition: central venous catheters (access, care, diagnosis and therapy of complications). Clin Nutrition. v.28, p.365-377. 2009.
5. Mangram, A.J., Horan, T.C., Pearson, M.L., Silver, L.C., Jarvis, W.R. Guideline for prevention of surgical site infection. Infect Control Hosp Epidemiol 1999; 20(4):247-278.
6. Marschall, J., Mermel, L.A., Classen, D., Arias, K.M., Podgorny, K., Anderson, D.J. et al. Strategies to prevent central line-associated bloodstream infections in acute care hospitals. Infect Control Hosp Epidemiol.v29, supple 1, p.22-30. 2008.
7. Richards DM, Deeks JJ, Sheldon TA, Shaffer JL. Home parenteral nutrition: a systematic review. Health Technol Assess.v.1, n.1, p.1-59. 1997.
8. Kaye, K., Classen, D., Arias, K., Podgorny, K., Burstin, H., Calfee, D.P. et al. Strategies to prevent surgical site infections in acute care hospitals. Infect Control Hosp Epidemiol.v29, supple 1, p.51-61. 2008.
9. Löser, C., Achl, G., Hebuternec, X., Mathus-Vliegend, E.M.H., Muscaritoli, M., Niv, H. et al. Guidelines on artificial enteral nutrition- percutaneous endoscopic gastrostomy (PEG). Clinical Nutrition.v.24, p. 848–861.2005.
10. National Institute for Health and Clinical Excellence. Prevention and control of healthcare-associated infections in primary and community care. Mar-2012.
11. Secretaria de Saúde de São Paulo. Manual de indicadores de Avaliação de Práticas de Controle de Infecção Hospitalar, 2006. Disponível em: http://www.cve.saude.sp.gov.br/htm/ih/IH_MANUALFAPESP06.pdf Acesso em 04 de fevereiro de 2012.

CAPÍTULO 21

A Informática no Gerenciamento de Riscos em Terapia Nutricional

Carolina Rodrigues • Marcia Keiko Honma

• Introdução

A primeira aplicação prática da computação relevante para a área da saúde foi o desenvolvimento de um sistema de processamento de dados baseados em cartões perfurados, criado por Herman Hollerith, em 1890. Ele foi usado para o censo dos Estados Unidos daquele ano[1].

A ciência da computação teve seu início real em 1946, com a construção do ENIAC, um computador que ocupava uma área de 450 m², pesava 30 toneladas e utilizava 18 mil válvulas – as quais queimavam à velocidade de uma a cada sete minutos. Foi apenas com a substituição das válvulas por transistores e, a seguir, por chips, que os computadores se tornaram acessíveis tanto aos laboratórios de pesquisas das universidades quanto às empresas[1].

Com o surgimento do microcomputador na década de 1970, a informática sofreu um notável processo de democratização e de popularização[2].

Nos Estados Unidos, o primeiro projeto de informatização hospitalar – Hospital *Computer Project* – foi realizado em 1962. Em função desse projeto, diversos aplicativos começaram a ser desenvolvidos. Destes, destacam-se programas de admissão e alta, relatórios de laboratórios e resumos de prescrições[3].

No Brasil, a situação dessa especialidade era bastante diferente do que ocorria na quase totalidade dos países do hemisfério norte e Europa, onde a informática médica implicava *hardware e software* avançados e abundância de recursos para o desenvolvimento e a manutenção de sistemas que utilizavam tecnologia[2].

Apesar das restrições impostas inicialmente pelo estabelecimento de uma comissão para a Coordenação de Atividades na área da Eletrônica (CAPRE) em 1972 e, depois pela Lei Nacional de Informática, institucionalizada em novembro de 1984, a área de informática aplicada à saúde era estudada, acompanhada e desenvolvida por grupos isolados em todo o país[4].

Evidentemente, máquinas menores e mais baratas e programas cada vez mais fáceis de usar contribuíram para a grande explosão de mercado da indústria da computação.

• Uso da informática na área da saúde

A sociedade moderna exige que a área da saúde seja orientada pela qualidade, que implica no gerenciamento racional das informações. A utilização da informática na saúde é indispensável para a descentralização das informações, assim como para a integração dos dados e monitoramento tecnológico dos processos.

Atualmente, o sistema de saúde torna-se essencial em todos os níveis assistenciais. Observa-se busca contínua da qualidade na assistência oferecida pelos profissionais, redução de custos pelas operadoras de saúde procurando estabilidade financeira, documentação detalhada de todos os procedimentos realizados nos pacientes pelas agências legais e de regulamentação da área da saúde e realização de pesquisas estimulando o processo de educação permanente pelas instituições de ensino.

A tecnologia da informação procura diminuir as limitações humanas de memória e processamento de informações na área da saúde, gerando um maior controle e melhor comunicação.

Um dos resultados imediatos do armazenamento eletrônico das informações do paciente é o aumento da segurança, visto que as informações necessárias aos profissionais envolvidos no cuidado estarão disponíveis a qualquer momento e também podem ser impressas de maneira integral ou resumida.

Após a implementação desta prática, o foco deverá ser direcionado para a segurança e qualidade da assistência.

Diversas instituições hospitalares têm utilizado regras lógicas, dentro dos sistemas, visando alertar as equipes médicas e demais profissionais da área multiprofissional que neles atuam quando os padrões da assistência não estão sendo alcançados.

A estimativa dos custos de instalação, operação e evolução de um Sistema de Informação Hospitalar (SIH) é uma tarefa difícil e bastante desafiadora. Atualmente hospitais que fazem uso extensivo da tecnologia da informação ainda encontram-se com seus sistemas de informação em fase de desenvolvimento. Os Sistemas de Informação Hospitalar são sistemas vivos, que têm de acompanhar permanentemente as tendências do planejamento estratégico institucional e, assim, refletir a identidade da instituição[1]. Sistemas que não evoluem tendem à obsolescência.

Na França, os hospitais dedicam à informática de 1% a 1,5% sobre seu faturamento, enquanto os investimentos dos hospitais americanos estão entre 2% e 3%. No Brasil, onde a história dos SIH é muito mais recente, na grande maioria dos casos, não existe um percentual fixo destinado à área de informática[5].

As novas tecnologias desenvolvidas na informática estão cada vez mais presentes em todas as áreas da saúde, servindo para a coleta, armazenamento e análise de informações, gerando bases históricas para estudos científicos.

Os sistemas de informação em saúde podem monitorar o processo de assistência à saúde e elevar a qualidade da assistência ao paciente por auxiliar no processo de diagnóstico ou na prescrição da terapia, por permitir a inclusão de lembretes clínicos para o acompanhamento da assistência, de avisos sobre interações de drogas, de alertas sobre tratamentos duvidosos e desvios dos protocolos clínicos.

• O impacto da informática na saúde

A ausência da informática na área da saúde implica na necessidade dos profissionais envolvidos no cuidado ao paciente em documentar diversas informações em prontuários mal organizados e mal estruturados. Essa necessidade pode promover erros, uma vez que cada profissional deve ler e entender as informações descritas pelo colega, o que nem sempre é possível, além do risco de extravio de documentos.

Sem a utilização de um sistema adequado de informações, utiliza-se de uma quantidade significativa de recursos para criar, armazenar e recuperar as informações dos pacientes. Em geral, são ações trabalhosas e redundantes, que demandam muito tempo e esforço para documentar as informações necessárias à realização do trabalho de todos os profissionais envolvidos no atendimento ao paciente.

Vários estudos, a maioria realizada em hospitais universitários, relatam o tempo gasto com todas essas atividades. Um desses estudos, abrangendo residentes de medicina interna de um grande centro médico acadêmico indicou que cerca de 50% de seu tempo é dedicado à coleta de informações dos prontuários. Examinar os pacientes e passar as visitas são ações que consomem apenas 5% e 6% do seu tempo respectivamente[6].

Essa falta de informação tem impacto significante no atendimento ao paciente? Estudos têm mostrado que há administração inadequada de antibióticos em uma faixa que varia de 25% a 50% das ocasiões; testes de acompanhamento de diabéticos registrados inadequadamente de 45% a 84% e, valores semelhantes são apontados para o tratamento do infarto do miocárdio[7].

• O envolvimento dos profissionais

Os profissionais da área devem ser capacitados a avaliar esses sistemas de informação antes de adquiri-los para seus serviços em virtude da sua complexidade por apresentar conceitos, fórmulas de avaliação nutricional, tabelas de cálculos nutricionais, dentre outros. Cabe, portanto, ao profissional da saúde avaliar se o sistema atende ao perfil de pacientes atendidos pela instituição[8].

O profissional da saúde deve ser cuidadosamente treinado para utilização e sugestão de melhorias destas ferramentas informatizadas, estando apto a exercer suas funções habituais e armazená-las na forma de dados no sistema operacional. Desta forma, deve saber manusear a ferramenta, ter acesso às informações necessárias e cabíveis, restrições de acesso de acordo com as funções, garantindo a confidencialidade das informações e deve estar ciente de que todas as informações inseridas na ferramenta são fundamentalmente de sua responsabilidade e devem ser estritamente utilizadas em benefício ao tratamento do paciente.

Para os administradores hospitalares, o advento da informática é de suma importância e utilidade, sendo amplamente aplicadas ao planejamento e controle de estoque de insumos, produtos, medicamentos e aplicáveis na área de recursos humanos, gerenciamento de custos. Utilizadas também, como ferramenta para realizar internações, altas, disponibilização de leitos, agendamento de consultas, procedimentos cirúrgicos, exames, dentre outros.

No âmbito da administração hospitalar a utilização de tecnologia de informação proporciona gerenciamento da qualidade do serviço de assistência oferecido. Esses sistemas oferecem ferramentas para mensurar, analisar e armazenar os dados obtidos durante um período de tempo, tornando possível a demonstração dos resultados, elaboração de metas e planos de ação em melhorias.

• Histórico da informática em nutrição

A utilização do computador na área de nutrição e dietética foi documentado inicialmente na década de sessenta, na Universidade Tulane em *New Orleans*, precisamente no ano de 1962. Ela usava um sistema denominado *Computer-assistend Menu Planning* (CAMP). Este sistema tinha como objetivo elaborar cardápios de baixo custo, mantendo o valor nutricional[9].

Na década de setenta há publicações da utilização do computador na prática do nutricionista em atividades administrativas como listagem de alimentos, materiais e utensílios necessários, controle de custos e contabilidade. Há também a abordagem técnica do profissional na forma de lista de composição nutricional dos alimentos, elaboração de receitas padrão e informações gerais dos pacientes. Nota-se o enfoque da informática nesta década se resumia à elaboração de listas[10].

Os primeiros artigos científicos associando nutrição à computação tinham como ponto principal enfoque a redução de custo e desperdício alimentar[11].

Com o decorrer dos anos, além do interesse econômico, os artigos científicos sobre o uso da informática em nutrição descrevem a facilidade em armazenar e cruzar informações, a possibilidade em individualizar o tratamento, a melhoria da capacidade de comunicação entre os profissionais e a diminuição dos erros nos processos.

• Informática em Terapia Nutricional

No serviço de nutrição, há uma grande variedade de atividades que ocorrem simultaneamente. Essas atividades requerem resultados rápidos, envolvem diversos processos, produtos, insumos e são distribuídos em cada área. A diversidade de atividades somada à dificuldade de comprometimento, conhecimentos, treinamentos dos trabalhadores envolvidos nestes processos tem como resultado a complexidade no gerenciamento destes serviços[12].

A utilização de ferramentas informatizadas gera uma racionalização do trabalho, pode proporcionar a padronização de prescrições em terapia nutricional e, desta forma, aumentar a eficiência da equipe técnica e administrativa tornando a dispensação das dietas aos pacientes um processo mais seguro[12].

Em Terapia Nutricional (TN), assim como em todas as áreas da saúde, são coletadas informações do paciente, tais como avaliação nutricional subjetiva e objetiva, balanço hídrico, exames bioquímicos etc. Para consultar esses dados, é necessário usar tabelas, calcular fórmulas, balanços metabólicos, análise de composição nutricional das prescrições dietéticas, etc.[8].

A grande quantidade de informações na Nutrição e TN pode ser amplamente favorecida pelo uso da informática. Esses sistemas são capazes de armazenar tabelas, fórmulas utilizadas rotineiramente no atendimento ao paciente, promovendo benefícios como a confiabilidade dos resultados, economia de tempo graças à automatização de cálculos, agilidade na busca das informações e armazenamento de informações[8].

Atualmente, o uso de tecnologia da informação está associado à rotina diária do profissional envolvido na terapia nutricional como a aplicação de programas com capacidade de calcular, prescrever e acompanhar a terapia nutricional, sendo um grande aliado destes profissionais[8].

A utilização desses sistemas informatizados pelas nutricionistas e membros da equipe multidisciplinar tem como benefícios também a diminuição de acúmulo de materiais, papéis[13].

O uso de informática na TN tem minimizado erros provenientes da falta/ falha na comunicação interpessoal, falhas na coleta de informações em prontuários, na solicitação e identificação de dietas.

A aplicação da computação tem contribuído na padronização de procedimentos, proporcionando disciplina do processo, maior agilidade nas atividades cotidianas e na pesquisa.

O desenvolvimento de equipamentos e *softwares* de terapia nutricional pode favorecer o controle de qualidade, padronizar os procedimentos, orientar as condutas, auxiliar no manejo clínico, identificar os riscos e contribuir na assistência ao paciente[14]. Com o avanço tecnológico, surge a necessidade de desenvolver *devices* (dispositivos móveis) para que a utilização da tecnologia seja mais prática, realizada em loco com o paciente, em tempo real.

Em 2008, a ADA (*American Diabetic Association*) definiu o termo de nutrição informática a partir da informática biomédica, que abrange todos os aspectos das informações médicas, como: "A efetiva recuperação, organização, armazenamento e utilização otimizada das informações, dos dados e conhecimentos de alimentos e relacionados com solução de problemas de nutrição e tomada de decisão. A informática é suporte para uso da padronização de informações, processos e tecnologia da informação"[15].

Com base nessa definição, a informática na nutrição não só inclui o uso de tecnologia, mas também o acesso à utilização de dados e informações para facilitar o atendimento clínico, administração de serviços de alimentos comunitários, resultados práticos e investigação[16].

No cotidiano da área nutricional há uma grande dificuldade em coletar, organizar e armazenar informações importantes relacionadas à assistência ao paciente. Esses dados muitas vezes são perdidos na rotina diária, diminuindo a possibilidade de promover melhorias e aprimoramento do serviço prestado[17].

O processo da terapia nutricional feito manualmente – desde a avaliação nutricional, prescrição, separação, identificação e dispensação de insumos, conforme demonstrado na Figura 21.1 – é bastante demorado, pois envolve maior número de pessoas, setores e com funções bastante distintas. Neste sistema, frequentemente o paciente pode ser prejudicado, por não receber a quantidade prescrita pela equipe multidisciplinar. Com a informatização do processo, esse período diminui porque se realiza via sistema, garantindo uma oferta adequada de nutrientes prescritos.

O modelo interdisciplinar atual de cuidado ao paciente, no qual há a integração de diversos profissionais da saúde, tais como médicos, enfermeiros, nutricionistas, fisioterapeutas, fonoaudiólogos demonstra a necessidade em desenvolver habilidades na área de Bioinformática. Esta tecnologia é muito útil para a integração dos profissionais e atendimento global ao paciente[17].

Existem inúmeros benefícios do sistema informatizado, sendo necessário cautela na sua utilização pela transição de registro em papel para registro eletrônico. A coexistência dos dois tipos de armazenamento de dados pode incidir em diferenças entre os dois tipos de registro das informações armazenadas.

Os sistemas de informação computadorizada favorecem a padronização dos cuidados nutricionais e acompanhamento, diminuem o tempo necessário para escrever, proporcionam a administração de nutrientes para valores próximos aos desejados, elevando a qualidade no atendimento[18].

O tempo de coleta mediante protocolo informatizado não altera o tempo da visita, portanto existe a aplicabilidade prática do protocolo sem comprometer a rotina do profissional. A vantagem é que, ao final da visita, os dados registrados no protocolo eletrônico já estarão incluídos na base de dados a ser analisado[17]. A informática contribui para a qualidade da assistência na saúde, e os profissionais nela envolvidos tornam-se responsáveis por sua constante evolução e, consequente, solidificação do conhecimento técnico-científico[17].

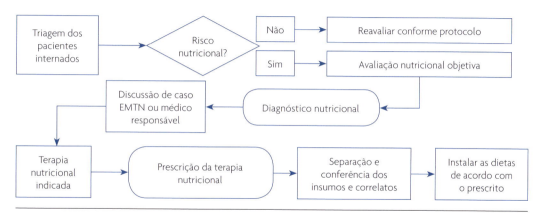

Figura 21.1: Fluxograma de indicação, prescrição e dispensação de terapia nutricional.

• Aspectos práticos e aplicabilidade das ferramentas existentes

Na prática, existem no mercado de *softwares* que abrangem diversas áreas de atuação da nutrição. Há aqueles que se destinam a ferramentas de controle administrativo dos serviços, outros com enfoque exclusivo na avaliação nutricional dos pacientes, englobando fórmulas e parâmetros para diversas faixas etárias e condições fisiológicas. Estes dois tipos de *software* são bastante úteis na prática rotineira dos Serviços de Nutrição e Dietética, porém não são completos para o gerenciamento dos processos de terapia nutricional.

Outra vertente de *software* compreende um aplicativo de gerenciamento específico para a saúde, em especial para os processos de terapia nutricional. Este modelo de *software* engloba de forma completa todos os processos: desde a triagem nutricional, avaliação nutricional completa dos pacientes em todas as condições fisiopatológicas e etárias, prescrição nutricional, atuação de todas as equipes envolvidas no cuidado ao paciente, evolução diária, controles de estoque e rastreabilidade de produtos e insumos, geração de dados estatísticos em relação a diversos parâmetros: antropométricos, evolução do estado nutricional, tempo de permanência hospitalar e com terapia nutricional, etc. e, indicadores de qualidade, abrangendo diversos aspectos desta área, tais como cumprimento de protocolos estabelecidos pela instituição, produtividade de colaboradores, treinamentos e atualizações realizadas, etc. Desta forma, este modelo de aplicativo torna-se o mais completo para a utilização em Equipe Multidisciplinar de Terapia Nutricional (EMTN). Este modelo de ferramenta possui o grande diferencial em relação ao demais no que tange a formação de um banco de dados completo, armazenando informações sobre o histórico dos pacientes, além é claro, de dados atuais. Desta forma, é possível atingir as melhores práticas da terapia nutricional.

Outra funcionalidade da informática na área de terapia nutricional é a busca por novos conhecimentos, atualizações e aprimoramento de condutas.

Como qualquer sistema de informática, aqueles que atuam na Terapia Nutricional necessitam de atualizações, de acordo com os avanços tecnológicos e também científicos, para que sejam úteis às necessidades dos profissionais[12].

O avanço tecnológico aplicado aos sistemas na área da saúde proporciona um ganho em agilidade na atuação dos profissionais, através do uso de dispositivos como leitores ópticos integrados, telas de *touch screen*, etc.

• Considerações finais

O uso da tecnologia auxilia na elaboração de estudos clínicos fidedignos, na coleta de informações e armazenamento dos dados.

A formação de bancos de dados por meio do uso da Bioinformática é uma excelente ferramenta para que os pesquisadores da área da saúde possam selecionar de forma estruturada e organizada as informações das áreas e assuntos desejados e auxiliar na elaboração de grandes estudos prospectivos, com uma população de pacientes representativa.

Esses estudos são de imensurável utilidade tanto para a melhora da qualidade da assistência a saúde e promoção da evolução, aprofundamento e solidificação de conhecimentos científicos.

Com a tecnologia atual é possível disponibilizar os protocolos na internet e realizar trabalhos multicêntricos[19], permitindo a elaboração de estudos com grandes séries de pacientes, com informações fidedignas e produção de *guidelines*[13].

Além da utilidade prática destes programas na rotina da equipe multidisciplinar em terapia nutricional, estes são valiosos instrumentos de análise estatística, relatórios de dados, análise de composição nutricional, evolução dietética, rastreabilidade de estoque de insumos. Como resultados desses benefícios podem aumentar a produtividade da equipe e a possibilidade do desenvolvimento de estudos científicos.

• Referências bibliográficas

1. Sigulem, D. Um novo paradigma de aprendizado na prática médica da UNIFESP/EPM. São Paulo, 1997.177 para Tese (Livre docência) – Universidade Federal de São Paulo – Escola Paulista de Medicina, 1997.
2. Leão, B. F.; Sigulem, D. Porque investir em informática médica. Cienc. Cult.; 42: 372-4, 1990.
3. Blois, M. S.; Shortliffe, E. H. The computer meets medicine: emergence of a discipline. In: Shortliffe, E.H e Perreault, L.E. ed. Medical Informatics Computer applications in medical care. Massachusetts, Addson- Wesley, 1990, p. 1-36.
4. Botelho, A.J.J. Brazil's independent computer strategy in: Forester, T., ed. – Computers in the human context: information technology, productivity and people. Cambridge, MIT, 1989, p. 509-17.
5. Degoulet, P.; Fieshi, M. Introduction to clinical informatics. New York, Springer – Verlag, 1997. (Computers in Health Care).
6. Lurie, N. et al. How do house officers spend their nights? A time study of internal medicine house staff on call. N. Engl. J. Med; 25: 1673-7, 1989.
7. Ellerbeck, E. F, et al. quality of care for Medicare patients with acute myocardial infarction: a four-state pilot study from the Cooperative Cardiovascular Project. JAMA, 273: 1509-14, 1995.
8. Coelho, Kristy Soraya, et al. Estudo comparativo entre sistemas de informação brasileitos na área de nutrição clínica. Universidade Federal do Paraná, 2008.
9. Youngwirth, J. The evaluation of computers in dietetics: a review. Journal of the American Dietetic Association, v. 82, p. 62-67, 1983.
10. Hoover, L. W. Computers in dietetics: State –of-the-art, 1976. Journal of the American Dietetic Association, v. 68, p. 39-41, jan, 1976.
11. Hart, P.E. Computerized systems cut dietary department costs. Hospitals, v.52, p. 123-124, 1978.
12. Dos Reis, Cecília Vilela, et al. Modelo de implantação da prescrição informatizada de terapia nutricional em um serviço hospitalar. HCFMRP/USP, 2003.
13. Aranha Junior, Airton Alves, et al. Protocolo eletrônico para coleta estruturada de dados clínicos para pacientes pediátricos em terapia nutricional utilizando o SINPE© (Sistema Integrado de Protocolos Eletrônicos). Rev. Col. Bras. Cir. 2009; 36 (1): 073-077.
14. Matsuba, C.S.T.; de Gutierrez, M.G.; Whitaker, I.Y. Development and evaluation of standardized protocol to prevent nasoenteral tube obstruction in cardiac patients requiring enteral nutrition with restricted fluid volumes. Journal Clinical Nursing, v. 16, p.1872 – 1877, 2007.
15. American Dietetic Association (ADA). House of Delegates Backgrounder: Nutrition Informatics. Disponível em: http://www.eatrightoreogon.org/docs/HOD F08 – Informatics Detailed Overview. Pdf. Acesso em 15/03/2012 às 15;15h.
16. Ayres, E. J.; Hoggle. L.B. ADA Nutrition informatics member survey: results and future steps. Journal of the American Dietetic Association, v. 108, n.11, p.1822-6, nov, 2008.
17. Schieferdecker, Maria Eliana Madalozzo. Elaboração e validação de protocolo eletrônico para terapia nutricional enteral domiciliar em pacientes atendidos pela Secretaria Municipal de saúde de Curitiba. Tese apresentada ao programa de Pós-Graduação em Clínica Cirúrgica, setor de Ciências da saúde, Universidade Federal do Paraná como requisito parcial para a obtenção do grau de Doutor, 2009.
18. Berger, M.M. et al. Impact of a computadorized information system on quality of nutritional suppot in the ICU. Nutrition, v.22, p.221-229, 2006.
19. Afrin, L.B. et al. Eletronic clinical trial protocol distribution via the world-wild web: a prototype for reducing costs and errors, improving accrual, and saving trees. American Medical Informatics Association, v. 4, p. 25-35, 1997.

Índice Remissivo

• **A**

Ambiente como oportunidade para riscos e erros, O, 59
   administração da dieta e seus riscos – algumas situações, A, 61
      riscos e ou evento, 61-63
         adverso na dieta oral, 62
         adverso na triagem/avaliação nutricional, 61
         adversos na administração da dieta enteral, 62
         adversos na nutrição parenteral, 64
         adversos no banco de leite humano, 63
         adversos no uso de equipamentos, 63
         adversos no uso de mamadeiras, 63
   envolvimento do paciente no cuidado seguro, O, 66
   gestão e gerenciamento de risco na terapia nutricional, 59
   recursos humanos, a competência individual e coletiva, Os, 64

Atuação do enfermeiro no gerenciamento de riscos, A, 85
   aspectos relacionados aos dispositivos em terapia nutricional, 92, 93
      enteral, 92
      parenteral, 93
   enfermeiro na terapia nutricional, O, 86
   eventos adversos na terapia nutricional, 87
   gerenciando riscos em terapia nutricional, 89
      recomendações para as boas práticas de enfermagem, 92
   recomendações comuns para nutrição enteral e parenteral, 94

Atuação do farmacêutico no gerenciamento de risco, 99
   análise de processo, 105
   barreiras de segurança na terapia nutricional, 100
      administração, 103
      armazenamento e dispensação, 102
      avaliação de fornecedores, 103
      avaliação farmacêutica da prescrição, 101
      comunicação, 104
      conservação e transporte, 102
      manipulação e controles no processo, 101
      medicamentos alta vigilância, 103
      padronização de materiais e medicamentos, 103
      prescrição, 100
      rotulagem e embalagem, 102
      semelhança de nomes e sons de medicamentos, 104
      treinamento, 104
   farmacêutico na equipe multiprofissional, O, 104
   fatores relacionados à ocorrência de erros, 105
   gerenciamento de risco: a prevenção dos erros, 106
   segurança dos pacientes, A, 107

Atuação do médico no gerenciamento de riscos, A, 69
   adoção de uma estratégia de comprometimento do corpo clínico, 72
   demonstração de coragem, 72
   estabelecimento de propósitos comuns entre instituição e corpo clínico, 70

gerenciamento de riscos, 69
métodos para melhor adesão, 72
planejamento do comprometimento em etapas, 71
   quais médicos se encaixam nos perfis descritos acima?, 71
   quais os projetos e iniciativas que mais precisam da adesão do corpo clínico?, 71
   qual o papel específico do médico para cada iniciativa proposta?, 71
   qual o plano da instituição para equipar e apoiar esses profissionais no alcance dos objetivos propostos?, 71
reforço de crenças e valores institucionais, 70
Atuação do nutricionista no gerenciamento de riscos, 75
   como criar e implantar um modelo de gerenciamento de riscos em nutrição clínica para dietas via oral, 79
     horizontalização das unidades de cuidado ao paciente, 83
     informatização dos processos em nutrição clínica, 82
     sistema de distribuição de refeições, 79
     treinamento e capacitação dos colaboradores, 83
   conceitos de segurança, Os, 75
   gerenciamento de riscos em nutrição clínica, 77
     near miss ou quase-falhas e eventos adversos, 77
     teoria do erro humano, 78
Avaliação de segurança da deglutição – ASED, 119

- **B**

Barreiras de defesa adotadas pela enfermagem em TN, 91

- **C**

Características, 145, 147
   de um provedor competente para a TND, 147
   do indicador de qualidade, 145
Causas de eventos adversos da enfermagem em TN, 91
Classificação dos erros, 106
Como a avaliação de produtos pode interferir na segurança hospitalar, 157
   padronização de produtos na terapia nutricional, 159
   qualidade na aquisição de artigos médico-hospitalares, 157
   tecnovigilância, 160
Composição da área física do lactário, 130
Critérios para iniciar o desmame, 126
Cultura organizacional de segurança, 53

- **D**

Desenvolvimento da qualidade na área de saúde, 13
10 indicadores de qualidade em terapia nutricional utilizados na prática clínica, Os, 146
Dispositivos, 95
   para prevenção de eventos adversos em TN, 95
   utilizados para prevenção de eventos adversos em TN, 95

- **E**

Educação continuada: um processo continuo de melhorias, 163
   desafios para implementação de processos contínuos de qualidade, 168
   educação continuada multiprofissional – integração para gestão e desenvolvimento na saúde, 169
   ferramentas para avaliação do treinamento, 166
   processo de ensino-aprendizagem, 165
   seleção e treinamento, 164
Erro: um evento prevenível ou previsível?, 149
   como prever ou prevenir o erro na assistência à saúde?, 151
   fatores que contribuem para a previsão e prevenção do erro na assistência a saúde, 152

Índice Remissivo **195**

Escala do nível de deglutição, 122
Esquemas, 133, 144
    do equilíbrio da qualidade, 144
    prático de manipulação de fórmulas lácteas, 133
Exemplo, 6, 7, 36, 37
    da representação gráfica do Ciclo PDCA, 37
    de diagrama de Pareto, 6
    de diagrama Ishikawa ou espinha de peixe, 7
    de fluxograma, 36
    de histograma, 7
Exemplos, 30-34
    de 5W2H, 34
    de digrama de causa e efeito, 31
    de folha de verificação, 30
    de gráfico de Pareto, 32

- **F**

Ferramentas da qualidade: métodos para simplificar a melhoria contínua, 27
    5W2H, 33
    ciclo PDCA, 36
    diagrama de causa e efeito, 30
    fluxograma, 35
    folha (ou lista) de verificação (*checklist*), 29
        exemplo de folha de verificação, 30
    gráfico de Pareto, 31
    tempestade de ideias (*brainstorming*), 28
Fluxo, 80, 96, 158
    de distribuição de refeições: centralizado e descentralizado, 80
    de pré-qualificação de artigos médico-hospitalares, 158
    para instalação da instalação da dieta enteral, 96
Fluxograma, 142, 189
    de indicação, prescrição e dispensação de terapia nutricional, 189
    indicação de via de acesso da TNE, 142
Formulas lácteas, 135

- **G**

Gerenciamento na reabilitação, 109
    fisioterapia na reabilitação, 112
    gerenciamento nas disfagias, 109
    gerenciamento, 109
    interface fisioterapia e fonoaudiologia no protocolo de decanulação, 114
    propostas terapêuticas, 111

- **H**

História da qualidade, 1

- **I**

Importância dos protocolos assistenciais no gerenciamento de riscos, A, 45
    abordagem organizada e abrangente, 48
    adaptação do processo às necessidades do paciente, 48
    avaliação contínua da prática profissional, 48
    avaliações, As, 47
    base em diretrizes da prática clínica, 48
    benefícios da implantação dos protocolos assistenciais, 45
    cultura da segurança, 49
        monitoramentos, 49
            de erros e eventos adversos, 49
            de eventos-sentinela, 49
            de quase-falha, 49
    definição de protocolos assistenciais, 45
    exemplo de protocolo, 50
    integridade dos dados, 49
    membros da equipe, 47
    modelo de elaboração de protocolos, 49
    orientações sobre os protocolos, 48
Indicação para terapia nutricional parenteral domiciliar, 144
Informática no gerenciamento de riscos em terapia nutricional, 185
    aspectos práticos e aplicabilidade das ferramentas existentes, 190
    envolvimento dos profissionais, o, 187

histórico da informática em nutrição, 187
impacto da informática na saúde, o, 186
informática em terapia nutricional, 188
uso da informática na área da saúde, 186
Instrumento de rastreio para disfagia, 115

- **L**

Lactário e processos de segurança, 129
    boas práticas de manipulação e procedimentos operacionais padrão, 131
    controle de qualidade, 134
        amostras, 137
        checklist, 137
    definição, 129
        lactário, 129
        setor de dietas enterais, 129
    indicadores de qualidade, 137
        monitoramento de temperatura, 137
            análises microbiológicas, 138
            controle de temperatura dos refrigeradores, 138
            manipulação, 138
    legislação vigente, 129
    planejamento, 130
    recursos humanos, 131
    sistema de análise de perigo e pontos críticos de controle (APPCC), 134
    validação e certificação de boas práticas, 138
Legislações em terapia nutricional, 39
    segurança do paciente, 42

- **M**

Melhorando a segurança do paciente por meio de medidas de prevenção de infecção, 177
    estratégias de prevenção, 178
    infecção, 178, 180
        de corrente sanguínea (ICS), 178
        de sítio cirúrgico, 180

melhorando a segurança do paciente: proposta de indicadores de desempenho, 182
    taxa de adesão, 183
        à higiene das mãos, 183
        às medidas preventivas em nutrição parenteral, 183
    taxa de infecção pós-gastrostomia, 183
    prevenção de infecção em nutrição enteral, 182
    relatórios internos, 184
    resumo das recomendações para a prevenção, 179, 181
        de ICS3, 179
        de ISC, 181
Modelos, 9, 79, 90, 174
    de ficha técnica, 174
    de Kano de qualidade atrativa e obrigatória, 9
    do "Queijo Suíço", mostrando como as defesas, barreiras e salvaguardas podem ser penetradas por um perigo ocasionando danos, 79
    do queijo suíço de James Reason, 90

- **P**

Procedimentos para, 132, 145
    paramentação da lactarista, 132
    para gestão de qualidade em TN, 145
Processo da acreditação e a gestão da qualidade, O, 19
    critérios de acreditação, 23
    ISQua – The International Society for Quality, 20
        acreditadoras, 21
            acreditação canadense, 22
            Joint Commission International (JCI), 22
            Organização Nacional de Acreditação – ONA, 21
    manual, 24
    processo de avaliação, O, 24
Processo de cuidado nutricional, 87
Protocolo de avaliação videofluoroscópica da deglutição, 123

Índice Remissivol 197

- **R**

Recomendações para prevenção das ISC, 180

- **S**

Simbologia para construção de fluxogramas, 35

Sistema de análise de perigo e pontos críticos de controle, 135, 136
    para mamadeiras com fórmulas lácteas, 135
    para nutrição enteral infantil com formulas lácteas (seringas), 136

- **T**

Terapia nutricional domiciliar e o gerenciamento de qualidade e segurança, 141

Triagem à beira do leito segura da deglutição, 117

- **U**

Utilização de indicadores em terapia nutricional, A, 171
    frequência de realização da triagem nutricional de pacientes hospitalizados, 175
    índice de dieta, 175
        enteral infundida, 175
        parenteral infundida, 175
    índice de perda de sonda nasoenteral para aporte nutricional, 175